Uni-Taschenbücher 951

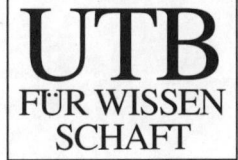

UTB
FÜR WISSEN
SCHAFT

Eine Arbeitsgemeinschaft der Verlage

Wilhelm Fink Verlag München
Gustav Fischer Verlag Jena und Stuttgart
Francke Verlag Tübingen
Paul Haupt Verlag Bern und Stuttgart
Dr. Alfred Hüthig Verlag Heidelberg
Leske Verlag + Budrich GmbH Opladen
J. C. B. Mohr (Paul Siebeck) Tübingen
R. v. Decker & C. F. Müller Verlagsgesellschaft m. b. H. Heidelberg
Quelle & Meyer Heidelberg · Wiesbaden
Ernst Reinhardt Verlag München und Basel
F. K. Schattauer Verlag Stuttgart · New York
Ferdinand Schöningh Verlag Paderborn · München · Wien · Zürich
Eugen Ulmer Verlag Stuttgart
Vandenhoeck & Ruprecht in Göttingen und Zürich

Einführung in die Neurosenlehre und Psychosomatische Medizin

Mit einer Darstellung der
wichtigsten Psychotherapie-Verfahren

Von

Prof. Dr. S. O. Hoffmann

Direktor der Klinik und Poliklinik für
Psychosomatische Medizin und Psychotherapie
an der Universität Mainz

und

Dr. G. Hochapfel

Psychoanalytiker in Bremen

4., erweiterte Auflage

Mit 14 Abbildungen und 7 Tabellen

F. K. Schattauer Verlag   Stuttgart – New York

Sven Olaf Hoffmann, Prof. Dr. med., Dipl.-Psych., Psychotherapie, Psychoanalyse; geb. 1939; seit 1982 Direktor der Klinik und Poliklinik für Psychosomatische Medizin und Psychotherapie der Universität Mainz. *Arbeitsgebiete:* Fragen der psychoanalytischen Nosologie und Charakterologie, Angstkrankheiten, Schlafstörungen und Schmerzen, Probleme der stationären und niederfrequenten ambulanten Psychotherapie. *Bücher:* Charakter und Neurose, Frankfurt, 1979; Psychisch krank, Stuttgart, 1982 (zusammen mit R. Degkwitz und H. Kindt); Deutung und Beziehung, Frankfurt, 1983 (Hrsg.).

Gerd Hochapfel, geb. 1940, Dr. med., Arzt für Innere Medizin; Psychotherapie; Psychoanalyse; nach langjähriger Tätigkeit an der Abteilung Psychotherapie und Psychosomatische Medizin der Universität Freiburg als Psychoanalytiker niedergelassen. Publikationen aus dem Bereich der Immunologie, Hämatologie und Gnotobiotik.
Mitarbeit am Lehrbuch der Inneren Medizin (Hrsg. L. Heilmeyer), sowie an „Psychisch krank" (Degkwitz, Hoffmann, Kindt).

CIP-Kurztitelaufnahme der Deutschen Bibliothek

Hoffmann, Sven O.:
Einführung in die Neurosenlehre und psychosomatische Medizin : mit einer Darstellung der wichtigsten Psychotherapie-Verfahren / von S. O. Hoffmann und G. Hochapfel. − 4., erw. Aufl. − Stuttgart ; New York : Schattauer, 1991
 (UTB für Wissenschaft : Uni-Taschenbücher ; 951)
 ISBN 3-7945-1384-3
NE: Hochapfel, Gerd: ; UTB für Wissenschaft / Uni-Taschenbücher

Unseren Kindern

Vorwort zur 4. Auflage

Nach nur 3 Jahren wird erfreulicherweise bereits die 4. Auflage dieses Buchs erforderlich. Wir haben sie wieder erweitert und verbessert, wobei die Veränderungen vor allem die spezielle Neurosenlehre und Psychosomatische Medizin betreffen. Der Fachman wird bemerken, daß wir etliches fallengelassen haben, was wir bisher pietätvoll mitgeschleppt hatten. Dazu gehört auch der Abschnitt über die Hyperthyreose – sie scheint nicht mehr mit psychosomatischen Vorgängen zu tun zu haben als viele andere Krankheiten auch. Eine Reihe von pathogenetischen Schemata, denen das Buch offensichtlich einen Teil seiner Attraktivität verdankt, wurde neu entworfen und aufgenommen, andere wurden inhaltlich und graphisch verbessert.

Neue Abschnitte entstanden über den Angstanfall (Panikattacke) und die Bulimie. In die Erweiterung des Kapitels zur Allgemeinen Psychosomatischen Medizin wurden das Streßmodell und die Psychoimmunologie eingefügt. Der naheliegenden Versuchung, weitere spezielle Kapitel aufzunehmen, versagten wir uns, um den Umfang des Bandes nicht stärker zu vergrößern. Da die 10. Auflage der WHO-Klassifikation (ICD-10), welche wohl die in Europa künftig relevante sein wird, noch nicht vorliegt, beziehen wir uns weiterhin auf das Diagnoseglossar der Amerikanischen Psychiatrischen Vereinigung in seiner 3., jetzt revidierten Auflage (DSM-III-R).

Unserem Grundprinzip der konzeptuellen Darstellung einer Lehre von den neurotischen und psychosomatischen Krankheiten sind wir treu geblieben. Gerade hierin waren wir von unseren Lesern bestätigt worden, und wir denken, daß besonders dadurch unsere Einführung im Vergleich mit thematisch und umfangmäßig entsprechenden Darstellungen ihr eigenes Gesicht behält.

Frau Dr. C. Herzog und Frau Dr. C. Nehring halfen uns wieder zusammen mit dem Kollegen PD Dr. M. Kreyßig beim Korrekturlesen. Mit Herrn Dr. Bertram vom Schattauer-Verlag und seinen Mitarbeiterinnen und Mitarbeitern bestand eine problemlose und entgegenkommende Zusammenarbeit. Dafür danken wir allen Beteiligten.

Unser Dank gilt weiterhin allen, denen wir bereits im Vorwort zu früheren Auflagen dankten. Die Schreibarbeiten lagen wieder in den Händen von Frau Barbara Vong Hon Wu, Chefsekretariat der Psychosomatischen Universitätsklinik Mainz, die sie mit bewährter Zuverlässigkeit ausführte. Die zahlreichen neuen Graphiken wurden von Frau C. Schieferstein, Dokumentationsassistentin an der Psychosomatischen Universitätsklinik Mainz, mit großer Geduld realisiert.

Wie bisher sind wir für Anregungen und Kritik unserer Leser dankbar. Eine Leserin schlug uns die Abkehr vom generischen Maskulinum („der Patient", „der Arzt") vor. Auch wenn wir uns nicht zu einer der heute als progressiv geltenden Schreibweisen entschließen konnten, haben wir sorgsamer als bisher darauf geachtet, da von Patientinnen zu sprechen, wo Frauen unter den Erkrankten stark überwiegen, wie z.B. bei der Anorexie und Bulimie.

Mainz und Bremen im Herbst 1990

S. O. Hoffmann
G. Hochapfel

Aus dem Vorwort zur 1. Auflage

Der vorliegende kleine Band ist als *Einführung* gedacht. Er soll dem Leser die wichtigsten Grundkenntnisse aus dem Gebiet der Neurosenlehre und Psychosomatischen Medizin vermitteln und enthält auch eine kurze Darstellung der gängigsten Verfahren in der Psychotherapie. Mit den bekannten und umfangreichen Darstellungen dieser Bereiche kann und will diese Einführung nicht verglichen werden. Sie wendet sich in erster Linie an Studenten von Humanwissenschaften, vor allem die der Medizin und Psychologie. Aber auch Sozialarbeiter, Sozialpädagogen, Heilpädagogen und andere Berufe mit therapeutischen Aufgaben im weiteren Sinne mögen sich angesprochen fühlen. Für den Mediziner ist von Interesse, daß die neueste Fassung der Lernziele für das Staatsexamen berücksichtigt wurde – wenn wir uns auch nicht sklavisch an die dort vorliegenden Formulierungen und Stoffauswahl hielten. Obwohl die Verfasser sich in erster Linie als Kliniker verstehen, wurde versucht, ein ausgewogenes Verhältnis von klinischer Anschaulichkeit und theoretischem Bezug zu wahren.

In der Darstellung der Neurosenlehre und Psychosomatischen Medizin orientieren wir uns am psychoanalytischen Modell, welches das bei weitem ausgearbeitetste und der klinischen Wirklichkeit am besten entsprechende ist. Dabei stellen wir aber wiederholt Bezüge zu anderen Betrachtungsweisen, in erster Linie zur Lerntheorie, her. Auch die Darstellung der psychoanalytischen Konzepte ist in manchen Punkten durchaus „unorthodox".

Aus der Unsumme von psychoanalytischen Hypothesen im Bereich der Neurosenlehre haben wir nur das Gesicherte ausgewählt. Dabei haben wir uns im Zweifel immer für die vereinfachende Darstellung entschieden. Aufgrund unserer Erfahrung im Unterricht von Studenten der Medizin und Psychologie erscheint es uns wichtiger, die hauptsächlichen dynamischen Grundmechanismen darzustellen, als unzureichend validierte Theoriegebäude mit ihren vielfältigen Varianten, die auch vielen Fachpsychotherapeuten unbekannt oder unverständlich sind, hier darzulegen. Es ist klar, daß eine solche Verkürzung in der Darstellung ihre Gefahren birgt, und wir können nur hoffen, daß unsere Neigung zur Vereinfachung mehr Vorteile als Nachteile bringt.

Aus diesem Grunde haben wir bewußt auf einen umfangreichen Literaturapparat verzichtet und Fußnoten ganz fortgelassen. Wir beschränken uns bei der Literatur auf die Nennung der wichtigsten Autoren und haben uns bemüht – um der Lesbarkeit willen – möglichst wenig zu zitieren.

Inhaltsverzeichnis

1. **Allgemeine Neurosenlehre**

1.1. *Der Begriff der Neurose, Bestimmung und Abgrenzung*   1
      Einführung

      Definitionssätze zum Neurosebegriff   2
      Abgrenzung zur Psychosomatischen Medizin
      Psychoanalytischer und lerntheoretischer Ansatz
      Gliederung der psychogenen Störungen:
      a) Körperliche Symptomatik   7
         Psychosomatosen, Konversionsneurosen, psychovegetative
         Erscheinungen
      b) Psychische Symptomatik   10
         Psychoneurosen, „frühe Störungen", atypische Neurosen
      c) Charakterneurosen/Persönlichkeitsstörungen   10

      Nosologische Gesamtübersicht   12
      Konfliktreaktionen, „abnorme Erlebnisreaktion", neurotische
      Entwicklung

1.2 *Einige tiefenpsychologische Grundbegriffe*   14

      Beitrag der Psychoanalyse zur Neurosenpsychologie
      Strukturelles Persönlichkeitsmodell (Über-Ich, Es, Ich, Selbst)
      Bewußtes und Unbewußtes
      Primärvorgang, Sekundärvorgang, Regression, Lustprinzip,
      Realitätsprinzip
      Übertragung und Übertragungsneurose

1.3. *Konflikt und Internalisierung*   21

      Konflikt, Komplex
      Pathogene Konflikte
      Internalisierung, Identifizierung, Objektbeziehung
      Einteilung der Konflikte: äußere, verinnerlichte, innere Folge-
      rungen für die Neurosenpsychologie

1.4. *Psychische Entwicklung und Neurose*   29
      Die triebhaften Grundbedürfnisse
      Phasen der psychosexuellen Entwicklung

1.4.1. *Das erste Lebensjahr (orale Phase)*   31
      Abhängigkeit, primärer Narzißmus, Verlustängste
      Urvertrauen − Urmißtrauen
      Identität, Identifizierung
      Oralität
      Organe primitiver Wahrnehmung (Mund, Haut, Labyrinth,
      Hand)

Inkorporation − Introjektion
Selbstbild, Körperbild, Körperschema
Primärer und sekundärer Narzißmus
Narzißtische Persönlichkeitsstörung, schizoide Neurose

1.4.2.   *Das Kleinkindalter (anale Phase)*   41

Beherrschung der Motorik, Leistung, Analität
Modalitäten des Festhaltens und Loslassens
Auseinandersetzung mit den aggressiven Bedürfnissen
Entwicklung der Autonomie
Unterscheidung zwischen Innen und Außen, Realitätswahrneh-
mung

1.4.3.   *Das Vorschulalter (phallische Phase)*   45

Zweizeitiger Ansatz der menschlichen Sexualität
Ödipuskomplex
Kastrationsangst
Entwicklung von Geschlechtsidentität und Über-Ich
Penisneid, Gebärneid
Zusammenfassung der für die Neurosenentstehung wichtigsten
Aspekte aus der Entwicklungspsychologie
Neurosenprophylaxe

1.5.   *Konflikt, Angst, Abwehr*   52

Real-Angst, neurotische Angst, Grundformen der menschlichen
Angst
Abwehr
Psychosoziale Abwehr
Abwehrmechanismen
Dominanz von Abwehrmechanismen bei verschiedenen Neurosen
Übersicht: Zuordnung von Entwicklungsstadien, Konflikten
und Symptombildungen

1.6.   *Die Entstehung neurotischer Symptome*   61

3 Modelle: a) reaktualisierter Entwicklungskonflikt
             b) erhaltener Entwicklungsschaden
             c) verfehlte Lernvorgänge

2.   **Spezielle Neurosenlehre: Die Psychoneurosen**

Allgemeines, Epidemiologie   79
Übersicht: Symptomorientierte Synopsis klinischer Bilder

2.1.   *Neurosen mit ausgeprägter Angstentwicklung*   85

2.1.1.   Der Angstanfall (Panikattacke)   86

2.1.2.   Die Angstneurose   88

2.1.3. Die Phobien 93
2.1.4. Die Herzangstneurose 104
2.1.5. Das hypochondrische und das neurasthenische Syndrom 107

2.2. *Neurosen mit ausgeprägter Autoaggression*

2.2.1. Die neurotische Depression 113
2.2.2. Der psychische Masochismus 126

2.3. *Die Zwangsneurose* 128
Die hysterische Neurose (s. 4.1.1.)

2.4. *Das Depersonalisations-Syndrom* 137

2.5. *Das Borderline-Syndrom* 139

2.6. *Charakterneurose und Persönlichkeitsstörung* 143

2.7. *Die sogenannte narzißtische Neurose* 148

3. **Allgemeine Psychosomatische Medizin**

3.1. *Definition der Psychomatik* 151

3.2. *Das Leib-Seele-Problem* 152

3.3. *Psychosomatische Modelle*

3.3.1. F. Alexander: Die Theorie krankheitsspezifischer psychodynamischer Konflikte 152

3.3.2. S. Freud: Das Konversionsmodell 155

3.3.3. M. Schur: Die Theorie der De- und Resomatisierung 156

3.3.4. A. Mitscherlich: Das Konzept der zweiphasigen Verdrängung 157

3.3.5. Die Französische Psychosomatische Schule: Das Alexithymie-
Modell 157

3.3.6. Das lerntheoretische Konzept 158

3.3.7. Das Streßmodell 159

3.3.8. Psychoimmunologie 160

3.4. *Versuch einer Einteilung der psychosomatischen Krankheitsbilder* 164

4. **Spezielle Psychosomatische Medizin**

4.1. *Konversionsneurotische (Ausdrucks-)Erkrankungen* 169

4.1.1. Die hysterische Neurose (Konversionsneurose) 171

4.2. *Funktionelle oder psychovegetative Syndrome* 193

4.2.1. Das psychogene Schmerzsyndrom 214

4.2.2.   Der psychogene Schwindel   221
4.2.3.   Sexuelle Funktionsstörungen und Deviationen   226
4.3.   *Psychosomatische Erkrankungen i. e. S.*
         (Bereitstellungskrankheiten)   232
4.3.1.   Das Ulcus ventriculi et duodeni   233
4.3.2.   Die Colitis ulcerosa   237
4.3.3.   Die Crohnsche Krankheit (Ileitis terminalis)   243
4.3.4.   Das Asthma bronchiale   245
4.3.5.   Die essentielle Hypertonie   250
4.3.6.   Die rheumatische Arthritis   253
4.3.7.   Das atopische Ekzem (Neurodermitis)   257
4.3.8.   Die Anorexia nervosa   260
4.3.9.   Die Bulimia nervosa   272
4.3.10. Die Adipositas (Fettsucht)   273

4.4.   *Sekundär psychosomatische Erscheinungen und Krankheiten*
         („Somato-psychische" Störungen)   280
4.4.1.   Psychoonkologie   286

5.   **Die Diagnostik in der analytischen Psychotherapie und Psycho-**
         somatischen Medizin
5.1.   *Das psychoanalytische Erstinterview und die tiefenpsychologi-*
         sche Anamnese   292
5.2.   *Die Anamneseerhebung in der Psychosomatischen Medizin*
         (nach Morgan und Engel)   299

6.   **Psychotherapeutische Behandlungsmethoden**
6.1.   *Das ärztliche Gespräch*   304
6.2.   *Konfliktzentrierte Verfahren*   305
6.2.1.   Die psychoanalytischen Verfahren   305
6.2.2.   Die Gesprächstherapie   313
6.3.   *Suggestive Verfahren*
         Die Hypnose   314
6.4.   *Übende Psychotherapieverfahren*   316
6.4.1.   Das autogene Training   316
6.4.2.   Die lerntheoretischen Verfahren (Verhaltenstherapie)   317
6.4.3.   *Exkurs:* Verhaltenstherapie und Psychoanalyse   321
6.5.   *Erlebnisorientierte Verfahren*
         Die Gestalttherapie   323

Inhaltsverzeichnis

6.6.   *Psychotherapie in Gruppen*   324
       Analytische Gruppentherapie
       Psychodrama

6.7.   *Stationäre Psychotherapie*   327
       Analytisch orientierte stationäre Therapie
       Therapeutische Gemeinschaft

Literatur   331
Sachverzeichnis   343

1. Allgemeine Neurosenlehre

1.1. Der Begriff der Neurose, Bestimmung und Abgrenzung

Das, was normales, alltägliches psychisches Erleben vom neurotischen unterscheidet, ist vornehmlich ein quantitativer Unterschied. Jeder Mensch kennt Angst (oder sollte in der Lage sein, Angst bei sich wahrzunehmen), jeder kennt Traurigkeit, Hemmungen, Zwiespältigkeit der Gefühle, Verstimmungen, Gereiztheit, Wut und alle jene Vorgänge, die wir beim Studium der Neurosen antreffen. Jeder Mensch kennt auch Konflikte, die zu solchen Erscheinungen führen oder die die Ursache solcher Zustände sind. Allein der Konflikt, etwas gleichzeitig zu wollen und es gleichzeitig nicht zu wollen („... ja/nein, aber ..."), ist jedem bekannt. Auch der klassische Ambivalenzkonflikt, in dem der gleichen Person Liebe und Haß entgegengebracht werden, ist den meisten vertraut. Was krank macht, was die Neurose von der „Normalität" abhebt, ist lediglich das Ausmaß der Störung sowie die Unfähigkeit des Neurosekranken, seine inneren und äußeren Konflikte (s. u.) in irgendeiner Form befriedigend zu lösen.

Die erste Annäherung an das Thema Neurose impliziert somit ein Stück Selbstreflexion und Selbstkritik. Sie geht davon aus, daß – einmal sarkastisch ausgedrückt – jeder Mensch lieber den neurotischen Splitter im Auge seines Bruders wahrnimmt, als den Balken im eigenen. Auch dieses Phänomen ist sehr generell: weiter unten unter dem Thema „Abwehr" wird näher darauf eingegangen. Eine zweite Annäherung an den Neurosebegriff soll von gängigen Definitionen ausgehen. Neurose ist vielfach – je nach dem wissenschaftlichen Standort des Betrachters – definiert worden. Fünf der verbreitetsten Definitionen sollen hier vorgestellt und kurz auf ihre wissenschaftliche Herkunft hin kommentiert werden. Allgemein: Neurose ist eine denkbar unscharfe und unklare Bezeichnung. Von den Definitionsansätzen können wir demnach nur eine begriffliche Annäherung an den Gegenstand erwarten (wie das übrigens überall, so auch im Bereich der Psychotherapie der Fall ist).

Definitionssätze zum Neurosebegriff

1. Neurosen sind psychische Störungen ohne jede nachweisbare organische Grundlage, in denen der Patient beträchtliche Einsicht und ungestörte Realitätswahrnehmung haben kann und im allgemeinen seine krankhaften subjektiven Erfahrungen und Phantasien nicht mit der äußeren Realität verwechselt. Das Verhalten kann stark beeinträchtigt sein, obwohl es im allgemeinen innerhalb sozial akzeptierter Grenzen bleibt, und die Persönlichkeit bleibt erhalten. Die wesentlichen Symptome umfassen: ausgeprägte Angst, hysterische Symptome, Phobien, Zwangssymptome und Depressionen. (Art der Aussage: deskriptive Sammeldefinition, die durch Ausschlüsse gegenüber den Psychosen und organischen Störungen abgrenzt und durch Symptomaufzählung spezifiziert. Int. Classification of Diseases der WHO; ICD, 9. Revision.)

2. Die Neurose ist eine krankhafte Störung der Erlebnisverarbeitung mit Symptomen abnormen Erlebens, Verhaltens und/oder gestörter somatischer Funktionsabläufe. Der Störung liegen eine Fehlentwicklung und konflikthafte Fehlhaltung zugrunde, die dem Leidenden unzureichend einsichtig sind und deren ätio- und pathogenetische Bedingungen bis in die Kindheit zurückreichen. (Art der Aussage: Bestimmung von Phänomenen und Ätiologie über dynamische Kriterien wie Konflikte, Erleben, Entwicklung. W. Schwidder.)

3. Neurosen sind mißlungene Verarbeitungs- und Lösungsversuche unbewußter, in ihrer Genese infantiler Konflikte, die durch eine auslösende Situation reaktiviert wurden. (Art der Aussage: Definition mit dynamischen Annahmen zur Ätiologie und Finalität. Bezug auf das psychoanalytische Neurosenmodell.)

4. Neurosen sind Lösungsversuche von unbewußten Triebimpuls-Abwehr-Konflikten mit intraindividuell unteroptimalem Ausgang. (Art der Aussage: Definition, die auf weitergehenden „metapsychologischen" Annahmen zur Struktur und Dynamik der Persönlichkeit basiert. Bezug auf das psychoanalytische Neurosenmodell.)

5. Neurotisches Verhalten ist (a) erlernt und (b) fehlangepaßt. Die Ausbildung bedingter Reflexe ist an der Entstehung der

überwiegenden Mehrheit neurotischer Erscheinungen beteiligt. (Art der Aussage: Definition mit Aussage zur Ätiologie, die eine nosologische Theorie meidet und über die Unangepaßtheit des Verhaltens spezifiziert. Bezug auf das lerntheoretische Neurosenmodell. Nach H. J. Eysenck.)

Betrachtet man die vielfältigen Ansätze zum Neurosebegriff, die sich beliebig fortführen ließen, so verwirrt dies auf den ersten Blick. Tatsächlich lassen sich aber eine Reihe *übereinstimmender Elemente* herausarbeiten, die von den verschiedensten Richtungen bei der Verwendung des Neurosebegriffs zugrunde gelegt werden.

1. Neurosen sind überwiegend psychogen und nur zum geringeren Teil somatogen bedingt.
2. Die pathologische Abweichung von der Norm läßt sich eher als quantitative, denn als qualitative beschreiben.
3. In der Regel ist die soziale Einordnung erhalten und der Verlauf nicht so destruierend wie bei den Psychosen.
4. Die gegenwärtigen Störungen stehen mit den gestörten Entwicklungs- und Lernprozessen der Lebensgeschichte in einem kausalen Zusammenhang.

Diese gemeinsame Basis eines übereinstimmenden Neuroseverständnisses wird dann durch den Bezug auf verschiedene Erklärungsmodelle modifiziert. Eine *integrierende Definition des Neurosebegriffes* könnte folgendermaßen aussehen.

„Neurosen sind psychogene, überwiegend umweltbedingte Erkrankungen, die eine Störung im psychischen und/oder körperlichen und/oder charakterlichen Bereich bedingen. Das psychoanalytische Verständnis sieht in den Neurosen unzureichende symbolische Verarbeitungsversuche unbewußter, in ihrer Genese infantiler Konflikte oder Traumen. Die Lerntheorie betont die genetische Bedeutung von Konditionierungen in der Folge verfehlter, zu starker oder zu schwacher Lernvorgänge". (Hoffmann, 1986).

In der nosologischen Diskussion der letzten 15 Jahre tut sich der Neurosebegriff vor allem wegen seiner auf S. Freud zurückgehenden Bestimmung über psychodynamische Inhalte, sichtlich schwer. So ist das Neurosekonzept im Diagnostic and Statistical

Manual of Mental Disorders der APA (3. Aufl., 1980; abgekürzt DSM-III) fallengelassen worden und durch den rein beschreibenden Begriff der *neurotischen Störungen* ersetzt worden. Dieser Vorgang ist wiederum von Kritikern als die „endlich gelungene Ausrottung der Neurosen" ironisiert worden. Dennoch besteht kein Zweifel, daß in der gegenwärtigen klassifikatorischen Diskussion rein deskriptive Begriffe gegenüber inhaltlich definierten bevorzugt werden. So ist auch für die 10. Auflage der International Classification of Diseases der WHO (ICD-10) bereits entschieden, daß sie nur noch neurotische Störungen kennen wird.

Aus unserer Sicht scheinen hinter solchen klassifikatorischen Moden, auf deren Berechtigung hier natürlich nicht weiter eingegangen werden kann, auch Motive zu stehen, die etwas mit dem Wunsch nach Beseitigung einer im Laufe der Zeit auch diskriminierend gewordenen Diagnose zu tun haben. So wird der Neurosebegriff tatsächlich vor allem von Psychiatern und Psychotherapeuten verwandt, während Internisten, praktische Ärzte und andere Organmediziner eine große Zahl von sehr unpräzisen Diagnosen da einsetzen, wo „Neurose" am korrektesten wäre (s. auch Kap. 4.2.).

Nur wenn man dies berücksichtigt, wird verständlich, warum sich eine Reihe quasi wissenschaftlicher Diagnosen hartnäckig hält, wie etwa „vegetative Labilität", „vegetative Dystonie", „neuro-vegetative Dysregulation". In der Praxis bezeichnen diese Diagnosen neurotisch Kranke, denen ihr Arzt mit einer „somatoiden" Diagnose – in der Regel unbewußt – etwas Gutes tun will. Wohl wegen des Wortes Soma, das eine schwankende Brücke zur somatischen Medizin abzugeben scheint, wird von vielen Ärzten auch der gesamte Bereich des Faches Psychotherapie und Neurosenlehre als *„Psychosomatik"* bezeichnet.

Psychosomatische Medizin in diesem Sinn ist eine ganz grobe Sammelbezeichnung, die wenig mit dem speziellen Begriff der Psychosomatischen Medizin und der Psychosomatosen, wie er unten dargestellt wird, gemeinsam hat. Ohne Patienten zu diskriminieren, kann man bis zur Abklärung durch den Fachmann und positiver Stellung der Diagnose einer Neurose Krankheitsbilder mit nicht erkennbarer somatischer Genese als „funktionelle" beschreiben. Etwa: funktionelle Atembeschwerden, funktionelle Schluckbeschwerden, funktionelle Hörstörung. Diese Praxis setzt sich zunehmend durch.

Zurück zum Versuch einer Annäherung an einen Neurosebegriff: Die hier vorgestellten Definitionssätze haben verschiedene Abstraktionsgrade und differierende Bezugssysteme. Eine produktive Arbeit mit dem Begriff – von der therapeutischen Praxis gar nicht zu reden – ist nur möglich, wenn man Festlegungen trifft und sich für ein bestimmtes Neurosenmodell entscheidet. Die Art, wie die neurotischen Phänomene dann interpretiert werden, wird immer von diesem Modell geprägt sein und muß als von diesem Modell her relativiert begriffen werden. Dieses Bezugssystem soll in den nachstehenden Ausführungen die *psychoanalytische Neurosenpsychologie* darstellen. Prinzipiell ist sie eine Neurosenpsychologie unter mehreren. Als konkurrierendes Modell ist allerdings gegenwärtig nur die lerntheoretische Neurosentheorie zu nennen. Die psychoanalytische Neurosenlehre ist verglichen mit der Lerntheorie ungleich ausgearbeiteter und den klinischen Phänomenen näher. Das hängt vielleicht damit zusammen, daß Psychologen, die die lerntheoretische Neurosenkonzeption entwickelten, bis vor drei Jahrzehnten kaum Zugang zu Patienten hatten. Vielleicht wirkt aus diesen Gründen auch heute noch die lerntheoretische Neurosentheorie in manchen Aspekten praxisfern. Auch die deskriptive Verhaltensanalyse der Lerntheoretiker reduziert das Gesamtbild einer psychischen Störung auf eine beschreibbare und (therapie-)methodisch angehbare Verhaltensabweichung. Dahinter steht die Konzeption, daß Neurosen nicht als Krankheiten, sondern lediglich als unangepaßtes Verhalten zu verstehen sind.

Wenn man den *Kern lerntheoretischer und psychoanalytischer Neurosenauffassung* nebeneinanderstellt, dann findet man als gemeinsamen Bezug, daß beide Konzeptionen Neurosen als im Laufe des Lebens erworben ansehen, wobei die Psychoanalyse den Akzent auf die frühe Entwicklung legt. Wo aber die Lerntheorie im wesentlichen verfehlte Lernvorgänge in der Ätiologie betont, steht in der Psychoanalyse die Theorie von den unbewußten Konflikten im Mittelpunkt, deren Lösungsversuche die Neurosen darstellen. Die Rolle der Angst in der Genese wird von Vertretern beider Auffassungen in gleicher Weise betont.

Die Vorstellung, daß eine *unbewußte Phantasie* in eine Neurose führt, ist aus lerntheoretischer Sicht nicht faßbar und nicht beschreibbar. Dies macht deutlich, daß *Methodenfragen* von entscheidender Bedeutung sind. Hinter der Lerntheorie steht die behaviouristische Wissenschaftsauffassung, die nur beobachtbare Phänomene für untersuchenswert hält und deren Untersuchungsinstrumente von vornherein so konzipiert sind, daß sie nur diese Art von Phänomenen erfassen. Für unbewußte Vorgänge fehlen in der Lerntheorie gleichermaßen die begrifflichen Konzepte und die praktischen Beobachtungsmethoden. Die Psychoanalyse hat ihrerseits dafür geeignete Konzepte und Methoden (psychoanalytische Interviewtechnik, Methode der freien Assoziation, Traumdeutung u. a.) entwickelt. Aus behaviouristischer Sicht sind diese Methoden wiederum zum Teil invalide, gerade weil sie darauf basieren, daß nicht alles Verhalten auf direkt beobachtbare Phänomene zurückzuführen ist. So nahm die Diskussion zwischen Lerntheorie und Psychoanalyse leider vielerorts den Charakter von Polemik an, bzw. ist heute eine weitgehende gegenseitige Abkapselung entstanden, und beide Theorien entwickeln sich ziemlich unabhängig voneinander. Dabei soll die kleine Zahl Unentwegter aus beiden Lagern besonders erwähnt werden, die weiterhin nach gemeinsamen Ansätzen sucht und Forschungsergebnisse der jeweils anderen Richtung zur Kenntnis nimmt und zu integrieren strebt.

Die psychoanalytische Neurosentheorie ist die klassische medizinische Neurosenlehre. Sie orientiert sich am medizinischen Krankheitsmodell (Ätiologie, Pathogenese, Symptom, Diagnose, Prognose), das von der Verhaltenstheorie in dieser Form abgelehnt wird. Im Unterschied zur psychiatrischen Verwendung des Symptombegriffs ist der psychoanalytische enger gefaßt. Während in der Psychiatrie auch schon Verhaltensabweichungen Symptomcharakter tragen, tendiert die Psychoanalyse dazu, die subjektive Betroffenheit (Leiden) im Sinne einer Ich-Fremdheit als Hauptkriterium anzusehen. Zum gegenwärtigen Zeitpunkt ist die psychoanalytische Neurosentheorie die geschlossenste Konzeptbildung zu Entstehung, Verlauf und Therapie von Neurosen. (Sie stellt auch das Bezugssystem der Lernzielkataloge für das medizinische Staatsexamen in den Fachbereichen Psychotherapie und Psychosomatische Medizin.)

Versteht man im Sinne des psychoanalytischen Modells Neurosen als mißlungene Verarbeitungs- und Lösungsversuche unbewußter, in ihrer Genese infantiler Konflikte, so sind einige weitere Abgrenzungen möglich. So definierte Neurosen gehen einher mit Symptombildung (Symptomneurose) oder ohne eine solche (Charakterneurose). Das Symptom kann eher im psychischen Bereich (Psychoneurose) oder im somatischen Bereich (Konversionsneurose, Psychosomatose oder funktionelles Syndrom) liegen. Nach dieser eingrenzenden Definition würden Suchten, Perversionen, Delinquenz, Soziopathie and andere Störungen nicht zum Bereich der Neurosen gehören. Will man diese Erscheinungen noch alle mit im Neurosebegriff erfassen, so müßte man sich für einen Definitionsansatz von großer Generalität entscheiden, was in der Praxis des Faches nicht üblich ist.

Eine Reihe von Autoren rechnet auch die Psychosomatosen (s. u.) nicht zur Gruppe der Neurosen, sondern stellt die Somato-Psychosomatosen (Engel) den Psychoneurosen (Neurosen im engeren Sinne) gegenüber. Wir selbst folgen dieser Praxis nicht. Dührssen hat vorgeschlagen, pragmatisch vorzugehen und von psychogenen Störungen auf körperlichem, psychischem und charakterlichem Gebiet auszugehen (vgl. Abb. 1).

Nach dieser Ausführung gibt es körperliche Symptome, die sicher in den Bereich der Neurosendefinition fallen (Konversionssymptome) und andere, bei denen dies diskutiert wird (Psychosomatosen im engeren Sinne). Wie ist eine Aufgliederung *psychogener Störungen mit körperlicher Symptomatik* vorstellbar? Gewöhnlich wird von drei großen Bereichen ausgegangen: den Konversionsneurosen, den Psychosomatosen und den funktionellen Syndromen. (Siehe hierzu die speziellen Ausführungen in Abschnitt 3 „Psychosomatische Medizin".)

a) Körperliche Symptomatik

1. *Psychosomatische Erkrankungen im engeren Sinne (Psychosomatosen)* sind als Ausdruck unzureichender Verarbeitung von Konflikten zu verstehen wie die Neurosen im engeren Sinne, aber die Art dieser Konfliktverarbeitungen ist eine gänzlich andere. Sie sind *Folgezustände anhaltender vegetativer Spannungen.*

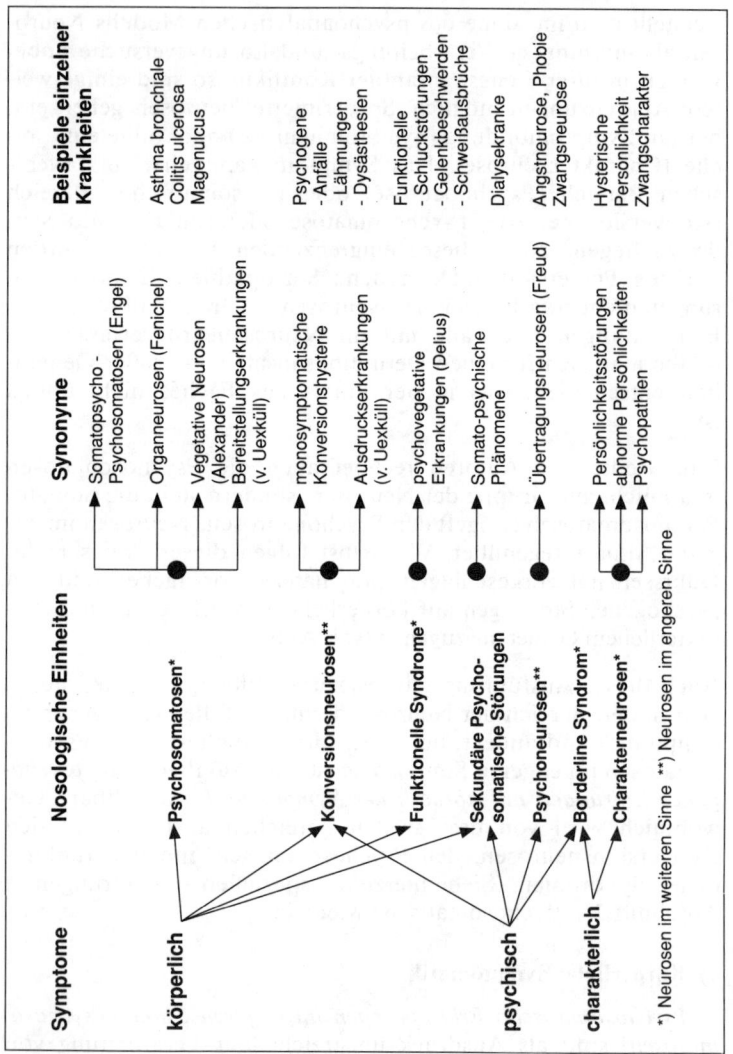

Abb. 1. Überblick über verschiedene Modelle zur Aufgliederung von Neurosen.

Die Spannungen entstehen in Form vegetativer „Als-ob-Reaktionen" (Flucht, Aggression), weshalb von Uexküll die glückliche Bezeichnung der *Bereitstellungserkrankungen* für diese Gruppe vorgeschlagen hat. Die klassischen Psychosomatosen sind die sieben von Alexander benannten Krankheitsbilder („holy seven"): das Asthma bronchiale, das Ulcus pepticum ventriculi et duodeni, die Colitis ulcerosa, die essentielle Hypertonie, die rheumatoide Arthritis, das atopische Ekzem und die Hyperthyreose. Bei einigen Störungen, z.B. bei der Hyperthyreose, scheint heute der psychosomatische Anteil in der Pathogenese nur als gering einzuschätzen zu sein.

2. Die zweite Gruppe mit Symptomatik im körperlichen Bereich sind die *Konversionsneurosen.* Konversionssymptome werden als *sekundäre Somatisierung* eines neurotischen Konfliktes aufgefaßt. Der Konflikt wird aus dem psychischen in den körperlichen Bereich *konvertiert.* Ihre Hauptmanifestation gilt der Skelettmuskulatur und den Sinnesorganen. Organdestruktive Befunde liegen meist nicht vor. Die traditionelle Ansicht, daß Konversionsneurosen praktisch immer hysterische Neurosen sind, wird heute in Frage gestellt. Es scheint gesichert, daß praktisch jede Neurosenstruktur Konversionssymptome hervorbringen kann.

Konversionserscheinungen sind die sensorischen Störungen: psychogene Blindheit, Taubheit, Parästhesien, Dysästhesien u. a. Im Bereich der Motorik sind Paresen aller Arten anzutreffen, auch das kardio-respiratorische Syndrom und eine Reihe funktioneller Störungen werden von einigen Autoren hier eingeordnet. Es ist gut, sich die Vorläufigkeit solcher Abgrenzungen immer klar zu machen.

3. Die Gruppe der *funktionellen Syndrome* ist der dritte Bereich der Manifestation psychoreaktiver Störungen auf körperlichem Gebiet. Hierunter fallen insbesondere die funktionellen Syndrome im Bereich des Herz-Kreislauf-Systems, des Atemwegsystems, des Magen-Darm-Traktes und der Harn- und Geschlechtsorgane und das, was jeweils unter vegetativer Dystonie verstanden wird. Hier sind einzuordnen bestimmte Typen von Schlafstörungen, sexuelle Störungen, profuses Schwitzen, Erröten und anderes mehr. Das kardio-respiratorische Syndrom und die Herzneurose werden von der Mehrzahl der Autoren diesem

Bereich zugeordnet. Synonym ist der Begriff der *psychovegetativen Störungen* (Delius), während das *allgemeine psychosomatische Syndrom* (Bräutigam u. Christian) eine Gruppe von funktionellen Störungen zusammenfaßt (Schlafstörungen, Kopfschmerzen, Herzbeschwerden, Mattigkeit, Verdauungsstörungen, Ängste, Schwindel und weitere).

b) Psychische Symptomatik

Nach den neurotischen Erscheinungen auf körperlichem Gebiet wären jetzt die Störungen mit psychischer Symptomatik aufzuzeigen (siehe Abschnitte 2.1.–2.7.).

1. Die Gruppe der *Psychoneurosen* umfaßt die Hysterie (diese macht Erscheinungen auf körperlichem – Konversionssymptome – *und* psychischem Gebiet), die phobischen Neurosen, die neurotische Depression und die Zwangsneurose. Auch einige Formen von Angstneurosen gehören in diesen Bereich. Die Neurosen dieser Gruppe wurden von Freud als *Übertragungsneurosen* bezeichnet, weil er meinte, daß nur sie in der Lage wären, die sogenannte Übertragung in der Therapie auszubilden.

2. Störungen auf psychischem Gebiet zeigen auch die Gruppe der in den letzten Jahren zunehmend mehr ins Interesse gerückten sogenannten *frühen Störungen*. Diese etwas unglückliche Sammelbezeichnung bezieht sich auf eine biographisch frühe Genese. Zusammengefaßt werden unter diesem Begriff eine Reihe atypischer Neurosen, Borderline-Syndrome und narzißtische Neurosen. Symptomatisch handelt es sich z. B. um schwere Formen von Angstneurose, um sensitive Entwicklungen, um das hypochondrische Syndrom und um das Depersonalisations- und Derealisationssyndrom.

c) Charakterneurosen/Persönlichkeitsstörungen

Es bleibt als Aufgabe, die neurotischen Störungen auf dem Gebiet der Persönlichkeit oder des Charakters zu bestimmen (siehe Abschnitt 2.6.).

1. Wenn die Störungen zu einem subjektiven Leidensgefühl führen, auch wenn keine eigentliche neurotische Symptomatik besteht, so sprechen wir aus psychodynamischer Sicht von *Charak-*

terneurosen. Mit diesem Begriff soll zum Ausdruck gebracht werden, daß, obwohl keine typische neurotische Symptomatik vorliegt und die Störung die gesamte Persönlichkeit erfaßt, die für den psychoanalytischen Neurosebegriff entscheidende subjektive Betroffenheit besteht. Dieses Leidensgefühl ist allerdings diffuser und nicht um ein Symptom zentriert wie bei den Symptomneurosen. Meist sind erheblich gestörte zwischenmenschliche Beziehungen die Ursache. Charakterneurosen in diesem Sinne sind etwa die hysterische Persönlichkeit, der Zwangscharakter, die narzißtische Persönlichkeitsstörung und andere. Von der Psychiatrie werden diese Erscheinungen meist als *abnorme Persönlichkeiten* oder *Psychopathien* bezeichnet. Diese Begriffe implizieren weniger ein psychoreaktives Verständnis als vielmehr die Annahme einer konstitutionellen Prägung.

2. Ohne ein charakteristisches Leidensgefühl sind eine Reihe ausgeprägter Störungen, die aus dynamischer Sicht wieder zu den sogenannten *„frühen Störungen"* gerechnet werden: Dazu zählen die Süchte, die Delinquenz, die Soziopathie, die neurotischen Charaktere und die Perversionen. Die subjektive Betroffenheit, die bei diesen Störungen natürlich auch besteht, ist ihnen nicht primär zu eigen, sondern sekundäre Folge (der sozialen Ächtung, des körperlichen Verfalls u. ä.). Hierher gehören ebenfalls wieder die Begriffe der abnormen Persönlichkeit und der Psychopathie. Allen sogenannten frühen Störungen ist eine schlechte Therapierbarkeit und schlechte Prognose gemeinsam. Die Gruppe dieser Persönlichkeitsstörungen wird nicht den Neurosen im engeren Sinne zugerechnet.

Die hier kurz aufgegliederten verschiedenen Bereiche, die den weiteren Rahmen des Gebietes der Psychotherapie und Psychosomatik ausmachen, zeigt die nachstehende Synopsis. Diese Übersicht versucht, den Stand der Diskussion darzustellen, der heute die weiteste Zustimmung findet. Eine Reihe von Autoren vertritt die Ansicht, daß die Psychosomatosen (im engeren Sinne) das körperbezogene Krankheitsbild der „frühen Störungen" darstellen. Es bestünde demnach eine gewisse Berechtigung, in der Synopsis die Psychosomatosen im obersten freien Feld der gleichen vertikalen Rubrik einzutragen.

Nach den bisherigen Bestimmungen sind noch einige Begriffe nachzutragen:

Konfliktreaktionen (= „abnorme Erlebnisreaktionen") werden in der deutschen Psychiatrie besonders klassifiziert. Gemeint sind sichtbar gewordene erlebnisreaktive Störungen mit psychischen und körperlichen Symptomen, begrenzter Dauer und guter Prognose. Die Diagnose beinhaltet nicht die Vorstellung der Verarbeitung von unbewußten infantilen Konflikten, sondern eine nachvollziehbare Überforderung des Patienten in einer umschriebenen Situation. Konfliktreaktionen sind somit keine Neurosen in des Wortes (oben ausgeführter) engerer Bedeutung. Problem: In leichteren Fällen sind sie kaum von der Gesundheit (z. B. Trauerreaktion nach Verlust), in schweren Fällen kaum von einer Neurose abgrenzbar. In Deutschland ist insbesondere die Diagnose der reaktiven Depression verbreitet. Von sehr großer Bedeutung sind in der Folge der Gewalttaten des Nationalsozialismus die *Verfolgungssyndrome.* Auch bei unauffälliger vorangehender Entwicklung wurden nach jahrelanger KZ-Haft und ähnlichen Erfahrungen Jahrzehnte anhaltende psychische Beeinträchtigungen beobachtet. Am typischsten ist hier ein *chronisches subdepressives Syndrom* mit sozialem Rückzug, Apathie, Armut der Interessen, Ängstlichkeit und anderen Störungen. Auch die *pathologische Trauer* („abnorme Verlustreaktion"), die ein Übermaß an Länge und Intensität der Reaktion auf den Verlust nahestehender Menschen zeigt, wird bei den Konfliktreaktionen eingeordnet. Aber gerade hier werden die Überschneidungen zur Neurose besonders deutlich: bei der Mehrzahl dieser Störungen wurden *vor* dem Verlust bestehende hochambivalente Beziehungen zu Angehörigen deutlich. Daraus ergibt sich die den Laien überraschende Konsequenz, daß in der Regel der Verlust eines Menschen, zu dem eine überwiegend gute Beziehung bestand, besser ertragen wird als der eines Menschen, demgegenüber zwiespältige Gefühle vorherrschten (unbewußte Schuldgefühle nach dem Tod des anderen!). Auch die sogenannten *Erschöpfungsreaktionen* gehören hierher. Diese sehr unspezifische Gruppe von Beeinträchtigungen vorwiegend vegetativer Art (Unruhe, Schlafstörungen, Reizbarkeit) zeigt ebenfalls fließende Übergänge zur Neurose – je nachdem, ob die Überforderung objektiver Natur war oder „nur" subjektiv als solche erlebt wurde. Als mit den vorgenannten Störungsbildern sich weitgehend überschneidend ist das sog. *posttraumatische Streßsyndrom* anzusehen. Dieser neuere Begriff erfaßt akute und chronische Erscheinungen, die in einem kausalen Zusammenhang mit traumatischen Ereignissen stehen, welche im allgemeinen außerhalb der menschlichen Erfahrung liegen (z. B. Katastrophen, Kriege, Vertreibung, Verschüttung, Geiselnahme, Vergewaltigung u. ä.). Im Vordergrund der Symptomatik stehen Ängste und depressive Verstimmungen. Die oben genannten Verfolgungssyndrome gehören hierher wie auch die sog. *traumatische Neurose.*

Neurotische Entwicklung ist ein unscharfer Begriff, der gewöhnlich dann zur Diagnose verwandt wird, wenn der Diagnostiker nicht genau weiß, um welche Neurosenform es sich handelt. Sein Aussagewert entspricht dem des Wortes „Neurose". Der Akzent liegt auf einer in der Biographie sichtbar gewordenen gestörten Entwicklung. Häufig ist damit eine Charakterneurose jüngerer Patienten mit ausgeprägten Verhaltensstörungen gemeint.

1.2. Einige tiefenpsychologische Grundbegriffe

Wie schon erwähnt, entwickelte S. Freud (1856–1939) weitgehend unabhängig von der zeitgenössischen Medizin und Psychologie das Fachgebiet der *Psychoanalyse,* das wegen seiner Beschäftigung mit den unbewußten Phänomenen auch als Tiefenpsychologie bezeichnet wird. *Tiefenpsychologie* ist heute ein relativ unscharfer Terminus zur Zusammenfassung aller Richtungen, die sich in ihrer Arbeitsweise – mehr oder minder stark – auf psychodynamische und unbewußte Vorgänge konzentrieren. Es sind dies vor allem die klassische Psychoanalyse (S. Freud, A. Freud, K. Abraham, S. Ferenczi), die Neo-Psychoanalyse (H. Schultz-Hencke, K. Horney, E. Fromm, H. S. Sullivan) und die analytische Psychologie (C. G. Jung). Die theoretischen Begriffe der Psychoanalyse verraten ihre Herkunft aus der Elementar-Psychologie (Herbart), aus der Psycho-Physiologie (Fechner, Helmholtz, Brücke) und aus der Neurologie (Meynert, Wernikke, Bechterew) des 19. Jahrhunderts. Eine der frühen Formulierungen Freuds (1900) besagt, daß der Reflex das Vorbild auch aller psychischen Leistungen darstelle.

Die Psychoanalyse hat zahlreiche Beobachtungen gemacht und Hypothesen entwickelt, die sich für die Neurosen-Psychologie als von entscheidender Bedeutung erwiesen. Es sind dies vor allem die Beiträge zu einer (a) speziellen Art der Diagnostik, (b) zu einem Verfahren der Psychotherapie („Psychoanalyse", „analytische Psychotherapie"), (c) zu einer Theorie der menschlichen Persönlichkeit, Motivation und der (d) psychischen, insbesondere emotionalen Entwicklung. Schließlich hat die Psychoanalyse (e) eine eigene, in Jahrzehnten ausgearbeitete Krankheitslehre zum Verständnis psychischer Störungen entwickelt. Das gemeinsame Bindeglied dieser hier etwas artifiziell aufgegliederten Bereiche ist der Bezug auf – dem Bewußtsein nicht unmittelbar zugängliche („unbewußte") – emotionale Grundbedürfnisse des Menschen und die Schicksale und Verarbeitungen dieser Bedürfnisse in der Auseinandersetzung mit den inneren (Innenwelt) und den sozialen (Außenwelt) Bedingungen.

Der diagnostische und therapeutische Beitrag der Tiefenpsychologie wird unten abgehandelt (5. und 6.). Motivations-, Entwicklungstheorie und Krankheitslehre erfahren ihre Darstellung in der allgemeinen Neurosenlehre (1.3 bis 1.6.). Es erschien sinnvoller, die Darstellung dieser Gebiete eng auf die Krankheitslehre zu beziehen, um deren Erfassung es hier im wesentlichen geht. So bleiben hier noch eine Reihe von Begriffen zu bestimmen, die entweder eine übergeordnete Bedeutung haben oder an anderem Ort nicht so gut einzuordnen sind.

In der psychoanalytischen Neurosenlehre hat die Vorstellung des Konflikts zwischen psychischen Substrukturen eine entscheidende Bedeutung. Im verbreitetsten psychoanalytischen Persönlichkeitsmodell, dem *strukturellen Persönlichkeitsmodell*, werden diese psychischen Substrukturen auch als Instanzen bezeichnet. Diese Instanzen sind mit den Eigennamen „Ich", „Über-Ich" und „Es" gekennzeichnet. Das *Über-Ich* erfaßt den normativen Bereich im Menschen, die soziokulturell vermittelten Normen und Ideale. Gelegentlich wird der Bereich der Wert- und Zielvorstellungen auch als besondere Unterinstanz des Über-Ichs beschrieben: als „Ich-Ideal". Beide Instanzen stellen das Über-Ich im weiteren Sinne dar. Zum Aufbau des Über-Ichs sind Identifizierungsvorgänge von großer Wichtigkeit. In der Populär-Psychologie werden diese Bereiche gewöhnlich das Gewissen und die Ideale des Menschen genannt. Den Bereich der primären Impulse, der triebhaften Grundbedürfnisse, der in sich nicht mehr auflösbaren basalen Bedürfnisse nennen wir das *Es*. Dieser Bereich macht wie das Ich und das Über-Ich Entwicklungsschritte durch, er verändert sich charakteristisch in der Art seiner Bedürfnisse, es sieht aber so aus, als ob er von den psychischen Substrukturen die autochthonste, die umweltunabhängigste wäre. Die Vermittlungsfunktion zwischen den basalen Bedürfnissen des Menschen – Abhängigkeit, Selbstwertschätzung, Liebe, Haß und andere mehr – und den normativen Werten des Über-Ich stellt das *Ich* dar. Das Ich muß den Kompromiß, die Synthese zwischen den emotionalen Grundbedürfnissen des Menschen (Es), dem, was der Mensch sich moralisch gestatten kann (Über-Ich) und den Erfordernissen und Realitäten der äußeren Wirklichkeit (soziale und materielle Umwelt) herstellen. Man kann das Ich als eine Art zentrale Schalt- und Funktionsinstanz bezeichnen, deren primäre Aufgabe ein Ausgleich der inneren Bedürfnisse des Menschen, der inneren Normen und der äußeren Realitäten darstellt. Das Ich bestimmt die jeweilige Ausprägung des Modus vivendi der Einzelperson, das Ich gestaltet im wesentlichen jene Verschiedenheiten zwischen den einzelnen Menschen, die wir Charakterunterschiede nennen. Szondi sagt: Das Ich ist der Pontifex oppositorum – der Brückenbauer zwischen den Gegensätzen. Diese Interaktion der psychischen Instanzen ist eine der Basisannahmen der Psychoanalyse. Von dieser intrapsychischen Interaktion her werden wichtige Funktionen des Menschen bestimmt, die wir im Bereich der Normalität ansiedeln. Von ihr werden aber auch viele jener Verhaltensweisen bestimmt, die wir im Bereich der psychischen Störungen aller Schweregrade und Arten ansiedeln. Die Wichtigkeit der Frage, inwieweit Funktionen bewußt oder unbewußt verlaufen, wird in der Folge dargestellt werden. Hier genügt die Feststellung, daß die triebhaften Impulse (Es) in der Regel unbewußt sind, aber es gibt auch weite Bereiche des Über-Ichs (unbewußte Schuldgefühle!) und des Ichs (Abwehr!), die unbewußter Natur sind. Dies wird oft übersehen. Diese Begriffe (Ich, Es, Über-Ich) sind zur Beschreibung von Funktionen und Spannungen innerhalb der Person eingeführt. Keiner dieser Begriffe meint das, was in der Umgangssprache als das individuelle Ich oder das Subjekt bezeichnet wird. In der Psychoanalyse wird dieser dem Erleben näherstehende Bereich seit drei Jahrzehnten mit den Begriffen des *Selbst* (Hartmann, Jacobson) und der *Identität* (Erikson) zu beschreiben versucht.

Die psychoanalytische Persönlichkeitstheorie befindet sich heute
in einem Umbruch. Es wurde immer deutlicher, daß das strukturelle Persönlichkeitsmodell den ganzen Bereich der Selbstwert-
konflikte, der Problematik des Selbstgefühls, der Selbstannahme
(oder Ablehnung) nicht gut zu fassen vermag. In Freuds Theorie
lag hier das lange Zeit wenig beachtete Konzept vom *Narzißmus*
bereit, um diese Lücke zu füllen. In Anlehnung an den Mythos
vom Knaben Narziß, der sich in sein Spiegelbild verliebt, ist hier
der Bereich der Besetzung des Selbst gemeint. Narzißmus meint
aber viel mehr als schlichte Selbstliebe. Insbesondere unter dem
Einfluß von Jacobson und Kohut entwickelte sich seit der Mitte
der 60er Jahre eine *Psychologie des Selbst,* die sich zentral mit
den Schwankungen des Selbstwertgefühls bei den Neurosen befaßt. Diese Bereicherung über eine reine Konfliktpsychologie
hinaus kann nicht hoch genug veranschlagt werden. Auch der
schon erwähnte Begriff der Identität hängt wesentlich mit dem
Selbstgefühl zusammen. *Identität* bezeichnet phänomenologisch
das ungebrochene Gefühl des Menschen, er selbst zu sein und
sein zu dürfen. Neben ihren inneren Konflikten zeigen fast alle
Menschen mit Neurosen mehr oder minder ausgeprägte derartige Störungen des Selbst-(Identitäts-)gefühls. Steht die Störung
des Selbstgefühls völlig im Vordergrund, spricht man, unabhängig von der sonstigen Symptomatik, von *narzißtischen Neurosen*
(s. Kap. 2.7.).

Im strukturellen Persönlichkeitsmodell finden sich bereits Bestimmungen, die sich auf Abweichungen vom Bewußtsein beziehen (siehe unten). Es war vielleicht Freuds bedeutendster Beitrag
zum Verständnis der menschlichen Natur, daß er die Begrenztheit erfaßte, die sich ergibt, wenn man von der ausschließlich
bewußten Motivation ausgeht. Bereits im alltäglichen Leben sind
in den unzähligen, meist harmlosen „Fehlleistungen" (Freud) –
das sind Versprecher und Fehlhandlungen –, deutlich die Auswirkungen nicht bewußter Motive sichtbar. Da in der mit-
menschlichen Kommunikation solche Fehlleistungen unbewußt
richtig verstanden werden, können sie aber bereits im Alltagsle-
ben gravierende Folgen haben: Jener Buchhalter, der die Worte
sprach: „Nun wollen wir auf das Wohl unseres hochverehrten
Chefs aufstoßen!", hatte fortan vermutlich keine besonders gute
Stellung mehr bei diesem Chef, obwohl doch alle so herzlich ge-

lacht hatten. Die Fehlleistungen von Kraftfahrern, was die meisten von uns sind, sind bedrohlicher: Eine Patientin, die sich innerhalb ihrer Psychotherapie in einer intensiven Auseinandersetzung mit ihrer Mutter befand, fuhr in 10 Tagen 3mal alte Frauen an! Es besteht heute eine ganz gute Kenntnis darüber, in welchem Maße gerade im Straßenverkehr unbewältigte Konflikte ausgetragen werden. Je neurotischer das menschliche Verhalten wird, je mehr es als Folge von unverarbeiteten Konflikten beschrieben werden kann, desto mehr tritt das Übergewicht unbewußter Faktoren in den Vordergrund.

Neben den Unterscheidungen „unbewußt" und „bewußt" gibt es auch den Begriff „vorbewußt". Freud verstand darunter Inhalte, die zwar im Moment nicht erinnerlich sind, die aber prinzipiell *bewußtseinsfähig* sind. Psychodynamisch handelt es sich um Inhalte, die nicht „verdrängt" – das ist intentional unbewußt gemacht – sind, sondern die „vergessen" sind in des Wortes alltäglicher Bedeutung. Auf den Verdrängungsbegriff wird in der Neurosenlehre (1.5) eingegangen. Übereinstimmend wird das Es als weitgehend unbewußt aufgefaßt, während für Ich und Über-Ich unbewußte, vorbewußte und bewußte Vorgänge angenommen werden. Unbewußt beim Ich ist z.B. in den meisten Fällen die Gesamtfunktion dessen, was wir „Abwehr" nennen, unbewußt beim Über-Ich können z.B. vom Individuum nicht faßbare Normen sein, die wiederum auf der Ich-Seite zu unbewußten Schuldgefühlen führen.

Zur Beschreibung der a) Triebvorgänge und b) des Denkens, wie sie im Es und Ich (inklusive Über-Ich) ablaufen, sind die Begriffe des Primärvorgangs (Primärprozesses) und des Sekundärvorgangs (Sekundärprozesses) geprägt worden. Der *Primärvorgang* ist der ontogenetisch ältere, es ist die Denkweise des sehr jungen Kindes, die aber im ganzen Leben des Erwachsenen im Schatten des Sekundärvorgangs weiterexistiert. Durch *Regression* des Gesunden – am deutlichsten in den Träumen beim Schlafen – oder des Kranken – am typischsten in der paranoid-halluzinatorischen Psychose – kann der Primärvorgang wieder die bestimmende Denkweise werden. Die Charakteristika des Primärprozesses sind: Verdichtung und Verschiebung der Denkinhalte, Zeitlosigkeit, Fortfall der Logik. Am ehesten hat man diese Gesetzmäßigkeit vor Augen, wenn man an die Abläufe in den eigenen Träumen denkt. Sie gilt aber auch für frühkindliches Denken und für das Denken des Psychotikers. Teile stehen für das Ganze, das Ganze steht für Teile, die übliche Syntax fehlt, Zeitvorgänge können beliebig verkürzt und erweitert werden, Widersprüche existieren nicht, eine korrigierende Realität fehlt. Der *Sekundärvorgang,* der in der Entwicklung des Menschen den Primärvorgang ablöst, ist dagegen logisch und syntaktisch, zeit- und realitätsbezogen – mehr oder minder! Der Sekundärprozeß ist die Denkweise des wachen Westeuropäers, während die Denkweise anderer ethnischer Gruppen, insbesondere der sogenannten Naturvölker, eine Reihe von Ähnlichkeiten mit dem Primärprozeß aufweist (Animismus, Magie und andere).

Da die steuernde Funktion des Primärprozesses, also etwa beim kleinen Kind, vor allem durch die eigenen Bedürfnisse bestimmt wird, wird dieses Steuerungsprinzip auch als *Lustprinzip* bezeichnet. Beim älteren Kind und beim Erwachsenen, bei dem im Wachzustand der Sekundärprozeß herrscht, erfolgt die Steuerung über die Anforderungen der Realität, das sogenannte *Realitätsprinzip.* Viele Patienten mit Neurosen werden weiterhin stark vom Lustprinzip gesteuert und haben eine gestörte Beziehung zu den Erfordernissen der Realität.

Schließlich soll noch ein weiterer Begriff dargestellt werden, der in der Psychoanalyse über Diagnostik und Therapie hinaus Bedeutung hat: der der *Übertragung.* Freud fiel am Beginn seiner Therapietätigkeit auf, daß seine Patienten ihm gegenüber Gefühle entwickelten (positive und negative), die ganz offensichtlich von seiner Person unabhängig waren. Er entwickelte zunehmend das Verständnis, daß hier quasi am Medium des Therapeuten eine Wiederholung älterer, infantiler Haltungen stattfand. Man hat Übertragung verschieden weit definiert. Entweder bezeichnet man damit a) ubiquitär vorkommende Phänomene oder b) nur emotionale Verhaltensweisen des Patienten innerhalb der therapeutischen Situation oder – noch enger – c) nur die pathologischen Gefühlsäußerungen des Patienten innerhalb der Therapie. Das Wesentliche an der Übertragung ist die Erfahrung von Gefühlen gegenüber einer Person, die dieser Person nicht eigentlich gelten und die sich offensichtlich auf eine andere Person beziehen. Gewöhnlich wird auf eine gegenwärtige Person so reagiert, als ob es sich um eine Person aus seiner (infantilen) Vergangenheit handelt. Insofern ist Übertragung ein Anachronismus, ein Irrtum in der Zeit. „Übertragung ist eine Wiederbelebung der Vergangenheit, ein Mißverständnis der Gegenwart in Begriffen der Vergangenheit" (Greenson). Die Beschreibung einer so grundlegenden Dimension menschlichen Verhaltens wird von manchen Autoren für Freuds größte Leistung gehalten.

Übertragung ist z. B., wenn der Patient dem Therapeuten Vorwürfe macht, daß er ihn nicht akzeptiere, nicht verstehe, ihn heimlich ablehne, auch wenn der Therapeut dem Patienten gegenüber gar nicht diese Empfindungen hat. Hier ist denkbar, daß der Patient sich von seiner Mutter so abgelehnt fühlte, wie er es jetzt vom Therapeuten erwartet. Übertragung ist aber auch, wenn für eine Frau Männer erst dann als erotische Partner interessant werden, wenn sie 20 Jahre älter sind als sie selbst. Hier wird wahrscheinlich die infantile Beziehung zum Vater wiederholt. Wegen solcher Generalität von Übertragungsphänomenen scheint die weitere Definition des Begriffes die sinnvollere zu sein. Damit wird Übertragung als ein psychisches Grundphänomen menschlichen Verhaltens aufgefaßt und nicht nur als ein Artefakt innerhalb der Psychotherapie.

Als *Gegenübertragung* wurde ursprünglich die spezifische Reaktion des Therapeuten auf die Übertragung des Patienten in der psychoanalytischen Therapie bezeichnet. Dieser Begriff zeigt eine deutliche Tendenz zur Ausweitung. Heute bezeichnet man oft auch die Gesamtheit der bewußten und unbewußten Reaktionen des Arztes oder Therapeuten auf den Patienten als Gegenübertragung. Das bedingt eine Wichtigkeit des Begriffes für die Besprechung der jeweiligen Arzt-Patient-Beziehung (siehe unten).

Mit Sicherheit ein Artefakt der Therapie ist jedoch die sogenannte *Übertragungsneurose*. So bezeichnet man die spezifische Wiederbelebung der infantil-neurotischen Konflikte des Patienten innerhalb der therapeutischen Interaktion. Das ganze Arrangement der analytischen Psychotherapie in ihrer ursprünglichen Form (Patient liegt auf der Couch, Therapeut sitzt außerhalb seiner Sichtkontrolle und verhält sich passiv) dient gerade dazu, infantile Konflikte wiederzubeleben, um sie einer besseren Lösungsmöglichkeit zuzuführen. Die dann zwischen Patient und Therapeut in Gang kommende neurotische Interaktion, die oft sogar zu einer Verstärkung der neurotischen Symptomatik führt, nennt man Übertragungsneurose. Übertragungsneurose in dieser Definition meint einen Ausschnitt aus dem therapeutischen Prozeß. Sie ist ohne Frage, wie Freud schon erkannte, ein Artefakt der analytischen Psychotherapie. Von dieser Bedeutung des Begriffes ist abzugrenzen eine zweite: Als Übertragungsneurosen wird auch die *Gruppe der Psychoneurosen* bezeichnet. Diese Bezeichnung basiert auf der heute als falsch erwiesenen Annahme Freuds, daß nur die Psychoneurosen zur Entwicklung einer Übertragung in der Lage seien, während dies vor allem für die schizophrenen Psychosen und die sogenannten „frühen Störungen", die er auch narzißtische Neurosen nannte, nicht gelte. Auf den Begriff der Übertragung wird im Abschnitt über „Psychotherapie" noch einmal eingegangen.

1.3. Das Konzept des Konfliktes und der Internalisierung

Der Neurosebegriff war oben in mehreren Ansätzen bestimmt und definiert worden. Dabei hatten klassifikatorische und nosologische Überlegungen im Vordergrund gestanden, aber es war teilweise auch schon auf das spezifische Neurosenverständnis der Psychoanalyse eingegangen worden, das im wesentlichen psychodynamisch ist, und sich von der psychiatrischen Krankheitslehre (Nosographie) deutlich unterscheidet.

Der Kern der psychoanalytischen Neurosenvorstellung ist der Begriff des Konfliktes. Während die Lerntheorie die Neurosen als eine Folge fehlgeleiteter, unzureichender, zu starker oder sonstwie gestörter Lernvorgänge auffaßt, sieht die Psychoanalyse in den klassischen Neurosen *Kompromißbildungen, Lösungsversuche, Folgezustände von reaktivierten, unbewußten, infantilen Konflikten*. Diese Begriffe sollen kurz ausgeführt werden.

Ein *Konflikt* wird durch mindestens zwei sich widerstrebende Tendenzen hervorgerufen. Es geht dabei um die Spannung, die infolge zweier unverträglicher, unvereinbarer Strebungen, Wünsche oder Motive entsteht. Der Terminus *des Unbewußten* wurde schon oben ausgeführt. Mit Reaktivierung infantiler Konflikte schließlich ist ein komplexer Sachverhalt gemeint. Das Konzept besagt zum einen, daß ein aktueller, momentaner Konflikt existiert, zum anderen, daß früher, in der Kindheit, ähnlich strukturierte Konflikte bestanden, die in einer Beziehung zum gegenwärtigen stehen. Sind die infantilen Konflikte zufriedenstellend verarbeitet, so kann der aktuelle Konflikt unabhängig von ihnen geklärt und gelöst werden. Sind aber die infantilen Konflikte noch potentiell pathogen, sind sie ungelöst und unzureichend verarbeitet, so können sie durch die entsprechende Auslösesituation reaktiviert werden und die neurotische Störung klinisch manifest werden lassen. Solche unbewußten pathogenen seelischen Konflikte bezeichnen wir auch als *Komplexe*.

Damit Konflikte entstehen können, müssen mindestens zwei sich widerstrebende, nicht vereinbare Tendenzen bestehen. Die ersten Tendenzen, die den eigenen widerstreben, mit denen der Mensch Erfahrungen macht, stammen aus der Umwelt. Der ältere Säugling, das junge Kleinkind erfahren, daß sie etwas wollen und daß die, auf welche sie angewiesen sind, etwas anderes wollen. Solche Konflikte mit der Umwelt sind für jedes Kind ubiquitär und führen kaum zu Neurosen – halbwegs sensible Eltern einmal vorausgesetzt. Konflikte dieser Art, in denen die soziale Umwelt ihre Bedürfnisse von den noch unkontrollierten und unreifen des jungen Kindes abgrenzt, geben diesem vielmehr die Möglichkeit, seine *Grenzen* zu lernen, bis zu denen es zur Befriedigung seiner Bedürfnisse gehen kann. Damit es die Chance hat, einmal ein sozial empfindender Mensch zu werden, muß es irgendwann einmal lernen, daß seine eigene Freiheit an der Nasenspitze des Mitmenschen aufhört (A. S. Neill). Nur am Rande sei vermerkt, daß hier die sehr erhebliche Problematik der „Laissez-faire-Erziehung" angesprochen wird.

Was sind im Unterschied hierzu pathogene Konflikte? Summarisch formuliert: *Pathogene Konflikte* sind solche, deren optimale Lösung die jeweils alters- und persönlichkeitsentsprechenden Möglichkeiten des Kindes übersteigen. Wie eine solche Überforderung aussieht, soll eine kurze Kasuistik zeigen:

> Eine junge Frau, die an einer Symptomatik litt, die zu den quälendsten gehört, die wir im Bereich der Psychoneurosen kennen, suchte einen Psychotherapeuten auf und berichtet folgendes:

Sie habe Angst, ihre 2jährige Tochter ermorden zu müssen. Sie könne kein Messer anfassen, ohne es bereits an der Kehle des Kindes zu sehen; sie könne die Kleine nicht hochheben, ohne den Impuls zu haben, sie aus dem Fenster zu werfen; sie könne sie nicht anfassen, ohne die Vorstellung zu haben, sie zu erwürgen. Die Patientin litt unter diesen Impulsen sehr. *Diagnostisch* sprechen wir von Zwangsimpulsen, also einem Teilphänomen bei Zwangsneurosen. Man kann diese Impulse auch bei den Phobien, den Zwangsbefürchtungen einordnen.

In unserem Zusammenhang aber geht es um etwas anderes, und zwar um die Art, wie diese Patientin mit ihrer Tochter umgegangen war. Die Patientin war eine nette, kleinbürgerliche Hausfrau, 23 Jahre alt, damals nicht mehr berufstätig. Voll Stolz erzählte sie, wie ihre ganze Wohnung blitze, alles erstrahle von Sauberkeit, vom Fußboden könne man direkt essen. Sie sei sehr ordnungs- und sauberkeitsliebend. Das Kind habe sie streng erzogen. „Wissen Sie, ich kann die Fingerabdrücke von den Patschhänden nicht an meinen Möbeln vertragen. Ich habe einen schönen dunklen Wohnzimmerschrank, wissen Sie, so hochglanzpoliert. Ich sage Ihnen, den hat die nie angefaßt. Wenn die nur in die Nähe kam, habe ich in der Küche gebrüllt, dann ist die sofort zurückgezuckt. Die ist eher hingefallen, als daß die sich am Schrank festgehalten hätte." In einem Nebensatz erfährt der Arzt später, daß der Ehemann, ein Angehöriger der Feuerwehr, sein ganzes Gehalt der Frau abliefert und 20 Mark Taschengeld in der Woche bekommt.

Worum es hier geht: Hier wird plötzlich hinter dem ordentlichen Bürgerhaushalt eine Dimension von Einengung, Beherrschung und Kontrolle sichtbar, die für den Erwachsenen schwer erträglich ist, für das Kind jedoch einen völlig unlösbaren Konflikt zwischen seinen impulshaften Bedürfnissen und den rigiden kontrollierenden Verhaltensweisen der Mutter darstellt. Und noch etwas scheint hier von Wichtigkeit: Die Patientin erzählte, daß ihre Mutter mit ihr, als sie selbst ein Kind war, in einer ganz ähnlichen Weise umging, wie sie es dann mit dem eigenen Kinde tat. Und man könnte hinzufügen: Man riskiert wenig, wenn man die Aussage macht, daß dieses jetzt noch kleine Kind ohne eine entsprechende Therapie wieder auf eine ganz ähnliche Weise mit seinem eigenen Kind umgehen wird. Dies führt uns nahe an den Kern der analytischen Neurosentheorie. Auf irgendeine Weise kommt es dazu, daß das Verhalten und die Einstellung der Eltern gegenüber dem Kind von diesem *verinnerlicht,* internalisiert und dann später im Verhalten den eigenen Kindern gegenüber reproduziert werden. So wie man uns sah, sehen wir uns selbst. So wie man sich zu uns verhielt, verhalten wir uns zu unseren Kindern. Ein Beispiel soll dies wieder verdeutlichen:

> Eine 30jährige Patientin schildert während einer psychoanalytischen Sitzung, daß es ihr am vorausgehenden Abend schlecht gegangen sei. Ihre Kinder hätten im Kinderzimmer getobt, sie hätte sich darüber sehr geärgert, dann sei sie ins Kinderzimmer gestürzt und habe angefangen, die Kinder anzubrüllen. Doch während sie dies tat, sei ihr ganz plötzlich das Bild ihres Vaters aufgestiegen, wie er seinerzeit in ihr Kinderzimmer stürzte und seine Kinder anschrie. Zu ihrem Entsetzen, so berichtet die Patientin weiter, sei ihr schlagartig klar geworden, daß sie die damaligen Beschimpfungen durch den Vater mit den gleichen Worten, dem gleichen Tonfall und der gleichen Gestik gegenüber den eigenen Kindern reproduzierte. Zwischen diesen beiden Vorgängen lagen über 20 Jahre. Die Frau verließ das Zimmer rasch, ging auf die Toilette und übergab sich.

Diesen Sachverhalt beschreiben wir als *Verinnerlichung* oder *Internalisierung.* Das Bild vom anderen, in der ersten Linie das von den primären Bezugspersonen, Eltern, Geschwistern, wird aufgenommen und intrapsychisch stabil verankert. Daß die beschriebene Patientin dieses Bild als das Bild des Vaters erkennen konnte, war bereits ein Effekt der analytischen Therapie. In der Regel wissen wir nichts mehr von den fremden Persönlichkeitsanteilen, die wir im Laufe unserer Entwicklung schluckten, in uns aufnahmen, mit unserem Selbstbild verschmolzen. Sie sind von unserer Identität nicht mehr zu trennen, darum spricht man auch von *Identifizierung.* Das heißt, daß wir uns alle in unserer Entwicklung mit anderen ganz oder zu Teilen identisch gemacht haben. Hier unterscheidet sich die analytische Ansicht in einem wichtigen Punkt von der verhaltenstheoretischen Konzeption der Rollenübernahme oder der Übernahme von Verhaltenseinheiten. Diese Identifizierungen sind wesentliche, wenn nicht sogar *die* Bestandteile, aus denen sich das zentrale psychische Gefühl eines *Selbst,* einer *Identität* im Laufe der Entwicklung amalgamiert. Die Identitätsentwicklung, die Entwicklung der psychischen Substrukturen, insbesondere der des Ichs und der des Über-Ichs sind unter anderem und vor allem die Ergebnisse ei-

ner lebhaften Identifizierungs- und Synthesetätigkeit im Laufe
der Entwicklung. Art und Qualität der Identifizierungsangebote
und des Umfeldes, in dem Identifizierung stattfinden können,
entscheiden über Art und Qualität des heranreifenden Ichs. Sie
entscheiden mit über die psychische Gesundheit und Krankheit
des heranreifenden Menschen, über die Frage, ob z. B. jemand
eine Neurose oder eine Psychose entwickeln wird. Diese Auffassung hat sich stark durchgesetzt. Für die Psychoanalyse spezifisch bleibt, daß sie von einer Internalisierung nicht nur der bewußten, sondern gerade auch der *unbewußten* Wünsche und Einstellungen der Eltern ausgeht. So wären z. B. Mißerfolge einer
bewußt toleranten Erziehung verstehbar aus der unbewußten
Verhaftung der Eltern an autoritäre Ideale.

Zwei Aussagen über die Art und den Inhalt des Identifizierungs-
vorganges haben stark an Wahrscheinlichkeit gewonnen:

1. Internalisierungen, Identifizierungen werden um so rigider,
um so starrer, um so unbeweglicher, je mehr die soziale Umwelt,
in der sie stattfinden, mit dem Erziehungsmittel des Liebesentzugs arbeitet und selber rigide und streng ist. Das Kind ist unter
der Drohung des Liebesentzugs verstärkt gezwungen, ein starres
Abbild seiner Umwelt in sich aufzurichten, um sie innerlich zu
erhalten, wenn sie sich äußerlich zu entziehen droht. Eine
freundliche, dem Kinde gegenüber entspannte Umwelt, die ihm
auch Kritik und Ablehnung von Bereichen dieser Umwelt gestattet, ermöglicht dem Kind eine Auswahl unter den Identifizie-
rungsangeboten und gibt seiner eigenen Identitäts- und Persönlichkeitsentwicklung einen sehr viel weiteren Freiraum.

2. Zur Entstehung von „Ich-Stärke", zur Entstehung von psychischer Gesundheit im weiteren Sinne des Wortes sind Identifizierungsangebote für das Kind nötig, die von Menschen ausgehen,
die ihre Konflikte nicht überwiegend pathologisch verarbeitet
haben. Elternfiguren, die dem Kind zwar akzeptierend und
wohlwollend gegenüberstehen, die aber noch stark in ihrer eigenen Problematik verhaftet sind, tradieren auf dem Wege der
Identifizierung ihre eigenen Konflikte bereits wieder an das
junge Kind.

Durch eine solche Tradition von Neurose und neurotischem Verhalten kann man mühelos erklären, warum oft Generationen an

gleichen oder ähnlichen Neurosen leiden. Es bedarf hier nicht unbedingt der Einführung des Begriffes der Konstitution. Mit *Konstitution* wird alles bezeichnet, was wir nicht weiter erklären wollen. Es ist keine Frage, daß es so etwas wie Konstitutionen gibt. Nur sollte man sehen, was die breite Verwendung des Begriffes impliziert: therapeutische Resignation, prophylaktische Resignation, diagnostische Starre. Sind die Gene allein am Verhalten schuld und nicht wir und unsere soziale Umwelt, unsere Gesellschaft, dann haben wir auch wenig Verpflichtung gegenüber dem, was Freud einmal das „neurotische Elend" nannte, es kann dann halt keiner etwas dazu. –

Noch einmal zurück zu der Patientin, die im Kinderzimmer das Erlebnis hatte, nicht sie selbst zu sein. Vielleicht hat der eine oder andere Leser verstanden, daß das Erbrechen ein Versuch war, sich dieses jetzt als Fremdkörper erlebten Persönlichkeitsanteils des Vaters zu entledigen. Die Volkspsychologie nennt einen solchen Selbstreinigungsvorgang auch „Sich-Auskotzen". Das heißt, das Fremde, das nicht zu einem gehört, das, was einen drückt, das, was einem schwer im Magen liegt, per vias orales wieder auszustoßen. Das kann so dinglich geschehen wie bei dieser Frau. Meist geschieht es eher übertragen durch Worte. Wie es gerade zu dieser spezifischen Erlebnisweise und Reaktion kommt, wird unten im Abschnitt Entwicklungspsychologie – orale Phase – aufgezeichnet werden.

Zum *Vorgang der Internalisierung* sind weitere Ausführungen nötig. Es handelt sich fraglos um ein sehr komplexes Geschehen. Einstellungen, Beziehungen, Haltungen, Verhaltensmuster und anderes mehr werden von dem Außen nach dem Innen verlegt. Man kann aus dieser Sicht die gesamte Entwicklungspsychologie unter dem Gesichtspunkt betrachten, welcher Art die sozialen Beziehungen zu bestimmten Entwicklungsabschnitten sind und auf welche Weise sie eine Innenrepräsentanz erfahren. Vorstufen der Gewissensbildung z. B. beginnen zu einem Zeitpunkt im ersten Lebensjahr, wo das Kind überhaupt zum ersten Mal in die Lage kommt, sich ein inneres stabiles Abbild der Mutter zu machen. Das erste „Nein, nein", mit dem das Kind sich im 2. Lebensjahr kommentierend selbst seine Handlungen verbietet, ist wahrscheinlich erlebnishaft noch nahe am sozialen „Nein, nein" der primären Bezugsperson. Alle für die emotionale Entwicklung

wichtigen Personen bezeichnen wir mit dem etwas mechanisti-
schen Ausdruck *Objekte,* der aus der Triebtheorie (Libido-Theorie) stammt. Als Kurzformel meint „Objekte" immer soziale Objekte. Als *Objektbeziehungen* werden allgemein die sozialen Beziehungen beschrieben, speziell sind damit aber die Beziehungen
zu den primären Objektpersonen der Entwicklung gemeint.

Was konfligiert nun eigentlich beim pathogenen Konflikt – nur
diese Konfliktform interessiert uns ja in diesem Zusammenhang?
Auf der einen Seite sind es *Impulse* im Individuum, die wir *triebhaft* nennen. Triebhaft heißt hier, daß es sich um primäre, grundlegende, das menschliche Verhalten motivierende Impulse handelt. Sie drängen intensiv auf Befriedigung und wechseln im Ver-
laufe der Entwicklung in charakteristischer Weise. Aus psychodynamischer Sicht interessieren uns weniger die physiologischen
Erscheinungen wie Hunger, Durst oder Defäkation, die auch un-
unterdrückbar sind, sondern bestimmte *emotionale Grundbedürfnisse,* die allerdings eng mit den physiologischen verbunden sind
– um so enger, je jünger das Kind ist. Mit triebhaft bezeichnet
man heute (in der Regel) nicht mehr die Annahme energetisch-
ökonomischer Systeme, wie sie Freud für Sexualtrieb (Libido)
und Aggressionstrieb, die er als die grundlegenden Antagonisten
des menschlichen Lebens ansah, konzipierte. Zwar finden wir
kaum einen neurotischen Konflikt, der nicht eine besondere Be-
wältigungsart der Thematik von Sexualität und Aggression, Zuneigung und Ablehnung darstellte, aber als ökonomische Grö-
ßen – so viel ist sicher – sind diese Impulse nicht zu fassen.
Nachstehend meint *triebhaft* vorzugsweise primäre, das Verhalten motivierende, das heißt in Gang setzende und erhaltende Impulse, die einen engen Bezug zu körperlichen Grundbedürfnissen haben.

Folgende Einteilung von Konflikten ist aus psychodynamischer
Sicht möglich (nach A. Freud):

1. Am Beginn des Lebens stehen gegenüber dem Kind die anderen, die soziale Umwelt, die Interessen der sozialen Umwelt.
Diese ersten Formen von Konflikten können demnach als *äußere
Konflikte* bezeichnet werden. Es sind dies die Konflikte des Kindes, wie sie bereits oben beschrieben wurden. Ihre Lösung ist in
der Regel unproblematisch, wenn sich die äußeren Umstände

befriedigend verändern lassen; häufig sind aber die äußeren Umstände nicht beliebige, sondern feste Konstituenten eines pathologischen Arrangements.

2. Ungleich problematischer sind die *verinnerlichten Konflikte*: Dies sind die neurotischen Konflikte des Erwachsenen. Die äußere Konfliktsituation ist durch einen Vorgang der Internalisierung verinnerlicht worden. Statt zwischen Individuum und Umwelt spielt sich jetzt der Konflikt im Individuum selbst ab. Sowohl die Wünsche nach Befriedigung sind im Menschen selbst, als auch die Verweigerung, die Versagung der Befriedigung dieser Wünsche. Aus einem sozialen ist ein individueller Konflikt geworden. Klassisches Beispiel für eine solche soziale Internalisierung ist die Entstehung des Gewissens, des „Über-Ichs". Aus der Identifizierung mit dem „Du sollst nicht" des sozialen Gegenübers ist die innere Stimme des Gewissens geworden, die jetzt ihr „Du sollst nicht" spricht. Aus einem äußeren Konflikt ist ein verinnerlichter Konflikt geworden. Parallel zur Gewissensbildung entwickelt sich eine spezifische „Reaktionsbildung", auf die unten (Begriff „Abwehr") noch eingegangen wird. Des weiteren spielen Phantasien, Idealisierungen und andere Vorgänge eine Rolle, die sich der systematischen Beschreibbarkeit entziehen und zusammen mit den individuellen Ausprägungen des Ichs die Vielfalt von Persönlichkeiten der Menschen bestimmen.

3. Eine dritte Konfliktform erfaßt *innere Konflikte*. Die Außenwelt spielt hierbei weder direkt eine Rolle, wie beim äußerlichen Konflikt, noch indirekt wie beim verinnerlichten. Hier sind es die triebhaften Impulse selbst, Emotionen und Affekte gegensätzlicher Art, die miteinander streiten: Liebe und Haß, Aktivität und Passivität, Männlichkeit und Weiblichkeit. Konflikte dieser Art sind die *Ambivalenzkonflikte,* die jeder Mensch kennt. Die soziale Wirklichkeit kann derartige Konflikte erheblich verschärfen, je nachdem ob sie sich solchen Antinomien gegenüber restriktiv oder tolerant verhält.

Die *entscheidenden Folgerungen für die Neurosenpsychologie* aus dem bisher Ausgeführten sind: a) Aspekte der Außenwelt werden im Laufe der Entwicklung zu Aspekten der Innenwelt. b) Sie führen zu umschriebenen psychischen Substrukturen, die zeitlich stabil sind, sie sind von der Identität des Menschen nicht mehr abzugrenzen. c) Die Konflikte, die ursprünglich zwischen dem Individuum und der Außenwelt bestanden, können sich direkt in solche zwischen den einzelnen psychischen Substrukturen, d. h. in den einzelnen voneinander funktionell getrennten Persönlichkeitsbereichen fortsetzen. Neurotische Konflikte lassen sich in äußere (vor allem in der Kindheit), verinnerlichte und innerliche (vor allem beim Erwachsenen) aufgliedern. Zum Verständnis der Konflikte zwischen psychischen Substrukturen sei noch einmal an die oben gemachten Ausführungen über das psychoanalytische Persönlichkeitsmodell mit den Instanzen des Ich, des Über-Ich, des Es und ihrer Beziehungen zur sozialen Umwelt hingewiesen.

1.4. Psychische Entwicklung und Neurose

Bei der Betrachtung von Entwicklungsaspekten geht es um die Frage nach der *Entstehung von menschlichen Grundbedürfnissen.* Die basalen, schwer oder gar nicht unterdrückbaren Bedürfnisse nennt man gewöhnlich *Triebbedürfnisse* oder *Triebimpulse.* Schultz-Hencke spricht von *Antrieben,* die aus einem Antriebserleben hervorgehen.

Die menschlichen Triebimpulse machen eine charakteristische Entwicklung durch, die eng mit der Entwicklung der Emotionalität zusammenhängt. Für die Neurosenpsychologie ist die emotionale Entwicklung entscheidend. Die psychoanalytische Entwicklungspsychologie hat sich im Laufe der Zeit von der psychosexuellen Entwicklung, also der Entwicklung des Sexualtriebs im erweiterten Sinne Freuds, zu einer Theorie der emotionalen Entwicklung schlechthin ausgeweitet. Das ist ihre Stärke und ihre Schwäche. Die Entwicklung der Intelligenz und Kognition etwa wird durch Piaget viel besser erfaßt, der mit seinem Bezugssystem wieder kaum etwas über die emotionale Entwicklung aussagen kann. Um zu einem umfassenden Verständnis menschlicher Entwicklung zu kommen, wird man sicher die verschiedenen Ansätze synthetisieren müssen.

Unter den triebhaften Grundbedürfnissen des Menschen, deren Entwicklung nachstehend kurz geschildert werden soll, sind die folgenden aus der Sicht der Neurosenpsychologie von besonderer Bedeutung:

a) Die *passiven und Abhängigkeitsbedürfnisse,* die eng mit den Zärtlichkeits- und Anlehnungsbedürfnissen zusammenhängen. Dieser Bereich wird auch als anaklitische Bedürfnisse bezeichnet.

b) Das Gegenteil davon sind die *aktiven und Autonomiebedürfnisse,* die zeitlebens in einer spezifischen Interaktion mit den zuvor genannten Triebimpulsen stehen.

c) Die Rolle der *sexuellen Bedürfnisse* war von Freud in besonderer Weise herausgearbeitet und betont worden. Fraglos gibt es kaum eine Neurose, bei der sexuelle Konflikte nicht von Bedeutung sind, andererseits kann man mit Sicherheit nicht die gesamte menschliche Motivation auf Sexualität und Aggression zurückführen, wozu Freud in seiner letzten Konzeption tendierte.

d) Die *aggressiven Bedürfnisse* des Menschen spielen ebenfalls bei jeder Neurose eine Rolle. Motivational ist hier der weite Bereich von der positiv einzuschätzenden Fähigkeit des Adgredi, des Sich-an-etwas-Heranmachens, bis hin zum aggressiven Sadismus gemeint.

e) Schließlich haben wir in den letzten 25 Jahren zunehmend die Bedeutung der *Selbstwertmotive,* der *narzißtischen Bedürfnisse* für die Entstehung von Neurosen begreifen gelernt. Gemeint sind damit die starken Kräfte, die den Menschen nach der Erhaltung eines für ihn erträglichen Bildes von sich selbst um praktisch jeden Preis streben lassen.

Die Entwicklung dieser triebhaften Bedürfnisse wird traditionell in mehreren Schritten beschrieben: 1. die orale Phase, etwa von der Geburt bis zum Ende des 1. Lebensjahres dauernd, 2. die anale Phase, etwa das 2. und 3. Lebensjahr umfassend, 3. die phallische oder ödipale Phase, etwa das 4. und 5. Lebensjahr umfassend, 4. eine Zeit der Triebruhe zwischen dem 6. Lebensjahr und der Pubertät, die Latenz genannt wird, und schließlich 5. die Pubertät, die mit ihrer endgültigen Begründung der Sexualität ins Erwachsenenalter überleitet. Dieses auf Freud zurückgehende Entwicklungsmodell ist in entscheidenden Bereichen von R. A. Spitz, E. H. Erikson und M. S. Mahler erweitert worden, worauf eingegangen wird. Unter ihrem Einfluß wurde aus dem Konzept der „psychosexuellen Entwicklungsphasen" eine im breiteren Rahmen anwendbare Vorstellung über die die Neuro-

sen mitbegründenden Entwicklungskonflikte. Nachstehend soll
etwas näher auf die Wichtigkeit der frühinfantilen Entwicklung
im Rahmen der oben angegebenen drei Phasen eingegangen werden.

1.4.1. Das erste Lebensjahr (orale Phase)

Das wichtigste psychologische und physiologische Merkmal des
Menschenjungen nach der Geburt ist seine vollständige Abhängigkeit von seiner sozialen Umwelt. Dies hängt damit zusammen,
daß der Mensch eine „physiologische Frühgeburt" ist, bereits zu
einem Zeitpunkt sozialen Einflüssen ausgesetzt, wo ihm eigentlich von seiner biologischen Entwicklung her noch der Schutz
des intrauterinen Milieus zustände. Portmann hat den „eigentlichen" Geburtstermin des Menschen von seiner Reife her mit 18
Monaten angegeben. Gegenüber anderen Säugern ist auch seine
ungewöhnlich lange Kindheit und Jugend auffällig, was ebenfalls einen verstärkten Einfluß der Milieueinflüsse bedingt.

Psychologisch ist das Erlebnis dieser Abhängigkeit *das* prägende
Erlebnis der frühen Kindheit. Relevant wird dieser Zustand spätestens mit etwa 6 Monaten, wenn das Kind sicher die nahen
Bezugspersonen, insbesondere die Mutter, von Fremden unterscheidet. Zu diesem Zeitpunkt etwa entwickelt sich im Kind ein
emotionales Erlebnis dieser existenziellen Abhängigkeit, die es
bis dahin kognitiv nicht fassen kann. Es erlebt sich in seinen
Phantasien als aus eigener Macht wohlversorgt *(„primärer Narzißmus")*. Mit etwa 8 Monaten kommt das Kind in eine kritische
Entwicklung, die diesen Zustand zunehmend beendet. Das Kind
reagiert physiologisch mit *Ängsten,* wenn sich die Mutter entfernt oder wenn Fremde auftauchen. Ob das Kind diese frühen
Abhängigkeitserlebnisse als befriedigend oder unbefriedigend
erlebt, hängt davon ab, in welchem Maße seine soziale Umwelt
bereit ist, diese Abhängigkeitsbedürfnisse zu befriedigen. Die
Frustration der basalen Abhängigkeitsbedürfnisse führt in die
schwersten Formen der Psychopathologie, die wir kennen
(„frühe Störungen"). *Ängste vor Verlust* der sozialen Bezugsperson oder ihrer Zuneigung („Verlassenheitsängste", „Verlustängs-
ste") stellen die in vielen Neurosen aktuelle Hinterlassenschaft
aus Störungen dieser Epoche dar.

Die gesamte Stellung des Menschen zur Umwelt, ob er sie erlebt als etwas, worauf man sich verlassen kann, wozu man Vertrauen haben kann, oder ob er sie als unzuverlässig, bedrohlich und versagend erlebt — diese Grundhaltung ist die direkte Folge davon, ob die Umwelt mit seinen infantilen Abhängigkeitserlebnissen befriedigend oder versagend umging. E. H. Erikson hat für diesen Entwicklungsabschnitt die antinomische Formel *„Urvertrauen gegen Urmißtrauen"* geprägt. Ein Urvertrauen ensteht im Menschen durch die kontinuierliche Präsenz einer oder weniger vertrauter Bezugspersonen und deren freundliche, interessierte und engagierte Teilnahme am Geschick des Kindes. Diese emotional zugewandte Präsenz einiger oder weniger Bezugspersonen ist für die gesunde psychische Entwicklung des Menschenjungen in den ersten Lebensjahren unerläßlich. Häufiger Wechsel der Bezugspersonen in diesem Lebensabschnitt führt zu charakteristischen Entwicklungsstörungen und im Erwachsenenalter zu einer oberflächlichen, quasi abgekapselten Affektivität und Emotionalität.

Wir gehen heute davon aus, daß das Kind in frühem Alter anfängt, gleichsam ein Bild seiner nahen Bezugspersonen in sich aufzubauen, welches den Kern für das erste Bild von sich selbst, für das *erste Gefühl einer Identität* darstellt. Da das Bild der primären Bezugspersonen im Kinde später von dem eigenen Selbstgefühl nicht mehr abgrenzbar ist, die eigene Identität richtungsweisend bestimmt, nennen wir diesen Prozeß der Verinnerlichung von globalen oder partiellen Aspekten der primären Bezugspersonen auch *Identifizierung*. Identifizierung bezeichnet somit sowohl einen Prozeß der Internalisierung, der stabilen Innenverankerung sozialer Beziehungen, als auch das Ergebnis dieses Prozesses, eben die erfolgte Identifizierung mit einem bestimmten Menschen oder dem Aspekt eines Menschen. Aus dem Zusammenwirken solcher Identifizierungen, autochthonen Reifungsprozessen und genetischen Vorgaben bildet sich dann im Laufe der Entwicklung jene psychische Instanz, die wir das Ich oder besser das Selbst des Menschen nennen, was er selbst als seine Identität erlebt und das, was ihn für die Umwelt von anderen unterscheidbar macht.

Das Sicherheitserleben zum Beispiel muß dem Kinde zuerst von der sozialen Umwelt garantiert werden, bevor es durch eine Internalisierung dieser sozialen Umwelt, durch eine Identifizierung mit der sicherheitsgebenden Mutter selbst eine sicherheitsvermittelnde Innenrepräsentanz zur Verfügung hat. Bis dieser Vorgang abgelaufen ist, vergeht etliche Zeit. In der Regel ist das nicht vor Abschluß des 3. oder 4. Lebensjahres der Fall. Praktisch heißt das ganz einfach, daß man Kinder vor dieser Zeit keinesfalls länger als über Stunden Personen überlassen sollte, mit denen sie nicht vertraut sind. Im Gegensatz zu den Erwachsenen hat das junge Kind aber nicht die Möglichkeit, seine Bedürfnisse zu verbalisieren und die Mißachtung seiner elementaren Forderungen adäquat darzustellen. Die Befriedigung der psychischen *Abhängigkeitsbedürfnisse* erfolgt in erster Linie durch die kontinuierliche Präsenz einer (oder mehrerer) emotionaler Bezugspersonen, meist der Mutter oder der Eltern, und deren interessierte, zugewandte und fürsorgende Teilnahme am Geschick des Kindes. So konnte J. Bowlby 1951, in seinem berühmten WHO-Bericht, formulieren: „Wir unterstellen, daß die Beweise nunmehr ausreichen, um jeden Zweifel daran auszuschalten, daß eine längere Deprivation von mütterlicher Zuwendung in früher Kindheit ernste und weitreichende Folgen für die Charakterentwicklung und damit für das ganze Leben eines Menschen haben kann."

Als Beispiel für eine Störung, die sich bei einem Mädchen entwickelte, das nie Erfahrung von befriedigenden und stabilen Beziehungen zu anderen Menschen gemacht hatte, sei die Kasuistik eines Heimkindes vorgestellt. Kinder, denen solche zuverlässigen emotionalen Erfahrungen fehlen, zeigen, wenn sie verlassen werden, auch keine Verlassenheitsreaktionen (mehr), wie sie für das gesunde Kind typisch sind. Sie passen sich vielmehr jeder neuen Umgebung, jeder neuen „Tante" rasch an, lassen gefühlsmäßig aber niemanden an sich heran.

Klinisches Beispiel:

> Die Patientin S. wurde 18jährig auf der geschlossenen Abteilung einer psychiatrischen Klinik aufgenommen. Sie war heroinsüchtig. Die Mutter hatte sie gleich nach der Geburt in ein Heim gegeben, ohne sie allerdings zur Adoption freizugeben. Die Patientin brachte es auf die stattliche Anzahl von 22 Heimen in 18 Jahren. Ihr Grunderlebnis im Leben könnte man so beschreiben: „Kein

Mensch ist verläßlich, alle gehen nach einiger Zeit wieder fort, auch die du gern mochtest. Hüte dich davor, dich mit irgend jemand gefühlsmäßig einzulassen – du wirst mit Sicherheit enttäuscht." – Der behandelnde Arzt kümmerte sich damals mit großem Engagement um die Patientin. Gegen den Widerstand von Kollegen und Klinikleitung gelang es, sie ein ¾ Jahr auf der geschlossenen Station „ohne Schuß" zu halten, obwohl sie mehrfach ausriß und unter teilweise abenteuerlichen Umständen nachts in der „Szene" wieder aufgelesen wurde. Nach der Entlassung aus der Klinik wurde eine Verlegung in ein psychiatrisches Landeskrankenhaus veranlaßt, wo sie die Möglichkeit hatte, im geschützten Milieu eine Zeitlang zu arbeiten. Eine Berufsausbildung war geplant. Sobald dort aber die intensive Bewachung aussetzte, riß die Patientin aus, obwohl sich wiederum Ärzte und Schwestern sehr anteilnehmend um sie gekümmert hatten. Sechs Jahre später sah der erstbehandelnde Arzt durch einen Zufall die Patientin wieder. Sie fixte weiter und sah sehr elend aus. In der Zwischenzeit war sie in unzähligen Institutionen gewesen, immer wieder ausgerissen und immer wieder eingeliefert worden. Viele Monate hatte sie in einer sehr bemühten anthroposophischen Klinik verbracht, wo man sich wiederum die größte Mühe mit ihr gegeben hatte. Aber alles war vergeblich gewesen.

Nach dem oben Ausgeführten ist die Reaktion der Patientin – bei aller Tragik des Falles – eigentlich verständlich und nachvollziehbar. Woher sollte sie denn den Glauben nehmen, daß man sich auf andere verlassen könne, daß man lieben und geliebt werden könne? Letztlich war ihr Schluß, daß das Suchtmittel das einzige im Leben sei, das sie nicht enttäuschen könne, subjektiv zutreffend. Letztlich waren alle, die sich um sie bemüht hatten, nicht in der Lage, ihr einen annähernd adäquaten Ersatz für ihr Suchtmittel zu offerieren, das sie ihr wegnehmen wollten. Das sind wohl auch die Gründe, warum ideologische Bewegungen in der Suchtbehandlung noch die besten Erfolge haben.

Die Bedeutung der frühen emotionalen Erlebnisse des Menschen, vor allem die Befriedigung seiner Abhängigkeits- und Zärtlichkeitsbedürfnisse, ist heute weitgehend anerkannt. Die Autoren, die in diesem Bereich vielleicht die meisten Verdienste sich erwarben, waren R. A. Spitz mit seinen Studien über die frühe Entwicklung und die anaklitischen Bedürfnisse, J. Bowlby mit seiner theoretischen Erfassung des Konzeptes der frühen „Bindung" (attachment) und H. Harlow mit seinen tierexperimentellen Untersuchungen am Rhesusaffen. Harlow konnte nachweisen, daß auch im Vergleich zum Menschen sehr viel primitivere Organismen eines „mütterlichen Milieus" bedürfen, das sehr viel zu tun hat mit körperlichem Kontakt, Hautzärtlichkeit und dem Erlebnis des Getragenwerdens und Sichanklammerns. Er selbst sprach von „contact comfort". Dieser „Minimalkomfort" ist selbst bei Affen für eine ungestörte Entwicklung erforderlich. Der Mensch braucht darüber hinaus Interesse, Angenommenwerden und emotionale Zuwendung. Das folgende Beispiel zeigt Gründe, warum viele Erwachsene diese so einfach scheinenden Bedingungen so schlecht garantieren können.

Klinisches Beispiel für unbefriedigende Abhängigkeitserlebnisse:

> Eine schwangere junge Frau drückte ihre Ambivalenz gegenüber dem noch ungeborenen Kinde mit der Befürchtung aus, daß das Kind eine Eßstörung, eine Nahrungsverweigerung bekommen könnte. Sie selbst hatte als Säugling und Kleinkind unter diesen Symptomen gelitten. Das Kind, das dann geboren wurde, entwickelte nach der Geburt als Säugling auch tatsächlich eine schwere Eßstörung, so daß es im 1. und 2. Lebensjahr Monate in der Kinderklinik verbrachte, wo es mit der Sonde gefüttert wurde. Später zeigte das Kind auch noch andere infantil-neurotische Symptome.

– Wie kann man sich die Pathogenese vorstellen? Wir möchten hier folgende Betrachtung vorschlagen: Die Mutter war mit ihrer Abhängigkeitsthematik offenbar nur unzureichend fertig geworden. Ihr infantiles Symptom weist auf affektive Probleme der eigenen Mutter ihr gegenüber hin. Diese Frau hatte erst durch ihre Berufsausbildung in ihrem Selbstgefühl eine gewisse Unabhängigkeit erreicht. Die Geburt des Kindes bedrohte diesen erreichten Stand, was sich in den Befürchtungen bereits während der Schwangerschaft ausdrückte. Man könnte die Befürchtung, das noch ungeborene Kind werde als Säugling nicht richtig essen, so übersetzen: „Es wird mir doch hoffentlich wohl nicht zuviel von mir wegnehmen". „Es wird mir doch hoffentlich nicht meinen eigenen Teller leeressen, wo ich doch ständig selbst so großen Hunger habe." Die Rivalität mit dem Kinde ist unverkennbar. Nach der Geburt war es das Erlebnis des jetzt vorhandenen eigenen Kindes, welches von ihr vollkommen abhängig war, das die Mutter nicht bewältigen konnte, da ihre eigenen Abhängigkeitsbedürfnisse und Abhängigkeitsängste jetzt wieder übermächtig wurden. In diesem Falle blieb die Frau auch weiter berufstätig, und die drohende Entwicklungsstörung des Kindes konnte durch den Vater, einen warmherzigen Mann mit sehr viel „mütterlichen" Qualitäten, dessen Beruf eine teilzeitliche Tätigkeit gestattete, ein Stück weit ausgeglichen werden. Der Wunsch nach dem Kinde war in diesem Falle auch der primäre Wunsch des Vaters gewesen, und die Mutter hatte sich wohl nur darauf eingelassen, weil sie befürchtete, sonst von dem sie sehr verwöhnenden Mann verlassen zu werden. Hier ist die Abhängigkeitsthematik wieder sichtbar. Diese Frau hatte quasi schon durch die Eheschließung ihre „Ideal-Mutter" geheiratet, einen Mann, der sie in besserer Weise umsorgte und versorgte, als ihre Mutter es offenbar real gekonnt hatte. Für die Rolle, selbst Mutter zu werden, selbst Zuwendung und Schutz anzubieten, statt für sich zu verlangen, war diese Frau emotional denkbar schlecht vorbereitet.

Diese oben genannten Studien von Bowlby und Spitz weisen bereits eindringlich darauf hin, daß für die frühe Entwicklung offenbar auch körperliche Grundbedürfnisse von entscheidender Bedeutung sind. Freud hatte versucht, diese körperlichen Bedürfnisse innerhalb seines erweiterten Sexualitätskonzeptes als *orale Sexualität* oder *Oralität* zu beschreiben. Wegen der besonderen Stellung des Mundes für die ersten Lusterlebnisse bezeichnete er den Abschnitt des ersten Lebensjahres als orale Phase. Mit dem Begriff der *Oralerotik* oder oralen Sexualität meinte Freud die intensiven Lusterlebnisse, die der Säugling über den Mund bezieht. An allem, was in den Mund gesteckt wird, wird intensiv gelutscht. Später wird alles selbst in den Mund gesteckt, was greifbar ist. Die erogene Zone des Mundes spielt ja auch in der Sexualität des Erwachsenen weiterhin eine wichtige Rolle. Über diese erotische Funktion hinaus hat das Oralorgan beim Säugling und Kleinkind weitere wichtige Funktionen. Die wichtigste ist, daß das Kind über den Mund seine erste *kognitive Strukturierung,* seine erste Klassifikation der Welt vornimmt. Alles was neu ist, wird mit dem Mund in Kontakt gebracht, und eine erste Unterteilung der Welt erfolgt in glatte und rauhe, schlecht schmeckende und wohlschmeckende, verschluckbare und nicht verschluckbare Gegenstände. Das Zahnen erweitert diese kognitiven Möglichkeiten. In der zweiten Hälfte des ersten Lebensjahres sind die Zähne die härtesten Instrumente des Körpers, die Kaumuskulatur ist die stärkste Muskulatur, die Schleimhaut des Mundes ist extrem sensibel. Die Differenzierungsmöglichkeiten des Mundes sind für den Säugling anfangs offenbar ungleich besser als die der anderen „Organe primitiver Wahrnehmung", wie Spitz sie nennt. Neben dem Mund sind dies in der frühen Entwicklung die Haut, das Labyrinth (Gleichgewichtsorgan) und die Hand.

Auch den Modus der psychischen Internalisierung, der Identifizierung, müssen wir uns in seiner primitivsten Form nach dem oralen Modell ablaufend vorstellen. Für das Kind ist anfangs nur erlebnishaft nachvollziehbar, daß, wenn etwas in dem Körper ist, es auf oralem Wege hineingekommen sein muß. Es erscheint einleuchtend anzunehmen, daß es für das Kind am einfachsten ist, die Internalisierung sämtlicher Vorgänge sich auf die gleiche Weise vorzustellen, anstatt eine so komplizierte Unterscheidung wie die der Internalisierung von psychischen oder physischen Gegenständen zu machen. Diese frühen Mechanismen der Internalisierung von Objektvorstellungen werden auch als *Inkorporation* (Einverleibung) oder *Introjektion* bezeichnet. Man muß sich vorstellen, daß die Identifizierung anfangs über den Mechanismus der Inkorporation durchaus sehr dinglich verläuft, daß dies vom Kinde aber nicht mitgeteilt werden kann, weil es zu diesem Zeitpunkt der Sprache noch nicht mächtig ist. Später, wenn es sprechen kann, haben bereits sublimere Identifizierungsvorgänge in ihm Raum ergriffen. Gestörte Kinder sind jedoch manchmal noch in der Lage, diese für uns merkwürdigen Vorstellungen zu verbalisieren.

Klinisches Beispiel:

Ein 5jähriger Junge, der aus einem sehr problematischen Elternhaus stammt, war wegen multipler neurotischer Beschwerden bei einer Kinderpsychotherapeutin in Behandlung. Eines Tages kam er zu dieser in die Stunde und sagte folgendes: „Ich werde dich jetzt auffressen. Und wenn du in mein' Bauch kommst, dann findest du darin mein' Papa, den ich heute morgen aufgefressen hab' und dann findest du da auch noch den Lulli von einem Neger, den ich ihm heute abgebissen hab'". Mit dem Lulli meinte der Knabe das männliche Genitale.

Solche Äußerungen erwarten wir normalerweise nicht mehr von einem 5jährigen. Sie gehören in eine viel frühere Erlebniswelt, in der sie wiederum sprachlich nicht darstellbar sind. In der Innenwelt dieses Jungen trieben sich voneinander differenzierbare Fremdobjekte munter umher, die miteinander potentiell in Kollision geraten konnten. In der gesunden Entwicklung verläuft ein intensiver Assimilations- und Synthesevorgang, der bewirkt, daß das Kind zunehmend bestimmte Qualitäten seiner Eltern in sein Ich, in sein Selbstbild überführen kann. Diese Qualitäten erlebt es auch nicht mehr als fremd, es kann nicht mehr die Provenienz dieser Erlebnisse beschreiben, sondern es hat das Gefühl: So bin ich. Auch die Stimme des Gewissens, die auf gleichem Wege internalisiert wird, ist nicht mehr die Stimme der Eltern, sondern es ist jetzt eine stabile, aus dem Innern selbst erfolgende Forderung. Die von den Erwachsenen übernommenen Ideale sind jetzt die, die das Kind selbst will. Nur bei den gestörten Zuständen, in ausgeprägtestem Maße bei den großen Psychosen, behalten diese sogenannten Introjekte ein Stück weit ihre ursprüngliche Fremdqualität, sie werden bewußt oder meist unbewußt als etwas Fremdes empfunden, was in einem ist. Auch innerhalb der Psychoanalyse als therapeutischem Vorgang können Identifizierungen wieder regressiv in bezug auf ihre ursprüngliche Herkunft erlebt werden.

Die Befriedigungserlebnisse, die das Kind in der frühen Entwicklung körperlich und psychisch erfährt, sind noch für eine Reihe weiterer wichtiger Funktionen von Bedeutung. Das Erlebnis, daß man zärtlich zu ihm ist (Haut!), daß es gedrückt und geschaukelt wird (Labyrinth!), daß mit ihm geschmust wird, führt einerseits zur Grundlage des Gefühls, daß es jemand sei, den man gern haben könne. Es wird also eine positive Basis für sein *Selbstbild* gelegt. Andererseits erfährt der Körper, insbesondere die Körperoberfläche, die Haut, das Gleichgewichtsorgan, eine ständige Stimulation, die, verbunden mit dem emotionalen „Umfeld", im wesentlichen dazu beiträgt, daß im Menschen das Bild des eigenen Körpers, das *Körperbild* sich herstellt, dessen neuropsychologischer Aspekt in der Regel das *Körperschema* genannt wird. Das Körperbild fällt anfangs mit dem Selbstbild vollkommen zusammen, das Kind kann nicht zwischen seinem Selbst und seinem Körper unterscheiden. Es sind zwei Aspekte der gleichen Sache. Eine desinteressierte oder gar ablehnende Umwelt vermittelt hingegen dem Kind unzureichende Möglichkeit einer Entwicklung eines stabilen Selbst und Ich. Häufig wird dieser Zustand, der daraus resultiert, als *Ich-Schwäche* bezeichnet. Auch die Erfahrung seines Körperbildes wird dann mangelhaft sein. Es kann seine Abgrenzung zur Umwelt, seine Haut nicht lustvoll erfassen, es lernt, psychologisch ausgedrückt, nicht gut zwischen sich und der Umwelt eine Grenze zu ziehen. Menschen mit frühen Störungen haben häufig erhebliche Störungen auch ihres Körperbildes. Je jünger das Kind ist, desto mehr ist körperliches und psychisches Gedeihen identisch. Das abgelehnte Kind zeigt bereits früh im ersten Lebensjahr charakteristische Ernährungs- und andere Störungen.

Diese Störungen leiten über zur Besprechung eines dritten und letzten Bereiches, der im Rahmen der frühen Entwicklung besprochen werden soll: Der *Übergang vom primären Narzißmus zum sekundären Narzißmus*. Die kurz skizzierte zunehmende Möglichkeit des Kindes, sein Selbst von der Person des sozialen Partners abzugrenzen, seine langsam wachsende Fähigkeit, zwischen einem Innen und einem Außen (Körpergrenze!), zwischen Wunsch und Wirklichkeit, zwischen Denken und Handeln zu unterscheiden, läuft parallel mit dem Übergang der Triebfunktionen und der Denkfunktionen vom Primärvorgang in den Sekundärvorgang. Diese beiden grundlegenden Modi wurden bereits dargestellt. Psychologisch bedeutet das unter dem Aspekt des Selbstbildes vor allem einen Übergang von infantilen phantasierten Omnipotenzerlebnissen hin zu einer realitätsbezogeneren Gestaltung des Selbstbildes. Das ist das, was als Übergang vom primären Narzißmus zum sekundären Narzißmus bezeichnet wird. Für viele Neurotiker liegt offenbar hier eine erhebliche Klippe. Sie halten oft sehr hartnäckig an den infantilen Anspruchs- und Allmachtgefühlen fest, die sie häufig noch überkompensatorisch verstärken mußten, um mit einer versagenden Realität fertig zu werden. Das quälende Erlebnis von Ohnmacht bedingt sekundär kompensatorische Phantasien von Allmacht. Durch *exzessive Verwöhnung* kann aber diese Allmachtsvorstellung unbewußt genauso erhalten bleiben wie durch starke *Frustration*. Die „Verwöhnung" fördert die Unselbständigkeit und damit die passiven Ansprüche an die anderen. Im Falle der Frustration wird die Größenvorstellung zum besseren Ertragenkönnen einer unangenehmen Wirklichkeit phantasiert. Das Phantasieren von Größenvorstellungen ist ein wohl jedem vertrautes Mittel, um mit den täglichen kleinen Frustrationen einigermaßen fertig zu werden. Je stärker aber die realen Entwicklungsstörungen, desto pathogener wird die Rolle der *Omnipotenzphantasien,* die nicht mehr ausreichend von der Realität abgegrenzt werden.

Die sozialen Beziehungen der „Frühgestörten" sind eine ständige Auseinandersetzung mit den anderen, um die *Ängste vor dem Verlassenwerden* zu vermeiden. Dies geschieht auf zwei charakteristischen Wegen: Entweder klammern sich diese Menschen an die anderen, so daß denen fast die Luft ausgeht, oder sie erklären sich quasi für affektiv autonom, für in ihren emotionalen Bedürfnissen nicht auf andere angewiesen. Bestimmte Formen des emotionalen Rückzugs auf sich selbst bezeichnen wir als *narzißtische Persönlichkeitsstörungen* oder, wenn die Unterdrückung der Affekte im Vordergrund steht, sprechen wir von *schizoiden Neurosen* oder schizoiden Persönlichkeiten. Diese narzißtischen Einbrüche basieren auf Erlebnissen der Trennung von der vertrauten Bezugsperson oder auf Dauerzuständen emotionaler Versagung oder exzessiver Verwöhnung. An die Stelle von Gefühlen der Sicherheit und des Wohlbefindens treten Gefühle von Unsicherheit, Mißtrauen, Leere, Selbstwertverlust und Minderwertigkeit. Affektiver Rückzug von den Mitmenschen verringert für den Betroffenen die Möglichkeiten von erneuten Kränkungen und Versagungen. Der alternative Versuch, Sicherheit zu gewinnen, ist das „anklammernde" Verhalten. Das Anklammerungsverhalten kennzeichnet Patienten mit Süchten, viele depressive Patienten neigen dazu, und auch bei bestimmten hysterischen Erkrankungen, bei denen die orale Komponente sehr stark ist, ist es eindrücklich zu beobachten. Welche Fehlhaltung der Eltern den Kindern gegenüber im Einzelfall dahintersteht, ist nicht summarisch zu beantworten. Wie schon erwähnt, können es sowohl versagende als auch stark verwöhnende Haltungen sein. Am deletärsten wirkt wahrscheinlich ein zwischen Frustration und Verwöhnung wechselnder Erziehungsstil. Diese Mischung ist aus der Sicht der Pathogenese sozusagen eine „Bombenmischung", um dem Kind jede Chance zu einer gesunden Entwicklung zu nehmen. Menschen mit einer oralen Ansprüchlichkeit, mit „Riesenerwartungen" oder „Fehlerwartungen" (Schultz-Hencke) fordern ständig von ihrer Umwelt, daß ihnen das verpaßte Glück quasi nachgeliefert wird. Sie sind außerordentlich schwer zu ertragen, induzieren in den anderen sehr rasch Schuldgefühle, um dann schließlich eine massive aggressive Zurückweisung zu erleben, die ihnen nur ihr Bild bestätigt, daß die Welt schlecht zu ihnen ist.

1.4.2. Das Kleinkindalter (anale Phase)

Diese Phase umfaßt etwa den Zeitraum des 2. und 3. Lebensjahres. Es ist dies die Zeit, in der Kinder sich mit großer Aktivität der Umwelt zuwenden, wenn eine genügende emotionale Absicherung (Vertrauen) in der vorausgegangenen Entwicklung vorlag. In diese Zeit fällt die Möglichkeit der zunehmenden Beherrschung der Körperschließmuskeln. Nun kann das Kind innen und außen dadurch kontrollieren, daß es etwas aus dem Körper herausläßt und in ihn hineinläßt. Es kann auch verhindern, daß etwas aus dem Körper herausgeht, und es kann verhindern, daß etwas in ihn hineingeht. Diese Möglichkeiten stehen seinem eigenen Willen zunehmend zur Verfügung. Das Kind kann zum ersten Male selbst etwas wollen, und weil das, was es will, sich oft von dem unterscheidet, was die Erwachsenen wollen, sagt man, daß es „trotzig" sei. Dem *ersten „Nein" des Kindes,* das mit etwa 15 Monaten auftritt, hat Spitz für die Entstehung des Selbstbildes größte Bedeutung beigemessen. Das Kind tritt zum ersten Male als handelndes Subjekt auf, das sich den anderen verweigert. Das Kind kann jetzt auch zum ersten Male etwas vollbringen, was die Umwelt als *Leistung* anerkennt, und es kann natürlich die Erfahrung machen, daß die Umwelt solche Leistungen von ihm energisch fordert, ohne seine eigenen Bedürfnisse in diesem Punkte zu beachten. Der Prozeß der Abgrenzung von der Umwelt und die Ausbildung eines Ichs wird hier intensiv fortgesetzt. Das Kind lernt im Laufe des dritten Lebensjahres, sich nicht mehr mit seinem Vornamen zu bezeichnen, sondern „ich" zu sagen. Wie im ersten Lebensjahr kann man sich die Entwicklung im zweiten und dritten durch ein Organerleben geprägt vorstellen. War in der oralen Phase die das Leben bestimmende Elementarfunktion die Nahrungsaufnahme, so werden dies jetzt zunehmend die Entleerung von Stuhl und Urin. Waren die Leitzone der emotionalen und kognitiven Strukturierung vorher Mund und oberer Verdauungstrakt, so werden es jetzt Enddarm und After. Der spezifische Lustgewinn dieser Zeit scheint von den Modalitäten des *Festhaltens* und *Loslassens* herzurühren (Erikson). Im späteren Leben erscheint uns die Vorstellung als fremd, daß das Erlebnis des Festhaltens ursprünglich etwas mit der Retention von Stuhl zu tun hatte. Freud beschrieb schon früh eine Trias aus Ordnungsliebe, Sparsamkeit und Hartnäckigkeit, die er in besonderem Maße bei Menschen mit intensiven Konflikten in der analen Phase beobachtet hatte. Das Festhalten, die haltende, konservierende Tendenz im späteren Leben, hat Schultz-Hencke als *retentiv* bezeichnet, während er das Aufnehmende, das Zugreifende der oralen Phase als *kaptativ* bezeichnete.

Neurosenpsychologisch von besonderer Wichtigkeit ist, daß während der analen Phase die Auseinandersetzung mit den *aggressiven Bedürfnissen*, die schon in der oralen Phase in der Form des Beißens anklangen, eine weitere Steigerung durchmacht. Seit den Anfängen der psychoanalytischen Arbeit wurde beobachtet, daß zwischen Sadismus und dem Erleben der Analität ein deutlicher Zusammenhang besteht. Ausdrücke wie „anscheißen", „bescheißen" weisen darauf hin, daß − auf eine hier nicht weiter zu klärende Weise − eine assoziative Koppelung zwischen der Stuhlentleerung und der Vorstellung von Aggression besteht. In der oralen Phase hat es bereits Anzeichen aggressiver Motive gegeben, die mit dem Verschlingen, mit dem Beißen und Zerbeißen zusammenhängen. In der analen Phase strukturiert sich das aggressive Erleben jetzt stärker. Wir gehen gewöhnlich davon aus, daß dieser Entwicklungszeitraum mitbestimmend ist, wie im späteren Leben ein Mensch mit Aggressionen umgeht. Ob er gelernt hat, sie als etwas Zu-sich-Gehöriges zu akzeptieren, sie zu kontrollieren und für seine Ziele einzusetzen, oder ob ihm seine Eltern vermittelten, daß sie sich durch Wut, Ärger, Zorn gefährdet fühlten, daß dies Gefühle seien, die um jeden Preis zu unterdrücken sind.

Mit der zunehmenden Entwicklung der Motorik wird zum wichtigsten Erlebnis dieses Zeitraums das der *Autonomie*. Das Kind macht die Erfahrung, daß es selbst etwas wollen, selbst etwas tun kann. In erster Linie, daß es sich von seinen Eltern entfernen kann. Hier kann eine restriktive Erziehung erheblichen Schaden anrichten. Sie ist restriktiv, weil die Eltern letztlich Angst haben, das Kind zu verlieren. Oft sind die Eltern Menschen, die mit ihrem eigenen Gefühl des infantilen Allein-gelassen-Werdens nicht fertig geworden sind. Jetzt versuchen sie, ihr eigenes Kind um jeden Preis zu überwachen und zu kontrollieren. Eltern dieses Typs werden auch als *„überprotektiv"* bezeichnet. Der Schutz vor dem eigenen passiven Ausgeliefertsein ist das zentrale Motiv, von sich selbst abhängige, passive Wesen großzuziehen. Autonomwerden heißt nämlich, sich selbst bestimmen zu können, heißt letztlich, nach seinem eigenen Gesetz und nicht mehr nach dem der Eltern zu leben. Sind die Eltern infantil abhängig geblieben, so stellt für sie das natürliche Autonomiestreben des Kleinkindes eine unerträgliche Herausforderung und Quelle von Ängsten dar. An die Stelle von verständigem Begleiten und Einführen des Kindes in die Art seiner Umwelt tritt ängstliche Restriktion. Das Kind, das jetzt ohnehin lernen muß, mit seinen aggressiven Regungen fertig zu werden, kommt im rigiden Milieu zunehmend in die Gefahr, seine Wünsche nach Autonomie mit seinen aggressiven Bedürfnissen zu verwechseln. Der Fehlschluß sieht dann so aus: „Wenn ich etwas für mich will, dann ist das in jedem Falle böse, gut ist nur, was die Eltern wollen." Der Trotz, die natürlichen Autonomieversuche des Kleinkindes, wird von der restriktiven Umwelt als besonders bedrohlich erlebt. Es gilt dann, wie es so schlimm heißt, den Trotz des Kindes zu brechen. Die Annahme des Kindes, daß alles, was es für sich will, böse ist, ist in solchem Milieu genaugenommen gar kein Fehlschluß. Es ist eine zutreffende, wenn auch für die Entwicklung katastrophale Interpretation der Erwartungen der Umwelt. Eine Patientin aus solchem Milieu sagte einmal: „Wenn ich nur das Wort „ich" sage, dann bekomme ich schon Schuldgefühle. Wer „ich" sagt, ist ein ganz schlimmer Egoist." Diese Frau vermied in ihrer Sprache auch das Wort „ich" konsequent. Sie setzte anstelle dessen „man". Daß so nur ein sehr kümmerliches Selbstbild gedeihen kann, ist leicht nachvollziehbar.

Auch im Umgang mit den Körper-Funktionen des Kindes zeigt sich die Infantilität mancher Eltern. Daß das Kind etwas allein ohne sie „macht", ist für sie so unerträglich, daß sie auch die Ausscheidungsfunktionen des Kindes unter Kontrolle bringen müssen, wie sie es bei der Nahrungsaufnahme ohnehin geschafft hatten. Das Kind solcher eher zum überverwöhnenden Typ gehörenden Mütter wird in seinen Erwartungen verstärkt, daß die anderen immer alles für es erledigen werden, es kann nicht erfahren, daß irgendetwas in ihm ist, was nicht von außen kontrolliert werden kann. Diese Menschen haben später große Schwierigkeiten zu *erleben* und wahrzunehmen, daß Denken das eine und Tun das andere ist. Daß man etwas denken kann, was niemand weiß, daß einem die Gedanken *nicht* auf der Stirn geschrieben stehen, daß die Körpergrenze zuverlässig zwischen innen und außen trennt. Diese *zentrale Wahrnehmungsfunktion* der Unterscheidung dessen, was von innen und von außen kommt, ist die Grundlage der *Realitätswahrnehmung,* der Möglichkeit, zwischen Phantasie und Wirklichkeit zu unterscheiden. Die Mutter der oben genannten Patientin sagte immer zu ihr: „Ich durchschaue alle meine Kinder glasklar" – wobei sie ihre von den eigenen Bedürfnissen geprägten Phantasien über ihre Kinder meinte. Zwangsneurosen, paranoide und schizophrene Psychosen haben häufig Mütter dieses Typs. Aber auch für depressive Patienten kann man oft ähnliche Erfahrungen eruieren.

Erikson hat die entscheidenden Abläufe für das Ich in der analen Phase auf die Formel *„Autonomie gegen Scham und Zweifel"* gebracht. Das gerade erworbene Vertrauensverhältnis zur Umwelt tritt in der analen Phase in ein neues Erprobungsstadium ein. Das Festhalten kann zu einem zerstörenden und grausamen Besitz- und Zwangsverhalten, aber auch zu einem vorgeprägten Verhalten von Sorge und Fürsorge führen: Halte fest, was du hast. Auch das Loslassen kann zum böswilligen Freisetzen zerstörerischer Kräfte werden, oder es wird zu einem entspannten Gehenlassen.

Den Vorgang, den Erikson als Entstehen einer Autonomie beschreibt, hat M. S. Mahler mit dem Begriff der „Individuation" zu fassen gesucht. Aus der Mutter-Kind-Symbiose des frühen ersten Lebensjahres entwickelt sich langsam ein Individuations-Prozeß, der die „Separation", das allmähliche Lösen von der

Mutter mitbedingt. Nach den Beobachtungen der Autorin wird dieser Ablösungsprozeß noch einmal durch eine charakteristische Wiederannäherung an die Mutter (das „Rapprochement") unterbrochen. Das eigentlich schon altersentsprechend selbständige Kleinkind erlebt Ängste, die Mutter durch seine eigene Aktivität zu verlieren. Es regrediert gewissermaßen und sucht erneut mit verstärkter Abhängigkeit die Sicherheit „an Mutters Schürzenbändel". Daß die Ablösung des Kleinkindes auch für die Mutter nicht problemlos ist, ist Inhalt der naiven Schilderung des Volks- und Kinderliedes vom „Hänschen klein". Da wir es bei vielen neurotisch Kranken mit fortbestehenden Problemen von Bindung und Ablösung zu tun haben, wurden die Mahlerschen Beobachtungen zum Individuationsprozeß interessiert aufgenommen.

1.4.3. Das Vorschulalter (phallische Phase)

Diese Phase wird auch als ödipale oder infantil-genitale Phase bezeichnet. Freud hatte gemeint, daß die genitale Form der menschlichen Sexualität – also die Sexualität im engeren Sinne – einen *zweizeitigen Ansatz* habe: Eine erste Organisation des infantilen Lusterlebens um das eigentliche Genitale etwa zwischen 4. und 6. Lebensjahr (das ist die ödipale und phallische Phase), danach eine Zeit der Triebruhe, die die Entwicklung der übrigen psychischen Leistungen fördert und dann quasi im zweiten Anlauf die bleibende Organisation der menschlichen Sexualität in der Pubertät. Das eigentliche Skandalon seinerzeit war – und ist es für einige noch weiterhin – die Annahme, daß es innerhalb dieser Entwicklung zu eindrücklichen, das Kind stark prägenden Erlebnissen kommt. Diese Erlebnisse sind im Kern: a) ein intensives, auf den gegengeschlechtlichen Elternteil gerichtetes sexuelles Verlangen und in engem Zusammenhang damit b) eine ausgeprägte aggressive Rivalität mit dem gleichgeschlechtlichen Elternteil. Freud nannte diese Konstellation in ihrem pathogenen Gehalt *Ödipuskomplex* – in Anlehnung an den antiken Mythos des Königs Ödipus von Theben, der unwissentlich und unwillentlich seinen Vater Laios erschlägt und seine Mutter Iokaste heiratet. Die Bezeichnung Komplex weist auf eine entscheidende pathogene Komponente dieser Konstellation. Tatsächlich hielt Freud sie für die Kerndynamik aller Neurosen. Nachdem die letzten 40 Jahre der Forschung eine immer stärkere Bedeutung der präödipalen Entwicklung, wie sie oben geschildert wurde, gezeigt haben, wird die letztgenannte Annahme Freuds in dieser Form nicht mehr allgemein anerkannt. Zwischen den Positionen der Autoren, insbesondere der Neo-Psychoanalyse, die die zentrale Bedeutung des Ödipuskomplexes nachhaltig bestreiten und den Vertretern der klassischen Psychoanalyse, die unverändert dessen zentrale Bedeutung betonen, erscheint eine mittlere Position vertretbar: Die veränderten sozialen Bedingungen, die Änderung der bürgerlichen Familienstruktur, unsere zunehmend detaillierten Kenntnisse über die Bedeutung der Entwicklung der ersten 4 Lebensjahre – alle diese Faktoren lassen nicht mehr eine einfache Übernahme dieses Satzes zu, in der Form wie Freud ihn vertrat. Andererseits verleitet diese Tendenz zum Übersehen der klassisch ödipalen Konfliktthematik, wie sie von vielen Patienten weiterhin erlebt wird. Insbesondere die immer kleiner werdende Anzahl der Kinder (und damit die Verringerung der Möglichkeiten zur Verschiebung) könnte sogar zu einer Verschärfung des Ödipuskonfliktes in der Zukunft führen. Vielleicht ist es heute überhaupt erst möglich, die wichtige Funktion der ödipalen Konflikte auf der Basis der ihnen vorausgehenden Entwicklung zu würdigen und die spezifischen und charakteristischen Modifikationen, die der Ödipuskomplex eben durch die vorausgehende Entwicklung erfährt, zu erkennen und zu beschreiben. Je gestörter die vorangehende Entwicklung, desto schlechter sind die Voraussetzungen, die Anforderungen der ödipalen Phase zu bewältigen, und um so leichter wird das Kind zu früheren Befriedigungs- und Konfliktlösungsmöglichkeiten zurückkehren („Regression"). Wegen der Ängste, die damit verbunden sind, bleiben die ödipalen Konflikte in der Regel unbewußt. Darüber sollte nicht hinwegtäuschen, daß der Begriff heute in jedermanns Munde ist. Gesprochen wird gewöhnlich über eine Formel, die Ängste und emotionalen Erfahrungen verschließen sich dem intellektuellen Verständnis oft sehr weitgehend.

Wie sieht nun der Konflikt beim Ödipuskomplex aus? Um es summarisch zusammenzufassen: Der Konflikt wird *nicht* dadurch bestimmt, daß das Kind einen Elternteil liebt und den anderen haßt, sondern dadurch, daß es *beide* Eltern liebt und von *beiden* geliebt werden möchte, und andererseits der Junge die

Mutter und das Mädchen den Vater nicht ohne die Erschwerung der Beziehung zum anderen Teil für sich gewinnen können. Das Kind erleidet in diesem Zusammenhang erhebliche Ängste, die beim Jungen in einer Angstform gipfelt, die als *Kastrationsangst* bezeichnet wird. Damit ist der phantasierte Verlust des Penis gemeint. In den regressiven Phantasien der Neurosen, wie wir sie in den Psychoanalysen erfahren, treten entsprechende Ängste allerdings auch regelmäßig bei Mädchen auf. Es handelt sich hier um weniger strukturierte Verletzungs- und Pfählungsängste, die wir als Analogon zur Kastrationsangst auffassen. Diese Ängste entspringen sicher einerseits den infantilen Bedrohungsphantasien, andererseits war es aber noch bis vor kurzem in der Kindererziehung üblich, mit dem Abschneiden von Daumen, Nase oder Penis zu drohen, wenn das Lutschen oder Daran-Spielen nicht eingestellt werde. Im weiteren Sinne geht es um die *Ängste vor Bedrohung der körperlichen Integrität* an sich, die wir als Erwachsene besser nachvollziehen können. (Solche Ängste gibt es nicht nur beim Menschen, sondern sie sind auch bei den Primaten und anderen Tieren nachweisbar.) Aber diese Bedrohungsphantasie ist wahrscheinlich nicht ausschließlich eine Phantasie, sondern es gibt sicher auch einen Zusammenhang mit den unbewußten feindseligen Regungen des Elternteils gegenüber dem Kinde, mit dem rivalisiert wird. Der Haß der Eltern gegenüber dem Kinde ist etwas, was die Psychoanalyse seit langem kennt, was aber erst heute gelegentlich auch öffentlich ausgesprochen wird. Die Ängste und die wachsende realistische Einsicht des Kindes in die Unmöglichkeit der Erfüllung seiner Wünsche führen letztlich zur Überwindung des Ödipuskomplexes. Das Kind gibt seine Phantasieziele auf, es resigniert, wenn man so will, und wendet seine vollen Interessen nun dem gleichgeschlechtlichen Elternteil zu, mit dem es sich versöhnt, mit dem es sich identifiziert. Diese *Identifizierung mit dem gleichgeschlechtlichen Elternteil,* die Übernahme der bleibenden Geschlechtsrolle, die aktive Hinwendung zur männlichen oder weiblichen Geschlechtsidentität ist das wichtigste Ergebnis des Ödipuskomplex genannten infantilen Entwicklungskonfliktes. Ein weiteres wichtiges Ergebnis ist, daß sich etwa mit dem 6. oder 7. Lebensjahr das *Über-Ich,* also die Gewissensinstanz, infolge dieser Identifizierungen endgültig strukturiert. Begonnen hatte diese Entwicklung natürlich schon früher.

Es sollen noch einige Teilphänomene erwähnt werden, die für die Neurosenpsychologie von Bedeutung sind. Da ist insbesondere das *Konzept des Penisneides,* das in den letzten Jahren stark kritisiert wurde. Mit Penisneid bezeichnen wir die Gesamtheit der Neidgefühle der Frau gegenüber dem Mann, von denen Freud annahm, daß es letztlich um den Wunsch des kleinen Mädchens gehe, ebenfalls einen Penis zu haben. Neurosenpsychologisch steht außer Frage, daß es das Phänomen sowohl als generellen Neid des Mädchens auf den Jungen wie auch speziell als Wunsch nach einem eigenen Penis gibt. Die entscheidende Frage richtet sich nach der Ursache dieses Gefühls. Freud ging von der Annahme aus, daß das kleine Mädchen, wenn es sich mit dem Jungen vergleiche, zur Ansicht kommen müsse, daß es „zu kurz" gekommen sei, daß es einmal einen Penis gehabt haben müsse, den ihm die Mutter wieder fortgenommen habe. Das weibliche Kind entwickelt eine Theorie, die seine ödipale Aggression und Rivalität mit der Mutter in eine Beziehung zu seiner Penislosigkeit setzt: Sie hat ihn mir zur Strafe weggenommen, weil ich böse zu ihr war. Dieser Kette von Phantasien, die durch die körperlichen Unterschiede ausgelöst wird, stand Freud relativ resigniert gegenüber: „Die Anatomie ist das Schicksal". – Diese Konzeption wurde schon früh kritisiert. Unter denen, die sich von Freud abwandten, war Karen Horney wohl die bekannteste Kritikerin, während im Rahmen der klassischen Psychoanalyse z. B. Michael Balint diese Sicht strikt ablehnte. Der Kern der Kritik sieht so aus: Neid – gewiß, aber warum? Doch wohl nur, weil das Mädchen zu Recht erlebt, daß es gegenüber dem Jungen „zu kurz" gekommen ist. Die soziale Wirklichkeit gestattet bereits früh dem Jungen sehr viel mehr als dem Mädchen. Die Penislosigkeit kann dem Mädchen nur deshalb als Benachteiligung erscheinen, weil es seine gleichzeitige Zurücksetzung erlebt, und sein Schluß, daß die Bevorzugung der Jungen etwas mit dem „kleinen Unterschied" zu tun haben müsse, ist nur konsequent. Wahrscheinlich kann man bei genauerer Kenntnis der Rollensozialisation nur noch diese Sichtweise rational vertreten. Die Genese des Penisneides ist eindeutig eine soziale. Das spricht nicht gegen die Richtigkeit von Freuds Annahme, daß die Phantasien des Kindes zur Erklärung der eigenen Schuldgefühle anatomische Unterschiede heranziehen, sondern es geht um die soziale Konnotation, die für das Kind von Anfang an bereits mit diesen anatomischen Unterschieden verbunden ist. Die soziale Genese des Penisneides wird auch daran erkennbar, daß das dynamische Gegenstück, der Neid des Mannes auf die Frau, insbesondere auf ihre Fähigkeit zu gebären – gewöhnlich als *Gebärneid* bezeichnet – kaum bearbeitet ist. Vielleicht geht ein großer Teil der sozialen Unterdrückung der Frau auf den unbewußten Neid des Mannes gegenüber ihrer Fähigkeit zu gebären zurück.

Zum Abschluß dieses Themas noch einige zusammenfassende Bemerkungen: Es ist fraglos so, daß die bürgerliche Familienkonstellation des ausgehenden 19. Jahrhunderts mit einem strengen und mit Macht ausgestatteten Vater und einer verwöhnenden und liebenden Mutter diese Problematik besonders förderte. Mit der deutlichen Veränderung der gesamten Familienstruktur in den letzten 70 Jahren scheint der Ödipuskomplex aber keinesfalls verschwunden, wie von einigen angenommen wird, sondern er hat sich wohl eher in seiner Qualität verändert, vorzugsweise in der Schärfe gemildert. E. H. Erikson hat diese Phase für die Ich-Entwicklung unter die antinomische Formel *„Initiative gegen Schuldgefühl"* gestellt. Nach ihm fügt die Phase der freien Fortbewegung und der infantilen Genitalität der Reihe grundlegender sozialer Modalitäten eine weitere hinzu, nämlich das „Machen". Die eigentliche Gefahr dieser Phase sieht Erikson im Schuldgefühl in bezug auf die Zielsetzung dieser Unternehmungen, die in der über das Ziel schießenden Freude an der neuen Potenz vom Kinde angegangen werden.

Zusammenfassend unterscheiden wir:

a) eine *ödipale Phase,* die, nimmt man es genau, der phallischen Phase nachfolgt, und b) eine pathogene Konfliktsituation, die wir *Ödipuskomplex* nennen. Eine typische pathogene Fixierung ödipaler Art resultiert z. B. beim Mann, wenn die schon geschilderte eindringende, dem Kind keinen Freiraum lassende Mutter mit einem schwachen, submissiven Ehemann verheiratet ist, was häufig der Fall ist. Das männliche Kind hat hier keine Möglichkeit, dem Zugriff der Mutter durch Identifizierung mit dem Vater zu entgehen. Die Identitätsübernahme vom Vater gäbe dem Jungen eine Chance, sich gegenüber der Mutter abzugrenzen, sich ihr innerlich zu widersetzen. So ist er darauf angewiesen, sich ganz oder teilweise mit der stärkeren Mutter zu identifizieren, was dann im Leben zu weiteren Problemen führt. Der Begriff der *Fixierung*, der eingeführt wurde, stammt aus der alten Triebtheorie. Gemeint ist damit ein Verhaftet-Bleiben in den Konflikten eines bestimmten Entwicklungsabschnitts. Die Entstehungsbedingungen von Fixierungen sind neben konstitutionellen Faktoren vor allem die „Versagung" (Frustration) und die „Verwöhnung". Dabei kommt der Frustration die größere Bedeutung zu (Freud: „Sie erkranken infolge der Versagung"). Ein Mensch mit ödipaler Fixierung etwa ist durch eine anhaltende überstarke Bindung an den gegengeschlechtlichen und/oder eine anhaltende Rivalität mit dem gleichgeschlechtlichen Elternteil ausgezeichnet.

Zusammenfassung der für die Neurosenentstehung wichtigsten Aspekte aus der Entwicklungspsychologie

Für die Entwicklung des Menschen ist neurosenpsychologisch die Entwicklung der Emotionen, Affekte und Triebe von Bedeutung. Störungen der Entwicklung machen sich später um so nachhaltiger bemerkbar, je früher, je schwerer und je länger sie einwirken. Die Thematik von Abhängigkeit und Vertrauen zur Umwelt bestimmt die Säuglingszeit in einzigartiger Weise. Im zweiten und dritten Lebensjahr fordert im Rahmen der motorischen Entwicklung das psychische Bedürfnis nach Autonomie sein Recht, was von seiten der Eltern mit einem langsamen Abbau der Abhängigkeitserziehung einhergehen sollte. Ein festes Geborgenheitsgefühl, welches unabhängig von Verdiensten und Leistungen dem Kinde von den Eltern garantiert wird, ist während der ganzen infantilen Entwicklung unerläßlich. Ist das nicht der Fall, so hat das Kind später für die sozialen Beziehungen „keine Valenzen" frei, weil es immer mit Sicherungsmaßnahmen zur Aufrechterhaltung des eigenen Selbstgefühls beschäftigt ist. Der Mensch kommt sozusagen niemals aus seiner infantilen Selbstbezogenheit heraus, weil er kein stabiles Selbstbild entwickeln konnte, das die Basis aller sozialen Beziehungen ist. Dieses stabile Selbstbildnis entsteht in seinem wesentlichen Teil wohl dadurch, daß das Kind einfach erlebt, daß seine bloße Gegenwart bei seinen Eltern Zufriedenheit und Interesse an seiner Person auslöst. Da die entscheidende, die innere Sicherheit des Kindes begründende Beziehung in den ersten Jahren eine Zweierbe-

ziehung ist, in der Regel die zur (psychologischen) Mutter, bezeichnen wir die Konflikte um Abhängigkeit und Autonomie
auch als dyadische Konflikte. Zur Beschreibung der psychischen
Welt des ganz jungen Kindes sprechen wir auch von der *Mutter-
Kind-Dyade.* Spätestens durch die ödipalen Konflikte erweitert
sich das emotionale Bezugsfeld zur *Triade,* dem emotionalen
Feld zwischen Vater, Mutter und Kind, das durch Geschwister
und andere Personen der Hausgemeinschaft charakteristische
und individuell verschiedene Abwandlungen erfährt. Jetzt geht
es um den Umgang mit intensiver Zuneigung und Rivalität. Die
Thematik der aggressiven und sexuellen Bedürfnisse, die in der
oralen Phase noch ungehemmt waren, in der analen Phase sich
deutlich verstärkten, aber bereits erhebliche Beschränkungen
von außen erfuhren, dieser Umgang mit Sexualität und Aggressivität muß auf der ödipalen Stufe jetzt endgültig eine sozial akzeptable Form annehmen, wenn das Kind nicht das Opfer massiver Ängste werden soll. In der Latenz tritt die Stärke der triebhaften Impulse zurück, das Kind übt seine Fertigkeiten und
verstärkt die sozialen Kontakte. In der Pubertät erfolgt ein er-
neuter Triebschub, der die endgültige Geschlechtsidentität pro-
voziert und ins Erwachsenenalter überleitet.
In der gesamten Entwicklungspsychologie, wie sie dargestellt
wurde, sind auch die entscheidenden Äußerungen über die *Prophylaxe von Neurosen* enthalten. Auch wenn bestimmte Grund-
konflikte der Entwicklung unvermeidbar sind, ist eine prophylaktische Resignation fehl am Platze. Ein affektiv warmes, dem
Kinde zugewandtes, seine Bedürfnisse respektierendes Milieu ist
die beste Garantie zur Vermeidung aller schweren Formen von
Neurosen. Jede Maßnahme der Gesellschaft (z. B. Gesetzge-
bung) und der Institutionen (z. B. Heimstrukturen), die solche
Milieus fördert, trägt direkt zur Prophylaxe von Neurosen bei.
Der Akzent liegt dabei auf der Befriedigung der kindlichen Bedürfnisse und der Respektierung der kindlichen Interessen und
Möglichkeiten. Wie es um diesen Punkt in Gesellschaften steht,
in denen Leistung, Konsum und Status unvergleichbar höher be-
wertet werden als Zufriedenheit, Emotionalität und menschliche
Zugewandtheit, ist leicht ersichtlich. Unbenommen ist dabei,
daß jede Familie auf ihre spezifische Weise die infantilen Konflikte prägt, da völlige Neurose- und Konfliktfreiheit eine Utopie
bleiben wird.

1.5. Konflikt, Angst, Abwehr

Wie ausgeführt wurde, ist der eigentliche neurotische Konflikt der verinnerlichte, internalisierte. Aus dem Konflikt zwischen Kleinkind und sozialer Bezugsperson ist der internalisierte Konflikt zwischen Ich und Über-Ich (Gewissen) geworden. Die Verbote erfolgen nicht mehr von außen, sondern von innen. Dies ist ein Vorgang, der auf der einen Seite ein natürlicher und unvermeidlicher ist, denn im Rahmen eines sozialen Zusammenhanges ist eine Innensteuerung des einzelnen unerläßlich. Im Falle der Neurose haben wir es jedoch häufig mit rigiden inneren Strukturen zu tun, zwischen denen erhebliche und massive Spannungen entstehen. Erreichen solche Spannungen ein ausreichendes Maß, dann entsteht im Ich ein charakteristisches Spannungsgefühl, ein Signal, das nachhaltig auf Beseitigung der Konfliktbasis drängt: der *Affekt der Angst.* Aber auch Angst ist per se kein primär neurotisches Phänomen. Etwa die *Realangst,* die Angst vor realer äußerer Bedrohung, ist zum Überleben des Individuums unerläßlich. Aber auch hier gibt es bereits beträchtliche Unterschiede zwischen den einzelnen Menschen: Die einen entwickeln häufig und rasch Angst, die anderen bleiben gelassener und entspannter. Die *neurotische Angst* im Gegensatz zur Realangst ist eine Angst aus einer innerlich erlebten Bedrohung, ist eine Angst aus einem internalisierten Konflikt. *Angst ist die Basis jeder Neurose, alle Neurosen sind beschreibbar als fehlgeleitete Versuche des Ichs, Angst, Unlust und Schmerz zu vermeiden.*

Im Verlauf der Entstehung einer Neurose kommt es zu einer charakteristischen Verstärkung der vorhandenen Ängste. Ein aktueller Konflikt („auslösende Situation") führt zum Phänomen der *Regression* (s. unten), und die Folge der Regression ist die Reaktivierung infantiler Ängste, soweit sie nicht durch eine stark gestörte Entwicklung überhaupt immer aktuell geblieben sind. Man kann formulieren, daß wir das, was wir beim Kind als Realangst bezeichnen können, beim Erwachsenen meist als neurotische Angst antreffen. Ein zweijähriges Kind, das ins Krankenhaus kommt, hat ganz real Verlassenheitsängste; ein 20jähriger Mann, dessen Freundin ihn verläßt, kann auch mit verschiedenen Gefühlen reagieren, aber Verlassenheitsängste müssen nicht notwendig dabei sein, weil seine Existenz ja nicht real von der Freundin abhängt. Gerät dieser Mensch dennoch in panische

Verlassenheitsängste, so spricht einiges dafür, diese als neurotische Ängste aufzufassen.

Anna Freud unterschied 4 Grundformen der menschlichen Angst, die sich in spezifischer Form nacheinander entwickeln:

1. Die Trennungsangst, die Angst vor Verlust der versorgenden sozialen Bezugsperson. Dies ist die früheste Form sozialer Angst, die wir beim Menschen annehmen.
2. Die Angst vor Liebesverlust, die Angst vor Verlust der Liebe und der Zuneigung des sozialen Objektes.
3. Die Angst vor Strafe.
4. Die Kastrationsangst, das ist die Angst vor Verlust der körperlichen Integrität, die sich im Rahmen der infantilen Wünschen und Phantasien um den ödipalen Konflikt herum ausbildet.

Was für die Prognose wichtig ist, sind weniger die Formen und Intensitäten der Angst, als die Fähigkeit zur Angstbewältigung, die bei verschiedenen Menschen in verschiedenem Ausmaß vorhanden ist und von der letzten Endes das seelische Gleichgewicht abhängt.

Menschen, die jedes Maß von Angst als unerträglich empfinden, sind neurotisch besonders gefährdet. Ihr Ich ist genötigt, das Vorhandensein aller inneren und äußeren Gefahren, d. h. aller möglichen Angstquellen, zu verleugnen und zu verdrängen; oder alle inneren Gefahren in die Außenwelt zu projizieren, aus der sie nur um so angsterregender zurückkehren; oder sich phobisch von allen Angst- und Gefahrdrohungen zurückzuziehen. *Angstvermeidung um jeden Preis* wird zur Einstellung, die erst die Kindheit und später das erwachsene Leben des Individuums beherrscht und durch übermäßigen Gebrauch der Abwehrmechanismen (s. unten) zur Neurose führt. Um die psychische Gesundheit des Individuums steht es besser, wenn das Ich die Angst nicht vermeidet, sondern ihr mit aktiven Maßnahmen begegnet, d. h. zum Verstand, zu logischem Denken, tatkräftigen Veränderungen der Außenwelt, aggressiven Gegenmaßnahmen seine Zuflucht nimmt. Ein solches Ich kann große Mengen von Angst bewältigen und leichter ohne übermäßige Abwehr, Kompromiß und Symptombildungen auskommen.

Wir können zusammenfassen: Angst ist in der Neurosenpsychologie insoweit relevant, wie sie Indikator eines Konfliktes ist. Die Unlust, die jede Form von Angst hervorruft, ist beim Neurotiker stark erhöht, er muß Angst um praktisch jeden Preis vermeiden.

Die Gesamtheit der Versuche zur Vermeidung von Angst bezeichnen wir als *Abwehr*. Abwehr meint, genaugenommen, die Versuche zur Vermeidung aller für das Ich unlustvollen Vorgänge, nicht nur der Angst. Man spricht daher auch von Abwehr von Trauer, Depression, Kränkung, Verletztwerden usw. Zur Abwehr kann grundsätzlich jeder psychische Vorgang und jedes Verhalten eingesetzt werden, welches das Ziel erreicht, etwas Gefürchtetes oder Verpöntes in Schach zu halten. *Alles kann mit allem abgewehrt werden.* Innerhalb bestimmter Kulturen gibt es kollektive Abwehrrituale, die als solche anerkannt und sanktioniert sind. Eines der bekanntesten ist der Humor. Zum Prototyp der Angstabwehr durch Humor ist der „Galgenhumor" des auf die Hinrichtung Wartenden geworden.

Von großer Bedeutung ist auch die *psychosoziale bzw. interpersonale Abwehr*. In eng zusammenlebenden sozialen Verbänden, par excellence in der Familie, kann sich die pathologische Dynamik mit verschiedenen Rollen auf alle verteilen. In der Regel übernehmen die Schwächeren den schlechteren Part. Dafür soll ein Beispiel gegeben werden.

Klinisches Beispiel:

In einer psychiatrischen Ambulanz für Kinder und Jugendliche erscheint eine Mutter mit einem 6jährigen Jungen. Das Kind, so sagt die Mutter, sei ein ganz Schlimmer. Er mache lauter schreckliche Dinge von morgens bis abends. Er werfe Scheiben ein, prügele sich ständig, mache mutwillig alles kaputt usw. „Er ist ein richtiger kleiner Teufel." Dieses „mein kleiner Teufel" fällt im Laufe des Gespräches noch mehrfach. Der untersuchende Kollege beobachtet dabei etwas Merkwürdiges: Er bekommt das Gefühl, daß die Mutter unbewußt unheimlich stolz auf ihren „kleinen Teufel" ist. Während sie bewußt über seine Schandtaten klagt, leuchten ihre Augen, verrät ihre Stimme Befriedigung. Diese Empathie des aufnehmenden Arztes liefert das entscheidende Verständnis der Familienneurose. Die Mutter ist aggressiv

schwer gehemmt. Sie vermittelt dem Kind unbewußt die Auffor-
derung, das auszuleben, was sie selbst sich nicht leisten kann,
nämlich ihre Aggression. Das Kind tut es und wird dafür bestraft.
Und gleichzeitig nimmt das Kind die unbewußte Kommunikation
der Mutter wahr, daß sie es besonders liebt, wenn es sich
„schlimm" benimmt.

Dieser Fall zeigt zum einen eine klassische psychosoziale Abwehr. Das Kind entwickelt das Symptom, während der Aggres-
sionskonflikt bei der Mutter ist. Man braucht natürlich nicht
lange zu warten, bis das Kind aus dieser unlösbaren Aufgabe
heraus seine eigene Neurose gestaltet. Und irgendwann ist der
Konflikt sein eigener geworden, und es bedarf dazu nicht mehr
des Problems der Mutter.

Zum zweiten zeigt dieser Fall eine klassische Form jenes Typs
der Kommunikation, den man heute „double-bind" nennt
(Zwickmühle). Die verbale und die averbale Kommunikation
meinen etwas ganz Unterschiedliches. Verbal sagt die Mutter:
„Kleiner Teufel, tu das nicht wieder, sonst bekommst du Schlä-
ge", abverbal sagt sie: „Du machst mir eine große Freude, wenn
du es wieder tust". Dieser Kommunikationstyp ist deletär in seinen Folgen – insbesondere für die Entwicklung der sozialen
Wahrnehmung, für die Wahrnehmung der Wünsche des anderen.
Er herrscht vor in Familien, aus denen schizophrene Patienten
stammen. Er ist aber auch in den Familien vieler Neurotiker zu
finden. Und jeder Mensch kennt Ähnliches bei sich selbst, wenn
er „ja" oder „nein" sagt und eigentlich jeweils das Gegenteil
meint.

Die Bearbeitung der neurotischen Interaktion (und damit der
psychosozialen Abwehr) hat mittlerweile beschreibbare Bedingungen erbracht. Stierlin spricht von den Modi des *Bindens,* des
Vertreibens und des *Delegierens.* Binden kann durch überstarke
Bedürfnisbefriedigung (Verwöhnung), als kognitive Bindung
(double-bind) und moralisch als Gewissensbindung erfolgen.
Vertreibung meint vorwiegend die emotionale Vernachlässigung
der Kinder. Delegieren steht zwischen beiden Extremen. Das
Kind wird sozusagen an der langen Leine geführt: die Berechtigung seiner Existenz ist die Durchführung der Wünsche anderer.
Den gleichen Bereich hat Richter aus wieder anderer Sicht zu

fassen versucht. So konnte er zeigen, wie das Kind von den Eltern, meist der Mutter, als Substitut für einen anderen Partner (eigene Elternfigur, Gattenersatz) oder als Substitut für eigene Selbstaspekte (das eigene Abbild, das ideale Selbstbild) in Rollen gezwungen wird, die nur zu oft zu dem führen, was Freud „Ich-Verzerrungen" nannte. Wenn Erwachsene das Kind in die Rolle ihrer eigenen Eltern drängen, so spricht man von „Parentifizierung".

Zurück zur Abwehr: Das vordergründige Ziel der Abwehr ist, mit dem Unlust erregenden Impuls, der zum Konflikt führt, fertig zu werden. Das dahinterstehende Ziel ist, den Affekt oder diesen Impuls *unbewußt* zu machen oder zu halten. Es war schon erwähnt worden, daß ein Großteil der menschlichen Motive unbewußt ist. An diesem Punkt können wir die Ursache, warum das so ist, umreißen: Das Motiv, welches wir nicht kennen, welches uns unbewußt ist, macht uns auch keine Unlust. Unbewußte Motive sind immer solche, die potentiell unlustmachend sind. Das Ich versucht deshalb konsequent, Impulse, die aus dem Es, dem unbewußten Triebbereich, stammen und ihm Unlust bereiten würden, zu verdrängen. *Verdrängen* heißt, einen Affekt, eine Regung, einen Inhalt unbewußt zu machen oder unbewußt zu halten. Da die Angst oder die Unlustgefühle des Ichs als Motiv hinter der Verdrängung stehen, können wir die Verdrängung auch als ein *„Vergessen aus Angst"* bezeichnen. Die unlustvollen Reize können von innen kommen, es können für das Ich nicht akzeptable Triebimpulse sein, sie können aber auch aus dem Über-Ich kommen, es können für das Ich nicht akzeptable Normen sein. Die primitive und archaische Art der Inhalte des eigenen Gewissens ist z. B. für viele aufgeklärte und liberale Menschen unerträglich. Solche Anteile des Gewissens werden häufig verdrängt. Dieses Konzept von verdrängten Über-Ich-Anteilen, von unbewußten Gewissensinhalten, ist außerordentlich wichtig für die Annahme von *unbewußten Schuldgefühlen,* wie sie bei einer ganzen Reihe von Neurosen postuliert wird. Unlustvoll können auch die von außen kommenden Reize sein, weil sie z. B. im Ich Bedürfnisse oder Begierden erwecken, die wiederum mit Gewissensnormen in Konflikt geraten. Diese Verdrängung der speziell von außen kommenden Reize wird auch *Verleugnung* genannt.

Daraus ergibt sich: Faßt man Verdrängung als einen Oberbegriff für das Unbewußtmachen von psychischen Inhalten und Affekten auf, dann wäre die Verdrängung im engeren Sinne das Zurückweisen von innen kommender Impulse und die Verleugnung das Zurückweisen von außen kommender Reize. Verdrängung und Verleugnung ordnen wir zur Gruppe der Abwehrmechanismen. Prinzipiell kann zur Abwehr jegliches Verhalten und Empfinden herangezogen werden. Einige Formen finden sich allerdings mit großer Regelmäßigkeit wieder. Es sind dies Formen, die quasi Automatismen der Abwehr darstellen, Formen, die sich offenbar als besonders wirkungsvoll herausgebildet haben: die sogenannten *Abwehrmechanismen.* Sie sind bei jedermann in Gebrauch, ihr übermäßiger Einsatz jedoch kennzeichnet ihre besondere Rolle im Rahmen der Neurosenpsychologie. Der zuerst beschriebene und am ausführlichsten von Freud bearbeitete Abwehrmechanismus war die Verdrängung. In den frühen Schriften Freuds ist dieser Begriff praktisch synonym mit Abwehr. Man kann davon ausgehen, daß alle Abwehrmechanismen, weil sie ja dem Ziel des Unbewußtmachens dienen, immer einen gewissen begleitenden Anteil von Verdrängung haben.

Folgende Abwehrmechanismen kommt in der Neurosenlehre eine besondere Bedeutung zu:

Verdrängung und *Verleugnung:* Diese beiden Begriffe waren schon als das Unbewußtmachen von innen kommender Impulse und von außen kommender Reize bestimmt worden.

Projektion: Der Unlust erregende Impuls wird in die Außenwelt verlagert, als im anderen, nicht im Selbst entstandener erlebt. In der einfachsten Form handelt es sich um Zuschreibung eigener Triebregungen an den anderen. „Nicht ich bin zu dir aggressiv, sondern du bedrohst mich ständig mit deiner Wut."

Reaktionsbildung: Der Unlust erregende Impuls wird durch sein praktisches Gegenteil ersetzt. Am bekanntesten geworden ist die zur „Übergüte" umgewandelte Aggressivität.

Intellektualisierung: Die unlustvollen Impulse werden aus dem emotionalen Bereich in den intellektuell-theoretischen verlagert. „Ich habe keine Angst. Mich interessiert nur generell das Problem der Ängste des Menschen in unserer Zeit."

Rationalisierung: Das von einem abgewehrten Motiv veranlaßte Handeln oder Empfinden wird im nachhinein durch eine andersartige Begründung ersetzt. Ein klassisches Beispiel hierfür ist z. B. die Rationalisierung des Fuchses, der nicht an die Trauben herankommt und dann sein Desinteresse an denselben mit ihrem sauren Geschmack begründet.

Isolierung von Inhalten und vom Affekt: Isolierung von Inhalten meint die intellektualisierende Trennung von zueinandergehörenden Inhalten. Das Auseinanderhalten von Inhalten verhindert das Bewußtwerden von unlustvollen Impulsen. Die Isolierung vom Affekt ist die Trennung von Inhalt und begleitender affektiver bzw. emotionaler Tönung. Deswegen spricht man auch von Verdrängung des Affektes. Hier kann der Inhalt erinnert werden, die Emotion fehlt jedoch (schizoider Grundmechanismus).

Verschiebung: Der Konflikt machende Impuls, meist die Aggression, wird im sozialen Rahmen von der Person, der sie eigentlich gilt, auf eine andere als weniger bedrohlich erlebte verschoben.

Wendung gegen das Selbst: Dies ist eine Sonderform der Verschiebung, bei der der aggressive Impuls nicht auf ein soziales Objekt, sondern gegen das Selbst gewandt wird.

Identifizierung mit dem Aggressor: Um die unerträgliche Angst erträglicher zu gestalten, stellt sich der Bedrohte gleichsam emotional auf die Seite des Angreifers. Das bekannteste und makaberste Beispiel hierfür ist das Phänomen des Antisemitismus unter Juden.

Regression: Vor dem unlustvollen Impuls wird auf eine Wiederbelebung früherer Entwicklungsstufen ausgewichen. Dieser Abwehrmechanismus ist eine Grundbedingung zur Entstehung der neurotischen Dynamik.

Introjektion: Neben dem generellen Phänomen der Introjektion, etwa im Vorgang der Identifizierung, gibt es einen pathologischen Vorgang der Introjektion, der insbesondere die Verinnerlichung von sehr ambivalent erlebten sozialen Objekten meint. Dieser Vorgang spielt bei Trauer und Depression eine Rolle.

Ungeschehenmachen: Magisches Abwehrritual, das die konfliktauslösende Ursache für nicht existent erklärt. „Einmal ist keinmal."

Zu den Abwehrmechanismen wird oft auch das *Agieren* gerechnet. Aus Gründen, deren Erörterung hier zu weit führen würde, erscheint uns dies nicht berechtigt. Ursprünglich wurde als Agieren eine besondere Widerstandsform (siehe unten) in der psychoanalytischen Therapie bezeichnet, nämlich die Tatsache, daß der Patient sich nicht *sprechend erinnerte,* sondern die Erinnerungen in *Handlungen wiederholte.* Später wurden dann allgemein Patienten als „agierend" bezeichnet, wenn ihre Handlungen zum überwiegenden Teil unbewußt motiviert waren. Solche Menschen neigen zu impulshaftem, unkontrolliertem und ungesteuertem Verhalten, das die soziale Umwelt in jedem Falle stark einbezieht. Insbesondere die sogenannte hysterische Persönlichkeit veranlaßt entweder das gesamte soziale Umfeld zum „Mitagieren" (z. B. bei appellativen Suiziddrohungen) oder sie wird aufgrund ihres agierenden Verhaltens rasch abgelehnt.

Noch weniger zu den Abwehrmechanismen sollte die *Sublimierung* gerechnet werden, wie das immer wieder geschieht. Sublimierung meint die Umwandlung von sozial weniger akzeptablen Triebzielen in sozial höherwertige. Dabei handelt es sich um einen Vorgang, der zur Aufrechterhaltung der psychischen Gesundheit von großer Bedeutung ist – wenn man so will, um eine „gelungene Abwehr". Sublimierung ist z. B., wenn ein Mensch statt einer brachial aggressiven Handlung die entsprechende Spannung in eine verbale Auseinandersetzung umsetzt, was der Durchsetzung der eigenen Interessen in einer sozial angepaßteren Weise entspricht. (Demgegenüber wäre die Reaktionsbildung eine Umwandlung der aggressiven Spannung in ein besonders altruistisches Verhalten, was weder dem Individuum noch der Gesellschaft auf die Dauer gut bekommt.)

Dieser Sammlung von Abwehrmechanismen, der der eine oder andere Abwehrmechanismus bei anderen Aufzählungen noch hinzugefügt wird, kommt für die Normal- und für die Neurosenpsychologie eine zweifache Bedeutung zu. Die Art der Abwehr garantiert die Spezifität sowohl des einzelnen Menschen als auch der verschiedenen Neurosentypen:

1. Jede Person, jedes Individuum bevorzugt einige wenige aufeinander abgestimmte Abwehrmechanismen. Es war schon erwähnt worden, daß als neurotisch nur das *Übermaß der Verwendung* von Abwehr zu bezeichnen ist und daß wir Abwehr als ubiquitär und teilweise auch für die Ökonomie des täglichen Lebens als unvermeidlich ansehen. Abwehr ist somit nicht primär pathologisch, sondern eine Funktion, derer auch das gesunde Ich bedarf. Die Beobachtung geht dahin, daß das, was die Spezifität der einzelnen Persönlichkeiten ausmacht, das, was wir den Charakter eines Menschen nennen, einiges zu tun hat mit der Art seines ganz individuellen Umgangs mit Triebimpulsen, Angst und unbewußten Inhalten.

2. Die zweite Form von Spezifität ist die für die Neurosenpsychologie eigentlich bedeutsame: Jede Neurose zeigt eine Bevorzugung bestimmter Abwehrmechanismen. Dies läßt sich nicht strikt und kategorisch handhaben, sondern man wird nur von einer relativen Dominanz bestimmter Abwehrtypen innerhalb bestimmter Neurosen sprechen können. Am deutlichsten ist diese

Tab. 1. Relative Dominanz von Abwehrmechanismen bei verschiedenen Neurosentypen.

Abwehr	Psychodynamik
Verdrängung Verleugnung	hysterisch
Verschiebung Vermeidung	phobisch
Wendung gegen das Selbst Identifizierung mit dem Aggressor	depressiv
Reaktionsbildung Intellektualisierung Rationalisierung Isolierung Ungeschehenmachen	zwangsneurotisch
Projektion	paranoid
Soziale Isolierung Affektverdrängung	schizoid
Spaltung	Borderline-Syndrom

Spezifität etwa bei der Dominanz des Abwehrmechanismus der Projektion für die gesamte Gruppe der Persönlichkeitsstörungen, Neurosen und Psychosen, die sich um die paranoide Dynamik gruppieren. Die nachstehende Übersicht (Tab. 1) soll schematisch die Zuordnung von Neurosetyp und Abwehrformen verdeutlichen. Der charakteristische Abwehrmechanismus für den jeweiligen Neurosetyp ist hervorgehoben. Zur Erinnerung sei noch einmal betont, daß im Prinzip bei jeder Neuroseform jeder Abwehrmechanismus auftreten kann, so daß man korrekterweise nur von einer relativen Dominanz einzelner Abwehrformen sprechen darf. Während die klassisch-deskriptive Betrachtungsweise die Spezifität von Krankheitsbildern über eine phänomenologische Festlegung beschreibt, versucht der psychodynamische Ansatz der Psychoanalyse dies von einer inneren Dynamik her. Die dargestellte Spezifität von Abwehrmechanismen für die Neurose ist als der gelungenste Versuch einer dynamischen Festschreibung auf einzelne Neurosetypen anzusehen. Am Beginn der psychoanalytischen Arbeit hatte die ganze Hoffnung darauf geruht, zu einer spezifischen Beziehung von Triebimpulsen und Neurosetypen zu kommen. Generell muß man diesen Versuch als gescheitert ansehen, obgleich eine gewisse Impulsspezifität für bestimmte Konflikte und bestimmte Neurosen bestehen bleibt. Diese nicht sehr ausgeprägte Beziehung, die aber immer wieder in einigen Büchern angegeben wird, soll die nachstehende Tabelle 2 verdeutlichen. Der Akzent liegt bei dieser Übersicht darauf, daß die dargestellte Zuordnung nur noch bei einer stark vereinfachenden Sichtweise möglich ist.

1.6. Die Entstehung neurotischer Symptome

Die Entwicklung des neurotischen Symptoms wurde innerhalb der Psychoanalyse lange Zeit ausschließlich unter dem Gesichtspunkt der Konfliktformel (das Symptom ist letztlich Folge eines reaktualisierten Entwicklungskonfliktes) gesehen. Diese Sicht hat sich als unzureichend erwiesen und muß heute um mindestens 2 Aspekte ergänzt werden, so daß wir zur Zeit von 3 Modellen der Symptombildung ausgehen können.

Dies sind:

1. Das Modell des reaktualisierten Entwicklungskonfliktes.

Tab. 2. Stark vereinfachende Zuordnung von (triebdefinierten) Entwicklungsstadien, Konflikten und Symptombildungen.

Psycho-sexuelle Entwicklung	Bedürfnisse	Konflikte	Neurose
Oral	Selbstbild-bezogene (narzißtische)	Narzißtische Konflikte	↑ „frühe Störung"
Oral	anaklitische	Abhängigkeits-Konflikte	↑ depressiv
Anal	aggressive selbstbestimmende	Aggressions-Konflikte Autonomie-Konflikte	↑ zwangsneurotisch
Phallisch/ödipal	(genital-) sexuelle	Ödipale Konflikte	↑ hysterisch
Latenz	– – –	– –	– –
Pubertät	aggressive/sexuelle	Autonomie-/ Ödipale Konflikte	– –

2. Das Modell des erhaltenen Entwicklungsschadens.
3. Das Modell der verfehlten Lernvorgänge.

Diese 3 Betrachtungsweisen können im Idealfall jeweils als alleinverantwortlich für eine bestimmte Symptomentstehung angesehen werden. In der großen Mehrzahl der Fälle wird man jedoch Überschneidungen und Wechselwirkungen annehmen können. Das heißt genau genommen, daß wir heute nicht mehr über ein einheitliches Modell zur Entstehung neurotischer Symptome verfügen, sondern neben- oder nacheinander mehrere Mechanismen am Werk sehen.

1. Das Modell des reaktualisierten Entwicklungskonfliktes

Dieses ist die klassische der vorgestellten Sichtweisen. Sie wurde als erste entwickelt und stellt quasi das Herzstück des psychodynamischen Neurosenverständnisses dar. In seiner einfachsten Form sieht das Modell folgendermaßen aus:

> Entwicklungskonflikt → Reaktualisierung → Kompromiß → Symptom

Dieses vereinfachte und stark reduzierte Modell bedarf einer Erweiterung um eine Reihe von Komponenten:

> „Auslösende Situation" → aktueller Konflikt → Angst → Regression → Reaktualisierung von infantilen Konflikten → Verstärkung der Konfliktspannung (Angst) → Abwehr → „Mißlingen der Verdrängung" → „Kompromißbildung" zwischen den einzelnen Konfliktanteilen → Symptombildung.

Dieses erweiterte Schema besagt, daß am Anfang der Neurose eine *auslösende Ursache* steht, bei der ein äußeres Mißverhältnis von auslösendem Anlaß und krankhafter Folge charakteristisch ist. Dabei läßt die objektive Konfliktsituation nur Schlüsse auf die Art des Problems zu, nicht jedoch auf die tatsächliche Relevanz, die es für den Patienten hat. Freud sprach von „Versuchungs- und Versagungs-Situationen". Durch den aktuellen Konflikt kommt es zu einer Reaktivierung des infantilen Konfliktes, das heißt infantile Versuchungen und Versagungen entstehen erneut.

Der Patient versucht, die gegenwärtige Belastungssituation mit eben den Mitteln zu lösen, die er in infantilen Belastungssituationen anwandte bzw. von denen er damals phantasierte, daß sie geeignete Mittel sein müßten. *Er versucht, einen Konflikt, den er als Erwachsener erlebt, mit kindlichen Mitteln zu lösen.* Dieses Zurückgreifen auf infantile Erlebnisformen bezeichnen wir als *Regression.* Die Regression, von der sich der Patient unbewußt eine Erleichterung erhoffte, führt zu einer Verschlimmerung und Verstärkung des Konfliktes. Aus dem Konflikt heraus entsteht soviel Spannung und Angst, daß ein Modus der Spannungabfuhr um praktisch jeden Preis gefunden werden muß. Dieser *unlösbare Konflikt* ist die Basis der Symptombildung. Die Konstituenten des Konflikts sind in der Regel die Triebimpulse, die Ich-Komponenten, die internalisierten Normen und die äußere Realität. Zwischen diesen Kräften versucht das Ich gleichsam als letztes Mittel einen *Kompromiß* zu schließen, der irgendwie noch den verschiedenen Pressionen Rechnung trägt.

Das Symptom wird zum Ausdruck eines für den Menschen sehr schlechten Kompromisses zwischen verschiedenen Kräften. Es stellt eine in jeder Hinsicht *unzureichende Lösung* dar. Es ist – wie Freud sagt – ein mißglückter Reparations- und Heilungsversuch. Andererseits muß man festhalten, daß das Symptom, die phänomenologische Neurose, die *jeweils beste Organisationsform eines psychischen Konfliktes* darstellt, die dem Kranken zu einem bestimmten Zeitpunkt unter seinen gegebenen inneren und äußeren Bedingungen möglich ist.

Dieses Verständnis der Neurose als jeweils beste Organisationsform, die dem Kranken im Rahmen seiner Möglichkeiten zur Verfügung steht, leitet auch über zum Phänomen des *Wiederholungszwanges.* So benannte Freud die eigentlich unerklärliche Tatsache, daß der Patient immer wieder gerade das tut oder tun muß (Symptomatik, gestörtes Verhalten, „Herstellen" von auslösenden Situationen), von dem er eigentlich längst begriffen haben müßte, daß es ihm schadet. Die Neurose perpetuiert sich gleichsam. Freud meinte, daß es eine Qualität von Triebvorgängen sei, auf Wiederholung zu drängen. Diese Erklärung erscheint heutzutage, wo man die Triebtheorie (Libido-Theorie) kritisch sieht, unzureichend. Sehr viel einleuchtender ist, daß der Patient im Symptom seine ihm subjektiv optimale Lösungsform darstellt, mag diese auch objektiv sehr unzureichend sein. Und daß alle Lösungsversuche deswegen einander gleichen, weil bessere nicht zur Verfügung stehen.

Selbstheilungsversuch, Reparationsversuch, Restitutionsversuch sind Begriffe, die eine Betrachtung implizieren, bei der es zu einer – wenn auch schlechten – Lösung des Konfliktes durch die Symptombildung kommt. Die subjektive Entlastung, die auch solche „unteroptimalen" Lösungen für den Kranken mit sich bringen, wird als *primärer Krankheitsgewinn* bezeichnet. Der primäre Krankheitsgewinn ist demnach der unbewußte Gewinn, den der Patient subjektiv aus dem Symptom zieht, mag es für ihn sonst noch so belastend und quälend sein. Psychodynamisch wird mit dieser Beschreibung ein Motiv erfaßt, das den Kranken bewegt, trotz aller Nachteile das Symptom „beizubehalten". Der *sekundäre Krankheitsgewinn* ist demgegenüber der Gewinn, den der Kranke aus den Symptomen zieht, weil sie ihm objektive (nicht subjektive) Vorteile verschaffen. Hierbei kann es sich um eine Rente handeln oder das verstärkte Interesse und die Zuwendung der Umwelt u. a. m. Patienten, bei denen dieser „innere" und/oder der „äußere" Gewinn groß sind, sind in der Regel zur Psychotherapie nicht motiviert. Eine berentete Neurose ist inkurabel.

Eine nochmals andere Kurzfassung des Modells ist die nachstehende:

> Unbewußter Konflikt → „mißglückter Lösungsversuch" → Symptom

Das Verständnis sieht also im Kern so aus, daß ein ungelöst gebliebener Konflikt durch eine aktuelle Lebenssituation reaktualisiert wird. Dieser Vorgang ist in seinen wesentlichen Anteilen unbewußt. Das neurotische Symptom wäre die Folge des unzureichenden Lösungsversuches.

2. Das Modell des erhaltenen Entwicklungsschadens

Diese Betrachtungsweise sieht im entscheidenden Punkt in bestimmten neurotischen Störungen die anhaltende Wirkung eines erlittenen Entwicklungsschadens verkörpert. Für das oben dargestellte Konfliktverständnis ist die Formel geprägt worden:

„Das Ich hat etwas getan" (nämlich versucht, einen Entwicklungskonflikt mit unzureichenden Mitteln und auch unzureichendem Erfolg zu verarbeiten). Die Neurose ist also Folge eines aktiven Vorgangs. Demgegenüber lautet die andere Formel: „Dem Ich wurde etwas angetan" (es wurde ihm infolge seiner Hilflosigkeit passiv ein bleibender Schaden zugefügt). Die Störung wäre hier Folge eines passiven Geschehens.

Die klassische Auffassung, daß Neurosen unteroptimale Lösungen von Triebimpuls-Abwehrkonflikten bzw. Reaktualisierungen infantiler Konflikte sind, muß also im Hinblick auf einige wichtige pathologische Erscheinungen modifiziert werden. Eingangs – bei Einführung in die allgemeine Neurosentheorie – war in einer nosologischen Übersicht auf eine Gruppe von Störungen hingewiesen worden, die meist als *„frühe Störungen"* bezeichnet werden: Kriminalität, Dissozialität, Soziopathie, Suchten, Perversionen, Psychopathien. Auch das Borderline-Syndrom, die narzißtischen Neurosen, andere Neurosen mit Neigung zu „malignen Regressionen" und die Psychosen (soweit psychogen) gehören genetisch hierher. Wenn diese Begriffe auch sehr verschiedenen Kategorien entstammen, läßt sich für die Haupterscheinungsform, unter welcher sie klinisch auffällig werden, eine generelle Aussage machen: In der Regel handelt es sich nicht um eine Wiederbelebung infantiler Probleme aus einem aktuellen Konflikt heraus, sondern es handelt sich um die *Folgen eines primären Entwicklungsschadens;* alle Versuche zur Verarbeitung der Störeinflüsse waren quasi von vornherein zum Scheitern verurteilt. Das unreife Ich ist mit den gegebenen Bedingungen hoffnungslos überfordert. Diese Zusammenhänge wurden besonders von J. Bowlby, einem der erfahrensten Untersucher der frühen affektiven Entwicklung, betont. Häufig finden wir in der Biographie von Menschen mit solchen Störungen gröbste Frustrationen der emotionalen Basisbedürfnisse, Vernachlässigung, Mißhandlung. Oft entstammen sie einem selbst schwer gestörten Milieu oder asozialen/dissozialen Verhältnissen. Dieses Milieu gab ihnen keine Chance, ein stabiles Ich aufzubauen, meist herrscht jener Zustand vor, den wir eine ausgeprägte *„Ich-Schwäche"* nennen. Zwar haben alle Neurosen infolge der Entwicklungsstörung eine mehr oder minder ausgeprägte Ich-Schwäche, bei den Dissozialen, Kriminellen, Suchten und anderen Störungen ist diese Ich-Schwäche von vornherein so ausgeprägt, daß auch von einem „Ich-Defekt", im angelsächsischen Schrifttum von „ego-distortion" gesprochen wird. Damit ist gemeint, daß das Ich kaum Möglichkeiten hat, die Triebimpulse zu hemmen. Das Leben solcher Menschen wird mehr oder minder von ihrem Impulsverhalten und von der Art der Außenwelteinflüsse bestimmt. Ein extrem versagendes Milieu, insbesondere ein solches, das keine affektive Zuwendung geben kann, bewirkt auch eine unzulängliche Über-Ich-Bildung. Wir gehen davon aus, daß es aus den gleichen Gründen, die zur Ich-Schwäche führten, auch zu einer unzulänglichen Innenrepräsentanz von sozialen Gesetzen kommt. Man spricht von *Über-Ich-Schwäche* oder noch drastischer von *Über-Ich-Defekt*. Menschen mit solchen Störungen richten sich fast ausschließlich nach der Art der Intensität der *äußeren* Gesetzeskontrolle. Fehlt eine äußere Kontrolle, dann existiert für das Ich auch kein Gesetz. Diese Art von Gewissensbildung kontrastiert sehr scharf zur häufig hypermoralischen und überstrengen Gewissensbildung bei den Neurosen.

Schließlich muß bei der Entstehung von asozialem Verhalten auch daran gedacht werden, daß im entsprechenden Milieu für die heranwachsenden Kinder solches Verhalten gar nicht als dissozial erkannt werden kann, da die Erwachsenen, an denen sie sich orientierten, sich selbst entsprechend verhalten.

Das gestörte Verhalten, die Sucht, das kriminelle Symptom tritt hier – metaphorisch ausgedrückt – an die Stelle des Strukturdefektes, füllt hier gleichsam die früh entstandene Lücke im Ich aus. (Von einer Reihe von Autoren werden auch die Psychosomatosen im engeren Sinne, das sind die Organneurosen, als zu diesen frühen Störungen gehörende angesehen.) Die „frühen Störungen" werden um so eher auftreten, je mehr sich Ablehnung und emotionale Kälte im Erziehungsmilieu kombinieren. In diesem Sinne ist die Formulierung von A. Freud zu verstehen, daß prinzipiell zwei Ausgänge von Entwicklungsstörungen möglich sind: der *Ausgang als Konflikt* und der *Ausgang als Defekt* („strukturelle Ich-Störung" im Sinne von Fürstenau). Mit dem

Ausgang als Konflikt ist der weitere Rahmen der Psycho-Neurosen gemeint. Mit dem Ausgang als Defekt ist die Gruppe der frühen Störungen umrissen.

Eigentlich sind in dem geschilderten Modell 2 etwas unterschiedliche Annahmen enthalten: Im einen Fall wird das Symptom als direkte Folge des Entwicklungsschadens verstanden, im anderen Fall als „Ersatzbildung" für den Schaden (man hat auch von einer „Plombenfunktion" gesprochen) aufgefaßt. Die Kurzformel sähe demnach so aus:

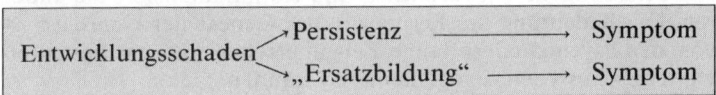

Etwas anschaulicher kann man sich den Zusammenhang folgendermaßen vorstellen: Ängste können z. B. als Folge massiver Störungen direkt von der Kindheit bis ins Erwachsenenalter reichen. Sie wären dann direkter Ausdruck einer Abwehrschwäche (Ich-Schwäche). Man kann das Angstsymptom aber auch als „Lückenbüßer" verstehen, daß es quasi *kompensatorisch* die Stelle von etwas noch Unangenehmerem einnimmt. Leeregefühle, wie sie bei den narzißtischen Neurosen auftreten, sind nach den Schilderungen mancher Patienten als quälender denn die Angstgefühle aufzufassen. Der Angst käme in einem solchen Fall sowohl die symptomatische Folge eines Entwicklungsschadens als auch eine gewisse „prothetische" Funktion zu, als ein Schutz vor etwas noch Schlimmerem. Besonders schweren Perversionen hat man eine solche kompensatorische Funktion zugeschrieben. Von vielen Autoren werden, wie erwähnt, dieserart strukturierte Symptome nicht den Neurosen i.e.S. zugerechnet (s. o. Kap. 1.1).

3. Das Modell der verfehlten Lernvorgänge

Neben dem Konfliktgesichtspunkt und der Bedeutung der Kompensation von anhaltenden Entwicklungsschäden ist der Faktor des *Lernens,* der für die Entstehung und Erhaltung von Symptomen wichtigste. Jeder Mensch hat seine individuelle, jede Gruppe ihre kollektive Lerngeschichte, und die persönlichen

Lernerfahrungen schlagen sich auch in der Krankheit nieder. Aus dieser Sicht ist der Faktor des Lernens kein grundsätzlich anderer als die bisher geschilderten – die Akzente liegen jedoch deutlich anders. Dennoch läßt sich eine Konfliktgeschichte auch in der Form von Lerngesetzen formulieren, wie das in der Praxis auch geschieht. Bei solcher Umformulierung müssen natürlich jeweils die Gesichtspunkte entfallen, die in der Lerntheorie keinen Ort haben, vor allem der Aspekt des Unbewußten, der triebhaften Konfliktdynamik, der Selbstwertregulation u.a.m. Jede Theoriesprache betont naturgemäß die Gesichtspunkte, für deren Erfassung sie entworfen ist, und sie minimalisiert die anderen. Die Bedeutung des Lernens in der Genese der Neurosen ist von der Psychoanalyse lange Zeit übersehen und gar bestritten worden – aus eben den genannten Gründen.

Uns scheint, daß die Gesetzmäßigkeiten des Lernens sich besonders zur Beschreibung der Erhaltung von Symptomen eignen. Das Prinzip der *positiven Verstärkung* von Krankheitsverhalten spielt gerade bei der Erhaltung von Neurosen eine zentrale Rolle. Was oben als sekundärer Krankheitsgewinn beschrieben wurde, wird ausgezeichnet mit dem Prinzip der *sozialen Verstärkung* erfaßt (social reinforcement): Die Umwelt des Kranken reagiert in einer bestimmten (z. B. schonenden, verwöhnenden) Weise und der Patient lernt eine Lektion, die ihm im Kern vermittelt, daß es unklug wäre, ein Symptom aufzugeben, welches ihm so viele „Vorteile" verschafft. Man wird die Chronifizierung mancher Neurosen auf diese Weise zufriedenstellend erfassen können.

Wir meinen also, daß bestimmte Theoriegesichtspunkte zur Erfassung von neurotischen Prozessen bestimmte Meriten haben. Am Beispiel der phobischen Neurose (Kap. 2.1.3.) läßt sich das gut zeigen. Es gibt sicher einfach strukturierte Patienten, deren Neurosen sich mit einer nur lerntheoretischen Beschreibung ausreichend erfassen lassen. Das berühmteste Beispiel ist ein Modellversuch, der jetzt 60 Jahre alt ist. Watson, ein Pionier der Lerntheorie und überzeugter Behaviourist, experimentierte (ethisch durchaus fragwürdig) mit dem 11 Monate alten Knaben Albert. Während das Kind mit einem Kaninchen spielte, vor dem es keine Angst hatte, erschreckte Watson es mit einem Gong (= Konditionierung). Albert entwickelte eine regelrechte Phobie vor

Kaninchen, die er auf alle Pelztiere und dann auf alles Fellartige, Bauschige *generalisierte*. Derartig einfach strukturierte Neurosen treten in der Klinik sehr selten auf, wohl weil sie durch Erfahrungsprozesse des täglichen Lebens größtenteils rasch *extingiert* werden. Dennoch erscheint die Modellableitung legitim, manche Neurosen seien im Prinzip so strukturiert, daß einfache Lerngesetze (Konditionierung, Generalisierung) ihre Entstehung und ihr Verschwinden (Extinktion) erklären könnten. Der Komplexität der klinischen Phänomene, die die Lerntheoretiker natürlich auch sehen, wird heute durch umfangreiche Phänomenanalysen, Aufstellung von Symptomhierarchien, gerecht zu werden versucht, oft jedoch mit begrenztem Erfolg.

Wir meinen demgegenüber, daß das Fortlassen aus unserer Sicht so vorzüglicher Erklärungselemente wie unbewußte Impulse, Wünsche, Phantasien, die dann in innere Konflikte führen, eine große Einschränkung der verstehenden Möglichkeiten bedeutet. Wahrscheinlich wird die psychoanalytische Konzeption der Gesamtheit der klinischen Phänomene bei der phobischen Symptomentstehung – um beim Beispiel zu bleiben –, über alles betrachtet, gerechter. Kaum einer der vielen Menschen mit Ängsten, den Fahrstuhl zu benutzen, ist einmal im Fahrstuhl erschreckt worden oder steckengeblieben. Mit lerntheoretischen Konzepten lassen sich aber z. B. die Generalisierungsabläufe (Ausbreitung des Symptoms nach dem Gesetz der Ähnlichkeit) gesetzmäßig besser erfassen. In der Therapie zeigt sich auch manchmal, daß ein chronifiziertes Symptom sich dem verstehend-emotionalen Zugriff der Psychoanalyse entzieht, während ein verhaltenstherapeutisch orientiertes Umlern-Arrangement den Fortschritt bringen kann (s. Kap. 6.4.2.).

Um es noch einmal anders zu sagen: Man gewinnt oft in der Psychotherapie den Eindruck, daß ein *Symptom sich im Laufe der Zeit gegenüber den es ursprünglich hervorbringenden Konfliktbedingungen verselbständigt,* sich von ihnen gleichsam „abkoppelt". Ein solches Symptom ist dann aus dem motivationalen Zusammenhang gerissen, der es hervorbrachte, es wird offensichtlich – zum Teil oder ganz – von anderen Bedingungen erhalten als jene, die es entstehen ließen. *Zur Konfliktdynamik tritt eine Lerngeschichte hinzu.* Aus seinem inneren Sinn hat sich ein solches Symptom gewissermaßen „überlebt", dennoch existiert es weiter, weil das Individuum konstant neue Lernerfahrungen meidet. Diese Sichtweise ist von der Psychoanalyse bisher völlig vernachlässigt worden.

Die Kurzformel, auf welche man dieses Modell bringen kann, sieht folgendermaßen aus:

> Lerngeschichte   →   verfehlte Lernvorgänge   →   Symptom
> (→ symptomerhaltende Lernvorgänge → Symptomchronifi-
> zierung)

Wir sind davon überzeugt, daß der Konfliktgesichtspunkt, der strukturelle und der Lerngesichtspunkt einander ergänzende Erklärungsprinzipien sind, die sich im Einzelfalle manchmal kaum voneinander abgrenzen lassen.

Genetisch-konstitutionelle Aspekte der Symptomwahl

Während in der psychologisch nicht informierten Bevölkerung und noch immer bei der Mehrzahl der Ärzte eine Bereitschaft besteht, auf den ersten Blick unerklärliches Verhalten oder Verhaltensübereinstimmungen von Eltern und Kindern unreflektiert der „Vererbung" zuzuschreiben, stehen wir als psychodynamisch orientierte Autoren dieser Sicht zurückhaltender gegenüber. Zu groß ist die Anzahl der Möglichkeiten, Verhalten zu erwerben, als daß jede Unerklärlichkeit oder jede Übereinstimmung in Familien sofort als genetisch verankert angesehen werden dürfte. Wenn wir überhaupt therapeutisch wirksam werden wollen, liegt unsere Chance darin, die veränderbare Umwelt zu erfassen – der erklärende Rückzug auf die unveränderbaren Gene fördert automatisch die Resignation in Prophylaxe und Therapie.

Nun ist die genetische Forschung differenzierter und selbstkritischer geworden als früher, sie hat sich in ihren Methoden entwickelt und auf dem Gebiet der Neurosenpsychologie und Psychosomatischen Medizin hat sie genaugenommen eigentlich gerade erst begonnen. Das interessanteste Ergebnis dieser Forschungsrichtung ist, daß wir heute Aussagen darüber machen können, bei welchen Neurosen in der Symptomwahl genetische Komponenten einen größeren und bei welchen sie einen kleineren Einfluß haben. Dabei verhält es sich offensichtlich so, *daß*

die genetische Information nicht darüber entscheidet, ob wir neuro-
tisch erkranken oder nicht, sondern vielmehr darüber, welche Sym-
ptome wir mit größerer Wahrscheinlichkeit „wählen", wenn wir
überhaupt ein neurotisches Syndrom entwickeln. In der Sicht von
K. Ernst, der sich seit Jahrzehnten für die Naturgeschichte der
Neurosen interessiert hat, liest sich dies so: „*Woran* wir erkranken, ist uns stärker genetisch mitgegeben als, *wie schwer* wir erkranken, und vor allem: *ob* wir überhaupt erkranken". So ist die
Zwangsneurose am längsten als die Neuroseform bekannt, bei
der die genetisch-konstitutionelle Mitverursachung eine wichtige
Rolle spielt. Auch bei den Phobien scheint ein nennenswerter
Faktor dieser Art mitbeteiligt, der ausgeprägter ist als z. B. bei
der neurotischen Depression. Neurotische Depressionen und endogene Depressionen zeigen wiederum keinen genetischen Zusammenhang. Die Angstneurose hat ebenfalls eine geringere genetische Komponente als die Phobie und am allergeringsten ist
dieser Faktor wahrscheinlich bei den hysterischen Störungen
ausgeprägt. Neurotische Krankheitsbilder insgesamt sind erwar-
tungsgemäß stärker genetisch bestimmt als neurotische Reaktionen, die keine nachweisbare Komponente dieser Art zeigen.
Auch der Verlauf und die Schwere neurotischer Erkrankungen
ist mit sehr viel größerer Wahrscheinlichkeit psychoreaktiv („erworben") verursacht als genetisch bestimmt. – Den Einfluß genetischer Faktoren für die Psychoneurosen möchten wir folgendermaßen darstellen:

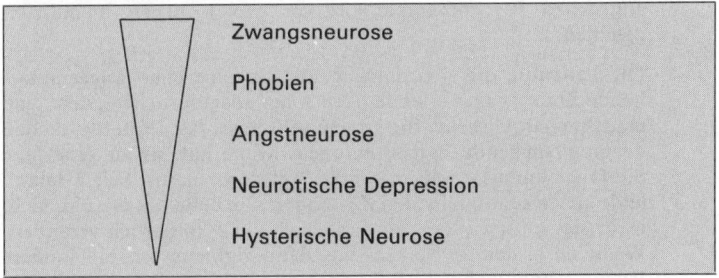

Vermutliche Tendenz in der Ausprägung des genetisch-konstitutionellen
Einflusses bei einzelnen Neuroseformen (s. Text).

Bei einer solchen Zusammenfassung ist natürlich große Zurückhaltung angebracht. Zum einen sind die Abstände zwischen den

einzelnen Neuroseformen nicht äquidistant (wie das Schema suggeriert), sondern sehr unterschiedlich und im Detail noch gar nicht bekannt. Der zwangsneurotische Faktor ist mit Abstand der stärkste, aber alles übrige ist noch viel unsicherer und die Ergebnisse der Forschung (die hauptsächlich mit der Zwillingsmethode und der Untersuchung familiärer Häufungen arbeitet) sind teilweise widersprüchlich. Das dargestellte Schema ist also ein erster Versuch einer Gewichtung des genetischen Faktors bei den Neurosen, wie er sich z. Zt. in der Fachdiskussion darstellt. Daß generell bei den Neurosen der *weit überwiegende Anteil* in der Symptomweitergabe und im Symptomerwerb psychoreaktiv und nicht genetisch bestimmt ist, soll abschließend noch einmal betont werden. (Dies gilt übrigens auch noch für die Zwangsneurose.)

Den Abschluß der allgemeinen Überlegungen zur Neurosenlehre soll ein kasuistischer Beitrag liefern, anhand dessen der Mechanismus der Symptombildung sich verdeutlichen läßt:

Der Mechanismus der Symptombildung, dargestellt anhand eines Falles von Depersonalisationserleben.

Kasuistik: Eine junge Frau von 27 Jahren, die aus einer süddeutschen Großstadt stammt, wird über einen Nervenarzt zur Behandlung überwiesen. Im Begleitschreiben sind als Diagnose „Depersonalisation, Derealisation, angstneurotische Zustände" angegeben. Psychotherapie wird von dem Kollegen für indiziert gehalten.

Die Patientin, die sich dann meldet, ist eine eher jünger aussehende Frau – vom Gesamteindruck her ausgesprochen „lieb" und mädchenhaft wirkend. Sie spricht sehr leise, fast flüsternd, so daß der untersuchende Psychotherapeut Mühe hat, sie zu verstehen. Sie fängt ihren Bericht mit ihrer Symptomatik an: Seit 2 Jahren leide sie an sehr quälenden Zuständen. Sie habe das Gefühl, nicht mehr sie selbst zu sein. Sie fühle sich auch körperlich verändert. Wenn sie in den Spiegel schaue, dann vermeine sie, eine andere Person wahrzunehmen. Sie könne das Bild im Spiegel mit dem Gefühl, daß sie selbst das sei, nicht zur Deckung bringen. Sie erlebe auch ihre ganze Umwelt als verändert, als seltsam unwirklich. Manchmal glaube sie, daß sie nicht lebe, sondern träume. Auch habe sie so seltsame Angstzustände. Früher sei sie begeistert stundenlang im Wald gewandert, heute sei ihr das eher unange

nehm, weil sie Beklemmungsgefühle bekomme. Aber nicht nur
draußen, sondern auch drinnen sei es so – insbesondere in Kir-
chen befalle sie ein Druck- und Angstgefühl. Zusammen mit ihrem Mann sei sie in einem Bastelclub. Jetzt hätten sie einige Male
nicht hingehen können, weil das so ein enger Raum sei, wo gearbeitet würde ... (Therapeut: Und das alles begann vor 2 Jahren?)
„Ja", sagt die Patientin „und da gibt es noch ein Ereignis, das
mein Leben verändert hat. Ich habe noch nie zu jemandem darüber gesprochen. Ich stamme aus einem sehr behüteten Elternhaus. Meine Eltern haben uns streng und religiös erzogen. Ich war
auch in einem Nonnen-Internat, wo die Erziehung eingreifend
und rigide war. Meine Eltern waren dagegen, daß ich zu Hause
auszog. So habe ich bis zu meiner Heirat bei ihnen gewohnt. Als
ich einmal auszog und eine eigene Wohnung nahm, bekam mein
Vater einen Schlaganfall, und ich bin nie das Schuldgefühl losge-
worden, daß es wegen meines Auszugs war. Er starb dann kurz
danach, und so zog ich nach einigen Monaten zu meiner Mutter
zurück. In diese Zeit mit der eigenen Wohnung fällt nun dieses
Erlebnis. In meiner Firma war ich mit einem älteren, verheirateten
Kollegen befreundet. Er half mir in der Wohnung mit Lichtan-
schlüssen, Anbringen von Borden usw. – wissen Sie, so Bastelar-
beiten. Ich weiß nicht, was dann in uns fuhr ..." Patientin kann an
dieser Stelle nicht weitersprechen und quält sich erheblich. (Therapeut: Nun, ich denke, Sie hatten mit dem Mann ein sexuelles
Erlebnis.) Patientin nickt und stöhnt. „Ich kann es einfach nicht
aussprechen, es war fürchterlich. Auch für ihn. Ich bin dann
krank geworden, hatte hohes Fieber. Danach fing das Ganze mit
den Schwindelanfällen an. Ich konnte kaum noch gerade gehen.
Das schlimmste war, ich kannte damals schon meinen Mann."
(Therapeut: Haben Sie jemals mit ihm darüber gesprochen?)
„Nein, er würde es nicht ertragen. Ich kann es nicht. Ich habe
damals die Sache einem Priester gebeichtet, und der hat gesagt,
ich solle meinem Verlobten nichts davon sagen. Danach ging es
mir besser. Aber jetzt, seit wir verheiratet sind, geht es mir wieder
schlechter."

Was ist das für eine merkwürdige Krankheit, die die Patientin
schildert? Die phänomenologische Diagnose eines Depersonalisationssyndroms wurde schon genannt. Neurosenpsychologisch
könnte man den größten Teil der Symptomatik einer konversionshysterischen Neurose zuordnen. Wie sah nun der Konflikt
bei dieser Patientin aus? Er spielt sich offensichtlich zwischen
ihrem Ich und dem Über-Ich ab. Es war ein schwerer Gewissens-
konflikt mit ausgesprochen malignen Schuldgefühlen. Das Ge-

wissen dieser jungen Frau war hypermoralisch, streng und rigide, das Fleisch aber war schwach. Ihr Ich ließ einmal einen Triebimpuls zur Handlung werden, den es sonst offenbar immer unterdrücken konnte. Hier setzt der Konflikt massiv ein. („Auslösende Ereignisse" von dieser Prägnanz sind eine Seltenheit!) In der Genese der Erkrankung läßt sich die emotionale Fixierung an den Vater, die ödipale Fixierung, deutlich ausmachen. Über die Wahl des älteren, verheirateten Freundes kommt es zu einer Wiederbelebung der infantilen Problematik. Mann heißt für diese Frau Vater – und den Vater darf man nicht begehren, sonst verliert man die Liebe der Mutter. Man kann es nicht anders beschreiben, als daß das Gewissen dieser armen Frau gegenüber ihrem Selbstgefühl wütet, sie unglaublich quält. Das Ich versucht sich erst in eine körperliche Lösung zu retten: Sie wird krank, sie ist nicht zurechnungsfähig, nicht zur Rechenschaft zu ziehen. Aber sie kann nicht ewig krank bleiben. Also versucht das Ich durch einen hartnäckigen psychogenen Schwindel sich weiterzuhelfen. Die Patientin kann keinen ruhigen Gedanken fassen: Immer schwindelt ihr. Sie droht ständig umzufallen. (Hier ist die symbolische Wiederholung des „Fallens" und die Abwehr des „Fallens" sehr deutlich.) Schließlich reichen auch diese Maßnahmen nicht mehr aus, und das Ich ist jetzt gezwungen, einen erheblich autodestruktiven Kompromiß zu schließen. Es kommt zu einer Art von Persönlichkeitsspaltung. Und zwar spaltet sich das Ich in einen Teil, der die volle Zustimmung der inneren Norm findet: die saubere, anständige, moralische, sittenstrenge junge Frau. Der andere Teil – das „gefallene Mädchen", die Sittenlose – wird abgespalten, gehört im Erleben der Patientin nicht mehr zu ihr. Sie kann den quälenden Spannungsgefühlen nurmehr dadurch entgehen, daß sie ihr integriertes Identitätserleben aufgibt. Sie hat das Gefühl, nicht mehr sie selbst zu sein: Das Bild im Spiegel ist nicht mehr das ihre. Gleichzeitig schwinden die quälenden Gewissensvorwürfe, das Über-Ich gibt gleichsam Ruhe. Das heißt: Um hier noch eine für sie akzeptable Lösung zu finden, muß die Patientin den sehr hohen Preis der Gefährdung von basalen Ich-Funktionen zahlen. Sie spaltet ihr Identitätsgefühl in einen guten und einen bösen Teil. Die gesamte Symptomatik ist jetzt Folge dieses verfehlten Lösungsversuches: Das Gefühl der doppelten Person, das veränderte Umwelterleben, die Ängste.

Eine Störung von dieser Schwere ist meist ein Indikator dafür, daß das Ich relativ schwach ist. Die Therapie (s. unten) kann nicht einfach eine aufdeckende sein, sondern man wird behutsam versuchen, das, was als „Stärkung des Ichs" und „Lockerung des Über-Ichs" bezeichnet wird, vorsichtig anzugehen. Man wird sich vorstellen können, daß ein Gewissen, welches 27 Jahre diese Härte hatte, sich kaum schnell wird umstrukturieren lassen. Das ist ein Grund dafür, warum Psychotherapie generell Zeit erfordert. Nach neueren Untersuchungen ist mit anhaltenden Struktur- und Einstellungsänderungen bei einer Therapie unter einem Jahr kaum zu rechnen, unabhängig davon, mit welcher Stundenfrequenz die Therapie durchgeführt wird. Symptomveränderungen stellen sich oft sehr viel rascher ein. Man sollte sich allerdings nicht zu sehr auf sie verlassen, denn die Symptome kehren oft genauso schnell zurück, wie sie verschwunden sind.

Im Falle dieser Neurosenentstehung trägt das Modell des unbewußten Konfliktes am weitesten. Ein Anhalt, daß das Symptom Ausdruck einer weitergehenden strukturellen Störung sein könnte, fand sich nicht. Der Gesichtspunkt des Lernens war auch nicht sehr vordergründig, obwohl bereits so etwas wie ein deutliches Arrangement der Ehe der Patientin um ihr Symptom herum stattgefunden hatte: der Ehemann stellte seine Bedürfnisse zurück und behandelte sie sehr „pfleglich". Auch der Lösungsversuch, den das Ehepaar fand, war neurotisch. Als eine Therapie verabredet worden war, wurde die Patientin schwanger. Die Therapie fiel aus, weil beide Ehepartner sich nun erhofften, daß das Kind die Patientin „auf andere Gedanken bringen" würde. Auch wenn man die Möglichkeiten solcher Selbstheilungen nicht unterschätzen sollte – in diesem Falle muß man den Spontanverlauf eher ungünstig sehen.

Die angesprochenen therapeutischen Probleme und die nosologischen Probleme im Zusammenhang mit dem Depersonalisationssyndrom werden in den entsprechenden Abschnitten näher behandelt. Ein Versuch zur Bestimmung des Neurosebegriffs unter verschiedenen Gesichtspunkten war bereits oben gegeben worden. Ein Versuch zur näheren Bestimmung des speziell psychoanalytischen Neuroseverständnisses in einer Übersichtsdar-

Tab. 3. Das dynamische Neurosenverständnis der Psychoanalyse.

Allgemeine Aussage: Neurosen sind Versuche (Kompromißbildungen), unlösbare Konflikte in einen subjektiv leichter erträglichen Zustand umzuwandeln.

Spezielle Aussagen:
A. Zur Genese

1. Die neurotischen Konflikte sind *unbewußte*
2. biographische, ursprünglich *infantile*
3. *Internalisierungen* ursprünglich sozialer Konflikte
4. *innere*, zwischen psychischen Substrukturen
5. solche zwischen *Triebimpulsen* und *Abwehrversuchen*

B. Zur Finalität

6. Die neurotischen Erscheinungen (Symptome) sind
7. ein „*Kompromiß*" zwischen subjektiv unvereinbaren Tendenzen
8. Versuche, *Angst* (und/oder Unlust) um jeden Preis *zu vermeiden*
9. ein Rekonstruktions- und *Selbstheilungsversuch*
10. die individuell jeweils *bestmögliche Organisationsform* eines psychischen Konfliktes
11. der Versuch einer subjektiv *erträglicheren Selbstwahrnehmung* und Selbstdarstellung
    als Konfliktlösung letztlich *unzureichend* („unteroptimal")

stellung soll diese allgemeine Einführung abschließen (s. Tab. 3).
Alle einzelnen Punkte sind bereits ausgeführt worden. Beabsichtigt ist eine Synopsis, die dem Leser auf einen Blick eine Übersicht gestattet.

2. Spezielle Neurosenlehre

Die Psychoneurosen

Allgemeine Vorbemerkungen

Nach den in der allgemeinen Neurosenlehre gemachten Ausführungen bilden die Psychoneurosen das Kernstück der Klinik der Neurosen. Als klassische Psychoneurosen oder Übertragungsneurosen (Freud) werden folgende Krankheitsbilder bezeichnet: die Angstneurose und die Phobie, die neurotische Depression und die Zwangsneurose. Die hysterische Neurose (Konversionsneurose) gehört zwar auch zu den Übertragungsneurosen im Freudschen Sinne − wir besprechen sie jedoch wegen des Überwiegens der körperlichen Symptomatik unter den psychosomatischen Krankheiten (4.1.1). Mit einer gewissen Berechtigung kann man auch Bilder wie das hypochondrische Syndrom und das neurotische Depersonalisations- und Derealisationssyndrom hinzurechnen. Diese Aufzählung könnte den Eindruck vermitteln, daß es sich in jedem Falle um klar abgegrenzte und voneinander deutlich verschiedene Krankheitsbilder handelt. Dies ist keineswegs der Fall. Die psychotherapeutische Alltagspraxis zeigt vielmehr, daß *Überschneidungen der verschiedenen Neurosetypen* gegenüber den klar abgrenzbaren Formen *überwiegen*. Oft ist es geradezu unmöglich, eine abgegrenzte Diagnose zu stellen. In der Klinik verfährt man dann so, daß man nach der jeweils am stärksten ausgeprägten Symptomatik diagnostiziert und die begleitenden Erscheinungen mit in die Diagnose einbezieht, was oft sehr ausführliche Diagnosen zur Folge hat. Wenn nachstehend dennoch die klassischen Krankheitsbilder einzeln abgehandelt werden, so geschieht dies aus didaktischen Gründen. Auch die einzelnen in sich abgrenzbaren Neuroseformen sind keineswegs einheitlich, was die Ausprägung und Schwere des Bildes angeht. Praktisch von jedem einzelnen Neurosetyp, sei es nun eine Konversionsneurose, eine Phobie oder eine Zwangsneurose, läßt sich ein breites Spektrum von prognostisch guten, oft spontan wieder verschwindenden Bildern bis hin zu schwersten, therapeutisch kaum angehbaren oder chronifizierten Formen aufzeichnen. Am ausgeprägtesten ist diese Breite des klinischen Bildes bei den Neurosen mit Angstsymptomatik und bei den hysterischen Neurosen. Grundsätzlich trifft diese Aussage für jeden einzelnen Neurosetyp zu.

Die Schwierigkeiten der Diagnostik sind noch größer. Neben den genannten *spezifischen Symptomen,* die eine Zuordnung zu einem Hauptneurosetyp noch gestatten, gibt es solche, die bei allen Neurosen vorkommen. Ambivalenz im Gefühlsleben, Störungen der Arbeitsfähigkeit, Hemmungen, Kontaktstörungen, „Verstimmungen" und andere Beeinträchtigungen sind ausgesprochen *unspezifische Symptome,* obwohl sie allein oder gehäuft bei kaum einem Neurosekranken fehlen.

Auch an anerkannten Klassifikationsansätzen fehlt es. Eine *tiefenpsychologisch inspirierte Klassifikation* stammt von J. H. Schultz. Er orientierte sich an ätiologischen und strukturellen Merkmalen: *Fremdneurosen* sind reaktiv verursacht („exogen", ihre Konflikte sind „alloplastisch"); *Randneurosen* sind mehr körperlich bedingt („physiogen", die Konflikte sind „physiopsychisch"); *Schichtneurosen* sind die Neurosen im engeren Sinne mit „endopsychischen" Konflikten; *Kernneurosen* sind Charakterstörungen mit „autopsychischen" Konflikten. Obwohl der strukturelle Ansatz durchaus konsequent durchgeführt erscheint, wurde das Schema wenig rezipiert.

Andere Bezeichnungen richten sich nach der Art der Entstehung (z.B. „ekklesiogene Neurose" – eine eher schwache Wortschöpfung, weil natürlich nicht die Kirche allein Neurosen verursacht; „Haftneurosen", „Unfallneurosen", „traumatische Neurosen" – hiermit sind Krankheiten in der Folge umschriebener Ereignisse gemeint). Auch die Art des bewußt und unbewußt angestrebten Krankheitsgewinns wird zur Bezeichnung herangezogen (z.B. „Rentenneurose"). Hinter diesen so gefaßten Etiketten kann sich ein jeweils sehr unterschiedliches Erscheinungsbild darstellen.

Man kann sich zu Recht fragen, ob es angesichts einer solchen Vielfalt und Erscheinungsbreite in der klinischen Wirklichkeit überhaupt berechtigt ist, einzelne Störungsbilder „lehrbuchartig" herauszugreifen. Wir haben uns diese Frage wiederholt gestellt und kamen zum Schluß, daß dem Anfänger ohne eine irgendwie geartete Systematisierung noch weniger gedient ist. Daher bleiben wir auch im Bereich der „Speziellen Neurosenlehre" unserem Prinzip treu, eher zu vereinfachen als zu komplizieren –

auch wenn dies dem Erfahrenen manchmal bedenklich erscheinen mag.

Wir haben uns angewöhnt, auf Ein-Wort-Diagnosen, die weder nosologisch abgesichert sind noch dem Patienten gerecht werden, zu verzichten. Stattdessen stellen wir die Diagnose in drei verschiedenen Bereichen:

1. die *klinisch-symptomatische Diagnose*
   (das ist das phänomenologische Bild, das der Patient uns von seiner Symptombildung her bietet),
2. die *dynamisch-strukturelle Diagnose*
   (das ist der Versuch, den genetischen Konflikt, dessen Hauptabwehr und Verarbeitungsformen und die Persönlichkeitsstruktur zu beschreiben),
3. die *soziale Diagnose*
   (das ist die Aussage über die sozialen Beziehungen, das soziale Verhalten und den sozialen Status des Patienten).

Auf diese Art und Weise wird die Diagnose zwar länger und für den Anfänger auch unübersichtlicher. Mit Sicherheit wird sie dadurch aber nosologisch weniger anspruchsvoll und der Einzelpersönlichkeit des Patienten gerechter.

Zur Darstellung der *genetischen und dynamischen Theorie* der Neurosen ist ebenfalls eine Vorbemerkung nötig. 90 Jahre psychoanalytische Forschung haben nicht nur eine sehr detaillierte Kenntnis der unbewußten dynamischen Abläufe im Rahmen der psychischen Störungsbilder erbracht, sondern auch viele Widersprüche, Ungereimtheiten und Eigenwilligkeiten einzelner Autoren. Fenichels klassisches Lehrbuch gibt ein Zeugnis davon. Wir sind bei unserer Darstellung einmal mehr der Linie gefolgt, nur das Gesicherte und weitgehend Unumstrittene darzustellen. Und dies wieder in einer reduzierenden Form, bei der psychodynamische Grundmechanismen vorgestellt werden und auf alles üppige Rankenwerk, das die psychoanalytische Theorie sonst auszeichnet, verzichtet wird.

Vor der Darstellung der einzelnen Krankheitsbilder soll eine *Synopsis* eingeschoben werden (s. Tab. 4). Diese Übersicht verdeutlicht, wie das gleiche Symptom – z.B. Angst, Depression – als zeitlich erstrecktes subklinisches Phänomen (Charakter, Persönlichkeit), als kurzdauerndes Ereignis (Reaktion, Krise), als prägender Zug eines umschriebenen psychoreaktiven Krankheitsbildes (Neurose) oder innerhalb eines schwersten psychischen Zusammenbruchs (Psychose) auftreten kann. Auch innerhalb rein organisch bedingter psychischer Krankheitsbilder können die gleichen Phänomene auftreten, was in der Übersicht aber nicht ausgeführt ist.

War eingangs bereits mehrfach auf die Unschärfe des Neurosebegriffs eingegangen worden, so soll diese Übersicht noch einmal optisch verdeutlichen, daß das, was wir Neurose nennen, oft mühsam und oft ein wenig künstlich gegenüber anderen nosologischen Gruppen abgegrenzt werden muß. Auch war auf das vielfältige Überschneiden der einzelnen Bilder untereinander (im Schema: vertikal) hingewiesen worden. Die in der Synopsis *in Kursivschrift geschriebenen Krankheitsbilder* werden nachstehend ausführlicher besprochen. Sie sind aus nosologischer Sicht das, was wir traditionell als *Psychoneurosen* bezeichnen.

Epidemiologie

Neurosen machen mit Sicherheit einen relevanten Anteil der Erkrankungen im Sinne der RVO (Reichsversicherungsordnung) in der Bundesrepublik Deutschland aus. Die absoluten Zahlen sind schwer zu erfassen. So wurde geschätzt, daß bis zu 60% der Patienten, die wegen irgendeiner Beschwerde einen praktischen Arzt aufsuchen, neurotische oder psychogen mitbedingte Erkrankungen hätten (Mitscherlich). Die Schwierigkeit solcher Schätzungen liegt im Fehlen einer verbindlichen Übereinkunft, welche psychischen Abweichungen man als neurotisch oder allgemein als „krank" auffassen will. Das Krankheitskonzept bleibt das Hauptproblem epidemiologischer Forschung im Bereich der Neurosen. Die Mannheimer Arbeitsgruppe von Schepank fand in *Zufallsstichproben der Allgemeinbevölkerung* (also keine Patienten!) 27% mit nennenswerten psychischen und körperbezogenen Beschwerden (Schepank 1987). Das ist eine erstaunlich hohe Zahl. Die Studie von Dilling u. Mitarb. (1984) im Landkreis Traunstein kam auf immerhin 18,6 % der Normalbevölkerung mit nennenswerten Anzeichen einer weitergehenden neurotischen Störung. Daß *unspezifische psychosomatische Symptome* in der Allgemeinbevölkerung weit verbreitet sind, ist seit langem bekannt.

Tab. 4. Symptomorientierte Synopsis der neurotischen (Kursivdruck) und anderer klinischer Bilder.

Charakterneurose „Abnorme Persönlichkeit"	Kurzzeitige Reaktion	Neurose	Psychose
Paranoider Charakter	Paranoide Reaktion	*Sensitive Entwicklung (paranoide Neurose) (schizoide Neurose)*	Paranoide Psychose „Paranoia" Schizophrene Psychose (simplex, Hebephrenie)
Schizoider Charakter Narzißtischer Charakter	Narzißtische Krise	*Narzißtische Neurose („Pan-Neurose") Borderline-Syndrom*	
	Episodische Depersonalisation/Derealisation	*Depersonalisation Derealisation bei Neurosen*	Depersonalisation Derealisation bei Psychosen
	Hypochondrische Reaktion	*Hypochondrie*	Hypochondrischer Wahn
Depressiver Charakter	Depressive Reaktion (Trauer?)	*Neurotische Depression*	Depressive Psychose („endogene Depression") („Melancholie")
Zwangscharakter	(„anankastische Reaktion")	*Zwangsneurose*	Zwangserscheinungen bei verschiedenen Psychosen
(Angstcharakter)	„Angstanfall"	*Angstneurose Phobie (Angsthysterie)*	Angstzustände bei verschiedenen Psychosen
Hysterischer Charakter	(hysterische Reaktion)	*Hysterische Neurose/ Konversionsneurose*	(„hysterische Psychose")

In mehreren Untersuchungen fand sich, daß gut 50 % der gesunden Bevölkerung eines der Symptome aus der Gruppe: Kopfschmerzen, Schlafstörungen, Unruhe, Schweißausbrüche, Schwindelgefühle, Nervosität u.a. *auf Befragen* angeben. Unter den eigentlichen Patienten in der Praxis oder Klinik liegt dieser Anteil sicher noch höher. Man wird bei zurückhaltender Einstellung davon ausgehen können, daß bei etwa einem Drittel bis zur Hälfte der Patienten, die den Arzt wegen subjektiver Beschwerden *aufsuchen,* neurotische Probleme beteiligt oder ausschließlich verursachend sind. Von diesen Patienten wird sich nur eine verschwindende Minderheit selbst als psychogen oder neurotisch krank ansehen. Die Aufklärung der Bevölkerung trägt zur Veränderung solcher Daten bei. Die Fähigkeit zur Anerkennung eines eigenen Symptoms als neurotisches, vor allem aber das Aufsuchen eines Psychotherapeuten setzt bereits eine Überwindung der Angst vor sozialer Stigmatisierung voraus. (Man wußte ja schon immer, daß der X. nicht „ganz richtig" sei...). Bessere Schulbildung, besserer Sozialstatus und liberalere Grundhaltung sind der Selbstwahrnehmung einer neurotischen Störung und der Anerkennung von Therapiebedürftigkeit förderlich. Schlechtere Schulbildung, ein niedriger oder sehr hoher (finanzieller) Sozialstatus, besonders aber eine starre und konservative Einstellung in allen Lebensfragen sind ihr eher abträglich. Der typische Neurotiker in Psychotherapie ist meist Angehöriger der unteren oder oberen Mittelschicht. Frauen überwiegen gegenüber Männern. Das mag damit zu tun haben, daß Frauen sich Krankheiten sozial eher „leisten" können. Wir haben darüber hinaus den Eindruck, daß Frauen allgemein introspektionsbereiter, reflektierender und weniger defensiv sind als Männer, die sich wahrscheinlich dem Zwang, „groß, stark und gesund" sein zu müssen, stärker unterwerfen. Soziale Veränderungen sind von großem Einfluß auf die Epidemiologie der Neurosen. In *Krisenzeiten* (Krieg!), in denen die Realängste die neurotischen in den Hintergrund drängen, sinkt die Zahl der Neurosekranken abrupt, in Zeiten des Überflusses steigt sie an. Die *Drohung des Arbeitsplatzverlustes* hat einerseits eine deutliche neurotogene Potenz, zwingt aber andererseits die Patienten zu verstärkter Symptomunterdrückung. Die reale, längerdauernde *Arbeitslosigkeit* scheint das Ausmaß neurotischer Beschwerden insgesamt zu erhöhen. Schepank faßt 1986 die *epidemiologische Situation für die BRD* folgendermaßen zusammen:

1. Zwischen 80 und 95% der Erwachsenen kennen irgendwelche psychogenen Symptome an sich selbst; diese können kurzdauernd und passager sein.
2. 50% der Bevölkerung zeigen deutliche psychogene Symptome. Suchten sie einen Fachmann auf, was tatsächlich nur ein Bruchteil tut, dann ließe sich eine ICD-Diagnose (Int. Classific. of Diseases der WHO) stellen.
3. Mindestens 15% und höchstens 30% der Erwachsenen zwischen 20 und 50 Jahren sind weitergehend betroffen; sie gehören zu den „echten Fällen" – auch wenn sie keinen Arzt aufsuchen. Die Hälfte dieser Gruppe benötigt fachpsychotherapeutische Hilfe.
4. Frauen sind deutlich häufiger betroffen, insbesondere bei den Psychoneurosen und funktionellen psychosomatischen Störungen. Männer überwiegen bei den Persönlichkeitsstörungen, Alkoholismus, Suiziden und Delinquenz.
5. Die Frage, ob sich psychogene Störungen in den unteren sozialen Schichten gehäufter finden, ist noch unentschieden. Es gibt Hinweise in dieser Richtung; für die Psychoneurosen gilt dies wahrscheinlich nicht.

2.1. Neurosen mit ausgeprägter Angstentwicklung

Angst ist ein ubiquitär menschliches Phänomen. Für die Evolution und die Anpassungsleistungen des Menschen kommt ihm wahrscheinlich eine besondere Bedeutung zu. J. Bowlby stellt fest, daß auffällig nur sei, wenn ein Mensch zuviel oder wenn er zuwenig Angst habe. Angst ist in seinen Worten erst einmal eine „natürliche Disposition des Menschen" (1976). Neurosen, so war definiert worden, dienen der Abwehr von unerträglicher Angst bzw. sind unzureichende Versuche, Angst zu vermeiden. Bei einer Reihe von neurotischen Bildern wird die Angst jedoch zum Leitsymptom und nimmt in der Symptomatik einen wichtigen Rang ein. Die Abwehr der Angst ist hier offensichtlich mißlungen. Die wichtigsten klassischen Krankheitsbilder dieses Typs sind die *Angstneurose,* die *Phobien,* die *Herzangstneurose* und die *Hypochondrie.*

Von biologischen Psychiatern ist in den letzten 15 Jahren betont worden, daß es neben den psychogenen oder psychoreaktiven klinischen Angstformen andere Zustände gibt, von denen mit einer gewissen Berechtigung angenommen werden kann, daß in ihrer Entstehung genetische und biologische Faktoren beteiligt sind. Dieser Angsttyp wird meist als *Panikattacke* oder als *Paniksyndrom* bezeichnet – je nachdem, ob die Angstanfälle vereinzelt oder gehäuft auftreten. Dieses „neue" Syndrom überschneidet sich mit den uns bekannten Klassen in vielerlei Hinsicht und reicht weit in den Bereich der Angstneurose und Phobien, insbesondere der Agoraphobien hinein, bei welcher seit langem scheinbar unmotivierte Angstanfälle beobachtet wurden. Im Rahmen unserer Neurosenlehre, die sich bevorzugt mit psychogenen Erkrankungen befaßt, möchten wir uns gegenüber dieser neuen Forschungsrichtung abwartend verhalten. Insbesondere von Verhaltenstherapeuten ist fundierte Kritik an einem solchermaßen biologisch begründeten Angstsyndrom geäußert worden (Hand u. Wittchen, 1986).

Darüber hinaus erscheint auch bedenkenswert, wie im neuen Forschungstrend der *anthropologische Gesichtspunkt der Angst* kaum noch Relevanz behält. In der Depressionsforschung hat die Verarmung menschlicher psychologischer Phänomene durch ihre Reduktion auf behaviouristisch-lerntheoretische Gesichtspunkte einerseits und neurobiologische andererseits genauso sicher zu eindrucksvollen Forschungsergebnissen geführt, wie sie das psychodynamische und anthropologische Depressionsverständnis aus dem Bewußtsein des Arztes weitgehend verdrängt hat. Die sich für die Klinik der Ängste in gleicher Weise abzeichnende Entwicklung (Autoren wie Sheehan sprechen konsequent von einem „endogenen Angstsyndrom") erscheint uns auch aus diesem Grunde nicht ohne Probleme.

2.1.1. Der Angstanfall (Panikattacke)

Angstanfälle sind nosologisch unspezifisch. Sie kommen bei zahlreichen psychogenen und somatisch begründeten Krankheitsbildern vor und bilden im hier zu behandelnden Zusammenhang ein wesentliches Element aller Angstneurosen sowie der Mehrzahl der Agoraphobien (s. u.). Auch bei den Krankheiten mit gerichteten Ängsten, insbesondere den körperbezogenen Phobien, treten ausgeprägte (gegenstandsbezogene) Angstüberflutungen auf. (Eine Darstellung der *körperlichen Korrelate des Angstanfalls* erfolgt im nachfolgenden Kap. 2.1.2. im Rahmen der Angstneurose.)

Der scheinbar unbegründete *spontane Angstanfall* ist unter dem
Namen der *Panikattacke* zum Paradigma eines biologisch be-
gründbaren Angstmodells geworden. Die Argumentation für eine
biologische Begründbarkeit erfolgt bis heute vorwiegend über das
therapeutische Ansprechen auf Antidepressiva. Neben der schon
erwähnten Kritik an einem solchen *rein* biologischen Angstmodell
sind Bedenken auch aufgrund der Phänomenologie angebracht.
Der für die *„Panikstörung"* definitorisch im DSM-III-R angenom-
mene fehlende Zusammenhang mit angstmachenden Reizen oder
Situationen ist problematisch. Jeder Angstneurotiker hat schon
aus Gründen der Abwehr und Erhaltung der Selbstachtung ein Interesse daran, den Angstanfall als ohne jeden Zusammenhang mit
seiner Person und seinen Problemen ablaufend zu erleben. Die
Angst wird erst einmal als „grundlos" erlebt. Im dynamischen Sinne gilt das auch noch für die Phobien, bei denen der Patient ver-
standesmäßig ja auch „weiß", daß er realistisch betrachtet keine
Angst zu haben bräuchte. Es bedarf eines längeren Stücks analytischer Psychotherapie, bevor Angstzustände als subjektiv sehr
wohl begründet erlebt werden können.

Ein wichtiges und mit einigem Recht als gesondert zu erfassendes
Ereignis im Rahmen der Angstanfälle ist ihre Kombination mit
Hyperventilationsabläufen. Dieses Krankheitsbild wird traditionell als *Hyperventilationstetanie,* bzw. als „Kardiorespiratorisch-
tetanieformes Syndrom" (Delius) bezeichnet. (Es geht im Sinne
der Definition des DSM-III-R ganz in der dort sogenannten Panikstörung auf.) Eine Kombination von Angstanfällen mit einer
Hyperventilation ist z.B. für mehr als die Hälfte der Agoraphobien gesichert. Das klinische Bild entsteht durch die massiv verstärkte Atmung, welche dann über die sekundäre Alkalose des
Blutes tetanieforme Krämpfe, insbesondere der Hände („Pföt-
chenstellung") bewirkt. Das Krankheitsbild der Hyperventilationstetanie ist eher häufig. Früher oder später sieht es jeder, der
in einer Notfallambulanz tätig ist. Oft haben die Patienten auch
keine bewußte Angst, genauso wenig wie sie ihre Hyperventilation
selbst wahrnehmen. Von hier aus gibt es einen fließenden Übergang zu einer dramatisierenden Ausgestaltung und Darstellung des
Anfalls, was mit einiger Berechtigung seine Betrachtung als ein
dann auch *hysterisches Phänomen* gestattet. Nicht selten werden
Anfälle dieser Art auch im sozialen Feld erpresserisch eingesetzt.

Die symptomatische *Therapie* ist entsprechend einfach: Wichtig ist ein bestimmtes und ruhiges Auftreten gegenüber dem Patienten. Teilweise kann man ihn rein verbal dazu bringen, die Hechelatmung einzustellen. Durch die vor den Mund gehaltene Hohlhand wird die Rückatmung von CO_2 verstärkt, was wiederum die Azidose des Blutes und somit den Rückgang der Erscheinungen fördert. Bei schwersten Angstanfällen sollten Anxiolytika gegeben werden.

2.1.2. Die Angstneurose

Als Angstneurose bezeichnen wir eine Neurosenform, bei welcher die Patienten unter diffusen Angstzuständen wechselnder Intensität leiden, welche sich bis zu *Angstanfällen* steigern können. Die Ängste sind nicht gebunden, sondern „frei flottierend" (Freud), und zeigen eine ausgeprägte Tendenz zur Somatisierung. Oft nimmt der Patient anfangs nur die körperlichen Beschwerden und nicht seine Ängste wahr. Das Krankheitsbild wurde 1895 erstmalig von S. Freud beschrieben. In den USA ist der Begriff noch stärker an mehr internistische Konzepte (Effort-Syndrom, neurozirkulatorische Asthenie) gebunden. Vermutlich ist die Herzangstneurose (s. Kap. 2.1.4.) eine relativ distinkte Unterform der Angstneurose.

Vorkommen und Verlauf

Die Angstneurose ist ein häufiges Krankheitsbild; generell gehören Ängste neben Depressionen zu den meistgeklagten Beschwerden psychisch Kranker. In der Mannheimer epidemiologischen Studie fanden sich 3,9% Angstneurosen in der Normalbevölkerung. Eine Größenordnung der Inzidenz bis zu 5% wurde auch für andere Länder gesichert. Eine klinisch relevante „Ängstlichkeit" ist in der Bevölkerung etwa doppelt so hoch vorzufinden. Der Krankheitsverlauf zeigt nach Feststellung aller Autoren eine deutliche Tendenz zur Chronifizierung. Im Alter tritt, wie bei vielen neurotischen Symptomen, eine spontane Milderung auf. Offensichtlich ist insgesamt die Behinderung durch die Erkrankung nicht so schwer wie bei vergleichbaren Störungen. Mit gut 40% stellen depressive Verstimmungen die häufigste Komplikation dar.

Symptomatik

Der Angstneurotiker hat mit wechselnder Intensität ständig vor allem und jedem Angst. Freud stellte in seiner klassischen Beschreibung von 1895 folgende Symptome zusammen, denen spätere Autoren kaum noch etwas hinzufügen konnten:

1. Allgemeine Reizbarkeit wie gesteigerte Erregung, Überempfindlichkeit gegen Geräusche und Schlaflosigkeit.
2. Ängstliche Erwartung. „Die ängstliche Erwartung ist das Kernsymptom der Neurose ... man kann sagen, daß hier ein *Quantum Angst frei flottierend* vorhanden ist, welches bei der Erwartung die Auswahl der Vorstellungen beherrscht und jederzeit bereit ist, sich mit irgend einem passenden Vorstellungsinhalt zu verbinden".
3. Angstanfälle. Diese brechen entweder plötzlich ein (Gefühl des „Schlagtreffens") oder sind an Körperfunktionen (Atmung, Herztätigkeit, Vasomotorik usw.) gebunden.
4. Vegetative Äquivalente des Angstanfalls wie Störungen der Herztätigkeit, der Atmung, Schweißausbrüche, Zittern und Schütteln, Anfälle von Heißhunger, anfallsartige Durchfälle und weitere.
5. Nächtliches Aufschrecken, das einen Angstanfall vertritt.
6. Schwindelphänomene, die man ebenfalls als Angstkorrelate auffassen muß, und die bis zu Ohnmachten gehen können.
7. Phobische Phänomene, die Freud bereits in zwei Gruppen aufteilte, grob in die isolierten Phobien und die Agoraphobie (s. Kap. 2.1.3.).
8. Eingeweidebeschwerden (Brechreiz, Übelkeit, Durchfall, Harndrang).
9. Parästhesien, die den Schwindel oder Angstanfall begleiten.

Psychodynamik und Psychogenese

Freuds anfängliches Verständnis ging dahin, daß die Angstneurose durch an der Abfuhr gehinderte sexuelle Erregung verursacht werde. Dieses noch physiologische Modell ließ er selbst wieder fallen. Es gibt Hinweise in der späteren Literatur, daß das Modell der gestauten Erregung für alle Motivationsverarbeitungen der Angstneurotiker auf eine Weise doch zutrifft. Im Gegensatz zum Konversionsneurotiker seien den Angstneurotikern aufgrund ihrer Hemmungen keine entlastenden Handlungen (Agieren) und somit keine motorische Abfuhr möglich. Deswegen seien die Patienten bei stärkeren Reizen dem im Inneren entfesselten Erregungssturm mit seinen Angstaffekten hilflos ausgeliefert (Schwidder, 1972). Auch Nemiah (1980) diskutiert die Breite der psychoanalytischen Angsttheorie für die Genese der Angstneurose (Überich-Ängste, Kastrationsängste, Triebängste). Es ist offensichtlich, daß diese beiden Autoren, die stellvertretend für andere stehen, meinen, auch das Krankheitsbild der Angstneurose am besten mit dem Konfliktmodell erklären zu können. Daß dieses Verständnis für eine Reihe von angstneurotischen Patienten das geeignetste ist, steht außer Frage. Inzwischen muß aber als gesichert angenommen werden, daß bei der Angstneurose sehr viel stärker als bei der Phobie früh erworbene Ich-strukturelle Veränderungen pathogenetisch eine Rolle spielen. Der einleitend zitierte Bowlby hat eine große Anzahl von Untersuchungen anderer Autoren über Angstpatienten neu interpretiert. Die traumatisch erheblich belastete Entwicklung, die die Verfasser zwar berichten, aber pathogenetisch nicht beachtet hatten, war in vielen Fällen nachweisbar. Studt (1983) untersuchte 88 Angstpatienten mit Angstneurosen und Phobien. Er fand aufgrund einer Inhaltsanalyse der Entwicklungsbedingungen, insbesondere der frühen Bezugspersonen, der Natur der Objektbeziehungen, des Kindheitsverhaltens, der frühesten Kindheitserinnerungen und traumatisierender Erlebnisse, daß die Angstneurotiker sich in ihrer Ätiopathogenese als deutlich schwerer gestört denn die Phobiker erwiesen.

Folgende Erklärung bietet sich an: Die Ängste des Angstneurotikers persistieren größtenteils, weil seine Entwicklungsbedingungen es ihm nicht erlaubten, eine stabile Persönlichkeit mit stabilen Angstbewältigungsmechanismen zu etablieren. Der konflikthafte Umgang mit den Ängsten, das oft hysterieforme Agieren und Dramatisieren könnten in diesem Sinne als sekundäre Versuche der „Neurotisierung" von erhaltenen Entwicklungsschäden interpretiert werden. Die Grenzen zum Borderline-Syndrom sind gerade im Bereich der Angstneurose, wie sie hier konzipiert wird, fließend. Die Ich-Schwäche besteht also nicht nur darin, daß Angst so gut wie gar nicht toleriert wird („Angst vor der Angst"), sondern auch darin, daß die *Abwehr der Angst in der*

Neurose praktisch *mißlungen* ist. Die quantitative Reduzierung
von Angst, die alle anderen Neuroseformen irgendwie leisten,
gelingt bei der Angstneurose am schlechtesten. Die Angst bricht
selbst als Symptom durch. Auffallend ist bei allen Patienten mit
stärkergradiger Angstentwicklung das Bedürfnis nach starken
„Schutzfiguren". Bei der Besprechung der Phobien wird hierauf
noch eingegangen werden.

Es sei darauf hingewiesen, daß nicht von allen Autoren die
Angstneurose in der geschilderten Form als eine relativ schwere
Störung abgegrenzt wird. In unserem Verständnis können sich ja
für die extremen Formen fließende Übergänge („Pan-Angst")
zum Borderline-Syndrom ergeben. Vielfach wird einfach von
Angstneurose gesprochen, wenn der Patient größere manifeste
Angst zeigt und über Ängste klagt. Dem gegenüber ist unsere
Verwendung des Begriffs der Angstneurose spezifischer.

Die *Differentialdiagnose* muß deswegen vor allem von Angstzuständen beim Borderline-Syndrom und bei Psychosen abgrenzen. Panikartige Angstzustände finden sich auch nach Rausch-
giftintoxikation („Horrortrip"); die Ursache dieser Zustände
wird von den Patienten jedoch meist angegeben.

Modell der Angstentstehung bei der Angstneurose:

Erlebnis „innere Gefahr" → Angst → unzureichende Ab-
wehrmöglichkeiten → Durchbruch der Angst selbst als Symptom

Der Patient erlebt immer wieder (meist ohne umschriebene auslösende Situation) seine innere „Brüchigkeit", seine Ich-Schwäche. Dieses Erlebnis führt zum Bedrohungsgefühl, dieses löst
Angst aus. Da die Angst nur unzureichend abgewehrt werden
kann – eben wegen der Ich-Schwäche – kommt es zum mehr
oder weniger starken Durchbruch der Angst als Symptom.
Angstfreiheit ist nur schlecht für den Patienten herstellbar.

Klinisches Beispiel:

> Es handelt sich um eine 21jährige Frau, die in einer psychosoma-
> tischen Klinik aufgenommen wird. Bei der Aufnahme schildert
> sie, daß sie diffuse Angstgefühle, Ängste vor allem und jedem

habe, die sie nicht begründen könne. Diese Ängste überfielen sie schlagartig, sie könne nichts dagegen unternehmen, am schlimmsten seien die Ängste nachts. Sie berichtet dann, daß die Beschwerden ziemlich genau 1 Jahr vor der stationären Aufnahme auftraten. Ihr wurde damals abends immer schlecht, anfangs noch ohne Angstzustände, jedoch habe sie immer gleich an die schlimmsten Krankheiten gedacht und deswegen große Befürchtungen gehabt. Als eine Internistin ihr sagte, daß ihre Übelkeit etwas mit seelischen Ursachen zu tun habe, schwanden die körperlichen Symptome fast schlagartig und der Patientin wurden jetzt Ängste bewußt, die sie vorher als solche nicht wahrgenommen hatte.

Hier kurze Angaben zur Biographie der Patientin: Sie ist das älteste von 4 Kindern einer Frau, die sich als halbprofessionelle Prostituierte im Umkreis von US-Kasernen bewegte. Alle 4 Kinder stammen von einem anderen Vater. Die ersten 3–4 Lebensjahre verbringt die Patientin in verschiedenen Pflegestellen, wo sie z.T. mißhandelt wurde. Zwischendurch bestanden auch Heimaufenthalte. Ab dem 4. Lebensjahr lebte sie bei der Großmutter. Jetzt stabilisiert sich das Leben deutlich. Die Patientin schließt die Schule mit der mittleren Reife ab und macht eine Lehre als Industriekauffrau. Sie kümmert sich mit auffallendem Interesse um die jüngeren Geschwister, macht die nötigen Gänge zu den Sozialämtern und setzt auch die Mutter unter Druck, damit diese sich nicht ständig ihren Verpflichtungen entzieht. Nach allem, was wir in Erfahrung bringen konnten, ist sie die Stabilste in dieser so geschädigten Familie. Der Zusammenbruch der Patientin, der mit der Übelkeit beginnt, die während der ersten Wochen noch für die Angst stand, steht in einem unmittelbaren zeitlichen Zusammenhang mit dem Verlust des Arbeitsplatzes.

Obwohl es auch hier einige Hinweise auf Bereiche gibt, in denen man das psychoanalytische Konfliktmodell einsetzen könnte, scheint es uns insgesamt sinnvoller hier mit dem Modell des erhaltenen Entwicklungsschadens zu arbeiten. Fraglos ist die Patientin jemand, der am Beginn seines Lebens massiv geschädigt wurde: wechselnde und wahrscheinlich schlechte Pflegestellen, Heimaufenthalte. Erst mit dem 4. Lebensjahr kehrt eine gewisse Ruhe ein und wahrscheinlich ist es den Großeltern überhaupt zu verdanken, daß die Patientin sich weiterhin so gut entwickelte. Aber die „innere Brüchigkeit" bleibt. So lange die äußeren Umstände gut sind, so lange die Patientin eine erfolgreiche Schülerin und eine angesehene Mitarbeiterin in ihrer Firma ist, kann sie

die strukturellen Defekte ausreichend kompensieren. Als die
Firma in Konkurs geht und sie ihren Arbeitsplatz verliert, kommt
es in der Patientin zu so etwas wie einem inneren Konkurs.

2.1.3. Die Phobien

Phobien sind Neurosen mit gerichteten, an einen Gegenstand
oder eine Situation gebundenen Ängsten. Diese Begrenztheit unterscheidet sie hauptsächlich von der allgemeinen Angstkrank-
heit, der Angstneurose. Erwartungsängste spielen bei den Phobien eine entscheidende Rolle. Durch Vermeidung der furchter-
regenden Situation können die Patienten in der Regel Angstfreiheit erreichen. Diese Beschreibung zeigt gleichzeitig, daß die Abwehr und die Ich-Stärke bei den Phobien deutlich besser sind als
bei den Angstneurosen.

Eine Phobie ist durch folgende Charakteristika gekennzeichnet:

1. Unverhältnismäßigkeit der Angst in bezug auf die reale Situation,
2. die Angst kann nicht durch die Vernunft erklärt oder beseitigt
   werden,
3. sie ist der Kontrolle des Willens entzogen und
4. sie führt zu einer nennenswerten Einschränkung (Leiden) des
   täglichen Lebens.

Es erscheint uns von Wichtigkeit, als Phobien nur Ängste von
erheblicher Relevanz (bis zur Angstüberflutung) zu bezeichnen.
So lassen sich die zahlreichen aber banalen Alltagsphobien, die
immer subklinisch bleiben, ausgliedern und auch die Befürchtungen der Hypochonder (ohne Panikzustände) von den krank-
heitsbezogenen Phobien abgrenzen.

Klassifikation

Früher wurden die Phobien durch zahlreiche griechisch-lateini-
sche Wortneuschöpfungen nach dem auslösenden Reiz klassifiziert, was zu umfangreichen, aber nichtssagenden Katalogen geführt hat. Unter dem Einfluß von Marks überwiegt heute eine
Aufgliederung, die auf der einen Seite *Agoraphobien, soziale Po-
bien* und *isolierte Phobien* und auf der anderen Seite *Krankheitsphobien* und *Zwangsphobien* unterscheidet. Bei der ersten
Gruppe handelt es sich um äußere und bei der zweiten Gruppe

um innere Angstauslöser. Diese neuere Klassifikation wurde auch durch faktorenanalytische Studien insgesamt bestätigt. Alle neueren Bearbeiter haben die Sonderstellung der Agoraphobie gegenüber den anderen betont, worauf wir unten eingehen. Dies ist schon dadurch berechtigt, daß die Agoraphobie mindestens die Hälfte, wahrscheinlich aber ⅔ der phobischen Erkrankungsfälle ausmacht und die anderen Bilder, was Schwere und Ausmaß angeht, in der Regel übertrifft.

Definiert wird die *Agoraphobie* hier als irrationale Furcht vor oder als intensiver Wunsch nach Vermeidung von Situationen, bei welchen das Haus verlassen und öffentliche Orte aufgesucht werden. Die Furcht vor Hilflosigkeit in der Öffentlichkeit wird besonders im Zusammenhang mit Angstanfällen empfunden. *Soziale Phobien* sind solche, bei denen vor allem die Aufmerksamkeit und kritische Beachtung anderer Menschen situativ gefürchtet wird. Angst vor Beschämung spielt eine entscheidende Rolle. Die Ängste zu erröten (Erythrophobie), öffentlich zu essen, zu sprechen, zu schreiben und weitere sind hier die bekanntesten. Die *einfachen Phobien* schließlich sind ein Sammeltopf für alle klar strukturierten Phobien wie Tierphobien (Zoophobien), Höhenängste (Akrophobien), Ängste vor Gewittern, vor Feuer usw.

Vorkommen und Häufigkeit

Phobien sind regelmäßig vorkommende Erscheinungen. Nach verschiedenen Untersuchungen treten sie in der Gesamtbevölkerung mit 5 bis 10% auf, erreichen jedoch nur in einem Bruchteil davon ein schweres Ausmaß. Frauen sind allgemein häufiger betroffen als Männer; bei der Agoraphobie macht ihr Anteil 80 bis 90% aus. Das Ersterkrankungsalter variiert. Tierphobien haben einen Gipfel im Vorschulalter, sie können beim Erwachsenen aber wieder auftreten oder überhaupt persistieren. Schulphobien treten naturgemäß im Schulalter auf. Der Beginn sozialer Phobien häuft sich in der Adoleszenz. Der Beginn der Agoraphobie liegt im dritten Dezennium, kann aber noch deutlich später eintreten. In der Gesamtgruppe der Neurosen im Erwachsenenalter liegt der Anteil der Phobien wahrscheinlich um 5%. Der *Verlauf* ist variabel. Spontane Rückbildungen werden nach einem Jahr seltener, chronische Verläufe scheinen zu überwiegen.

Symptomatik

Die *an ein Objekt oder eine Situation gebundene Furcht* ist das
Leitsymptom der Phobie. Die verschiedenen Befürchtungen wurden bereits bei den Einteilungsentwürfen eingeführt. Insgesamt
variiert die Symptomatik deutlich. Dies gilt einerseits für die Intensität der Symptome, die z. B. von der subklinischen Angst vor
Spinnen, welche viele Frauen verspüren, und der man Symptomrang kaum zubilligen kann, bis hin zu Zuständen schwerster Behinderung reicht. Andererseits ist auch die Varianz der Symptomqualitäten groß. Sie reicht von den isolierten, stabilen Phobien, mit denen ihre Träger oft einen erträglichen Modus vivendi
finden, bis hin zu den schweren, progredienten und chronifizierenden Formen, die sich immer mehr ausbreiten. Die klinisch bedeutsamsten Phobien sind solche vor offenen Plätzen, Menschenansammlungen oder geschlossenen Räumen (Kabinen,
Kino, Theater u. a.), Verkehrsmitteln (Bahnen, besonders Flugzeugen). Diese Störungen können sich untereinander vielfältig
kombinieren. Bei den Ängsten in geschlossenen Räumen
(Klaustrophobien) spielt wohl die Furcht, die Situation nicht jederzeit verlassen zu können, eine wichtige Rolle. Alle Phobien,
insbesondere die Agoraphobie und die letztgenannten können
mit panikartigen *Angstanfällen* verbunden sein. Dann richtet sich
die Angst oft auf den Punkt, in der Öffentlichkeit einen Angstanfall zu bekommen, in eine hilflose Position zu geraten. Es entsteht das klinisch so bekannte Phänomen der *„Angst vor der
Angst"*, gewissermaßen eine Phobophobie. Diese Ängste sind in
Gegenwart von „schützenden Objekten" deutlich gemildert. Entweder sind dies Personen oder sicherheitsgebende Symbole (ein
Hund oder auch nur eine Handtasche oder ein Regenschirm).
Durch *Vermeidung* der gefürchteten Gegenstände oder Situationen kann sich der Phobiker im Prinzip Angstfreiheit verschaffen.

Eine Reihe von Ängsten kann durch Vermeidung nur unvollständig begrenzt werden. Es sind dies besonders die Phobien, welche
sich auf den eigenen Körper, Organe oder Krankheiten beziehen. Die quälende Befürchtung in der eigenen Erscheinung
(Nase, Haut, Kopfform u. a.) mißgebildet zu sein, wird *Dysmorphophobie* genannt. Sie zeigt fließende Übergänge zur monosymptomatischen Wahnbildung. Die Krankheitsängste, vor allem die

Karzinophobie, sind gerade wegen der mangelnden Vermeidungsmöglichkeiten oft kaum erträglich und für Patienten und Ärzte gleichermaßen belastend. Sie zeigen zahlreiche Ähnlichkeiten mit hypochondrischen Entwicklungen. Ängste sich zu beschmutzen oder andere zu verletzen, bilden nicht selten den Übergang zur Zwangsdynamik.

Zugrundeliegende Persönlichkeitsstruktur

Erst in neuerer Zeit gelang es K. König, eine Grunddynamik der phobischen Persönlichkeit zu umreißen. König meint, daß allen diesen Patienten eine Unfähigkeit zur Selbststeuerung in vielen Bereichen, insbesondere aber in der Impulskontrolle gemeinsam sei. Daher neigten alle Phobiker dazu, die Bestimmung über sich selbst an Dritte („schützende Objekte") weiterzugeben. Bei einem Teil der phobischen Patienten handelt es sich um hysterische Persönlichkeiten (siehe dort), das ist aber keineswegs immer der Fall. Die ausgeprägteste Schlangenphobie, die wir jemals sahen, bestand bei einem Mann mit einer ausgesprochenen schizoiden, das heißt affektabspaltenden Persönlichkeit. Eine größere Gruppe von Phobien zeigt auch zwanghafte Charakterstrukturen. Hier überwiegen die Ängste, andere zu verletzen und zu gefährden, und es gibt fließende Übergänge zur Zwangsneurose. Auf die Mittelstellung der Phobien zwischen den Hysterien und den Zwangsneurosen kommen wir noch zurück.

Grunddynamik und Genese

1. Nur bei einer Minderzahl der Phobien handelt es sich um negative Erfahrungen mit dem angstauslösenden Objekt, z. B. mit Schlangen, Fahrstühlen usw., die dann einfach persistieren. (Diese von der Verhaltenstheorie ursprünglich gemachte Annahme ist nicht durch die Klinik zu bestätigen).

2. Ursache der meisten Phobien ist vielmehr eine *unbewußte Phantasie,* deren Inhalt verdrängt ist. Diese Phantasie bezieht sich auf intrapsychisch erlebte Gefahren, für die die in der Außenwelt erlebten Gefahren dann stellvertretend eintreten. Die äußere Situation, die gefürchtet wird, steht symbolisch für eine innere Bedrohung. Genaugenommen heißt das: gefürchtet wird eigentlich die unbewußte Vorstellung, die der Patient mit dem

Objekt Spinne, Maus, Marktplatz usw. verbindet und nicht der Gegenstand selbst.

3. Es findet somit als zentraler Vorgang eine *Verschiebung* des Angstobjektes von innen nach außen statt.

4. Das nach außen verschobene Angstobjekt kann nun *vermieden* werden, was zur situativen Angstentlastung führt.

5. Dieser Vermeidungsvorgang wird durch Lernprozesse eingeübt, kann so chronifizieren und sich auf assoziativ „benachbarte" Situationen ausweiten. Aus lerntheoretischer Sicht ist der Phobiker der Kranke, der sich aus Angst weigert, neue und korrigierende Lernerfahrungen zu machen. Wir vermuten, daß gerade bei chronischen Phobien die auslösende Konfliktdynamik nicht selten längst „abgetan" ist und die Symptompersistenz durch Lernprinzipien (Vermeidung von Neulernen, Generalisierung, soziale Verstärkung) gut erklärbar ist.

6. Nicht selten sind es sexuelle Konflikte, die auf diese Art und Weise in die Außenwelt verlagert werden. Aus einem inneren Konflikt, genaugenommen einem verinnerlichten, wird so ein Konflikt mit der Außenwelt. Beim zwanghaften Typ der Phobie dominieren die Ängste, andere zu gefährden, das heißt aggressive Konflikte.

Dazu ein *klinisches Beispiel:*

Der oben erwähnte Patient mit der Schlangenphobie z. B. hatte – so zeigte das diagnostische Gespräch – einen massiven homosexuellen Konflikt. Er wußte davon nichts. Seine Ängste vor der Homosexualität handelte er als Ängste vor Schlangen ab. Die Schlangen standen symbolisch für den Penis anderer Männer, und das starke Interesse an den männlichen Genitalien hatte sich in eine Angst verkehrt. Schließlich hatte eine Verschiebung auf den unverfänglichen Gegenstand der Schlangen stattgefunden. Aber das Thema hatte für den Patienten weiterhin eine unglaubliche Faszination behalten; er sprach darüber mit Ärzten, Priestern, Zoologen usw. Er sagte: „Wissen Sie, die Schlange ist wie ein uraltes Symbol ... für Weisheit, Verschlagenheit und anderes". Hinter all seinen Ängsten war noch die Faszination durch den eigentlichen Gegenstand seines unbewußten Interesses spürbar. Das Sexualleben dieses Mannes war, wie nicht anders zu erwarten, erheblich gestört. Frauen gegenüber war er von einer panischen

Angst beherrscht, ausgebeutet zu werden; er bewältigte die Angst dadurch, daß er sie auf sexuellem Gebiet wie eine Art Fußabtreter behandelte.

Eine andere Patientin mit multiplen Beschwerden litt unter anderem auch an phobischen Ängsten: „Herr Doktor, insbesondere habe ich Angst vor Vögeln ... brr, wenn ich das Wort schon höre!" Es versteht sich, daß auch bei dieser Patientin die Sexualität massiv gestört war.

Was uns hier erhebliche Schwierigkeiten macht, ist, wie sich die Symbole nach Klangassoziationen richten. Klangassoziationen sind die genetisch ältesten, sie entstehen lange vor den Sachassoziationen. In der Neurose greift das Ich wieder auf solche archaischen Mechanismen zurück. Generell folgt die Verschiebung den subjektiven Assoziationen des einzelnen Menschen. Diese können dem Gesetz der Ähnlichkeit folgen, was von der Lerntheorie betont wird (Generalisierung).

Neben der genital-sexuellen Problematik, die sehr oft klassische, ödipale Konflikte beinhaltet, sind es auch andere Probleme, die den Phobien zugrundeliegen: z.B. Ängste vor starker Exposition, Ängste vor Beschämung, Bloßstellung, aber auch existentielle Ängste wie Befürchtungen, sich zu verlieren, Verlustängste und antizipierte Bedrohungserlebnisse. Die physiologische Verunsicherung, der „grausliche Kitzel", den man auf hohen Türmen und dergleichen empfindet, kann für den Ich-Schwachen eine solche Bedrohung darstellen, daß er die aufkommenden natürlichen Ängste nicht bewältigt, weil sie ihn an weitergehende innere Bedrohungen erinnern (Akrophobie, Höhenangst). Diese Bedrohungen brauchen keine Triebimpulse zu sein, sondern können gleichsam zu Recht empfundene Erlebnisse der Brüchigkeit des eigenen Ichs darstellen. Auch die Beklemmung, die man in abgeschlossenen Räumen empfindet, die abgeschnittenen Fluchtwege, ist primär erst einmal physiologisch. Erst die Verkoppelung mit unbewußten Phantasien schafft die pathogene Ausgangssituation. Konkret geht es oft um die verdrängte Phantasie, *was* man alles in einer Aufzugskabine, einem engen Raum usw. machen kann: Homosexuelles, Heterosexuelles, Aggressives und anderes mehr. Man kann formulieren, daß sich die unbewußte Phantasie sekundär an der äußeren angstauslösenden Situation „festmacht". Durch die Beachtung des Signalcharakters konnte die Verhaltenstheorie Signalqualitäten beschreiben, die offenbar über das Vehikel der „natürlichen Verunsicherung" in besonderer Weise geeignet sind, phobisch „ausgebaut" zu werden. Psychoanalytisch könnte man sagen: Signalqualitäten, die besonders zur pathögenen Phantasietätigkeit (Symbolisierung) einladen.

Das dynamische Grundmuster vieler Phobien baut sich wie folgt auf:

> Verdrängung umschriebener Impulse oder Wünsche → innerer Konflikt → Erlebnis „innere Gefahr" → Angst → Verschiebung der Angst auf Gegenstand oder Situation der Außenwelt → Vermeidung der äußeren Situation

Aus dem ursprünglichen Impuls, etwas subjektiv Verbotenes zu tun, wird so eine Angst vor etwas Äußerem. Der aktive Vorgang („ich will etwas") ist zu einem passiven Geschehen geworden („mir geschieht etwas"). Um den Preis der entstandenen Angst ist der innere Konflikt entlastet. Die *Vermeidung* der angstmachenden Situation gestattet dem Phobiker die Herstellung von Angstfreiheit – zumindest solange seine Ängste sich nicht allzu sehr ausgebreitet (generalisiert) haben.

Diese Art der Symptomentstehung gilt in erster Linie für Phobien, die auf abgewehrten Wünschen basieren. Dient die Phobie mehr der Aggressionsabwehr, so ergeben sich fließende Übergänge zu den Kontrollfunktionen bei der Zwangsneurose. Im Abschnitt über diese Neurose wird auf die besondere Beziehung von Phobie und Zwangsneurose noch einmal eingegangen.

Freud hielt die Phobie für vorwiegend über ödipale Konflikte entstanden. Weil sie hierin der Konversionshysterie gleicht, hielt er sie für eine Sonderform dieses Bildes und nannte sie *„Angsthysterie"*. Die Zusammenfassung erfolgt also über die Annahme einer gemeinsamen Genese. Dieser Betrachtung ist widersprochen worden. Aus unserer Sicht nimmt die Phobie eine echte Mittelstellung zwischen Hysterie und Zwangsneurose ein. Das Bild kann einerseits vorwiegend auf (ödipal-)sexuellen Konflikten beruhen und stellt dann eine Sonderform der Hysterie dar. Das gleiche oder ein sehr ähnliches Bild kann aber auch auf der Abwehr von vorwiegend aggressiven, antisozialen Impulsen beruhen. Dann hat es viel mehr mit einer Zwangsdynamik als mit einer Hysterie zu tun und gestaltet oft jene „Zwangsbefürchtung", die zum Ausgang einer Zwangsneurose werden kann. Und fraglos gibt es Überschneidungen beider Typen, wenn diese nicht sogar die Mehrzahl der Bilder ausmachen. (Diese Erkenntnis ist keineswegs neu und wurde schon 1928 von H. Deutsch herausgearbeitet). Dabei wird sehr deutlich, wie verschiedenartige Konflikte zu sehr ähnlichen oder gleichen Erscheinungen führen können.

Patienten, deren aktive Überkompensation der Angst das Leben zunehmend beherrscht, bezeichnen wir nach Fenichel als *Kontraphobiker*. Diese Menschen sind im gleichen Maße immer gezwungen, das zu tun, was ihnen eigentlich Angst macht, wie der ursprüngliche Phobiker gezwungen ist, eben dies zu vermeiden. Ein typisch kontraphobisches Verhalten wäre z. B., wenn ein Patient mit Höhenängsten die Bergsteigerei zu seinem Freizeitinhalt Nr. 1 macht, dessen Überwertigkeit ihn in einem anderen Sinne dann ähnlich einengt wie die abgewehrte Höhenangst. Da das aktive Umgehen mit Ängsten fraglos die günstigste Richtung der (Selbst-)Heilung aufweist (A. Freud), sollte man von Kontraphobie nur da sprechen, wo eine erneute Einschränkung der psychischen Möglichkeiten durch die Methode der Angstvermeidung erfolgt.

Die Sonderstellung der Agoraphobie als „Pseudophobie"

Die Agoraphobie ist die häufigste, oft schwerste und deswegen klinisch wichtigste Form der gebundenen Ängste. Dennoch ist sie ein eher uneinheitliches Störungsbild. Während früher die „Platzangst" (griechisch: agora = Marktplatz) im Sinne der Angst vor weiten Flächen und Räumen verwandt wurde, meint der Begriff heute eher klaustrophobe Ängste, z. B. solche in Menschenmassen, beim Schlangestehen, in Kaufhäusern, bevölkerten Straßen, Läden und Verkehrsmitteln. Der Bereich der sozialen Ängste (z. B. vor Ansteckung) geht hier kaum unterscheidbar für eine Reihe von Patienten in die agoraphoben über. Die Furcht beginnt oft damit, das Haus oder die Wohnung ohne Begleitung zu verlassen. Oft besteht eine Angst vor einem Ohnmachtsanfall oder einer Herzattacke in der Öffentlichkeit. Damit verdeutlicht sich auch, daß das Syndrom nicht nur durch Ängste, sondern auch durch *vegetative Angstkorrelate* wie Schwindel, Benommenheit, Kreislauferscheinungen, Herzsensationen, Schweißausbrüche u. a. gekennzeichnet ist. Manchmal nehmen die Patienten längere Zeit nur diese körperlichen Veränderungen und noch gar nicht ihre Angst in den entsprechenden Situationen wahr. Oft kristallisieren sich die agoraphoben Ängste später im Bilde der Herzangstneurose. Auch ist bei mehr als der Hälfte der Agoraphobiker die Phobie mit Hyperventilationsanfällen kombiniert. Wegen dieser auffallenden *Ähnlichkeit mit dem Bild der Angstneurose* ist dafür plädiert worden, das Krankheitsbild als Sonderform der Angstneurose und nicht der Phobie zu verstehen. Dieses phänomenale Argument findet auch von der Psychodynamik her eine deutliche Stütze. J. Bowlby, einer der Autoren, die sich in den letzten Jahrzehnten am intensivsten mit dem Problem menschlicher Ängste befaßt haben, meint, daß die Gruppe der eigentlichen Phobien eher klein sei (was auch epidemiologisch zu belegen ist), daß hingegen eine relativ große Zahl von Erkrankungen bestehe, die man besser als *Pseudophobien* bezeichne. Zu diesen rechnet er auch die Agoraphobie. Bei der Phobie fürchtet – nach Bowlby – der Patient die Anwesenheit, Präsenz einer Situation oder eines Gegenstandes, die/den er dann zu vermeiden sucht. Bei der Pseudophobie hingegen leidet der Patient unter der *Abwesenheit* oder dem *Verlust* einer Bindungsfigur oder einer anderen sicheren Basis, auf die er sich normalerweise zubewegen würde. Nach Bowlbys Verständnis hat der Agoraphobiker nicht eigentlich Angst vor den Plätzen, den Straßen oder den Menschenmengen, sondern er vermißt in ihnen eine Beziehungsperson, die ihm Sicherheit vermittelt. Dies ist der Zustand, der ihm panische Ängste macht. Deswegen auch argumentiert Bowlby dafür, die Agoraphobie den allgemeinen Angstzuständen, die hier als Angstneurosen beschrieben wurden, unterzuordnen.

Sicher sind die klinischen Phänomene oft schlecht voneinander abgrenzbar und ineinander übergehend, wie dies schon mehrfach betont wurde. Wir sehen jedoch als allgemeines Element der Phobien die situative Begrenztheit der Angstzustände und die Möglichkeit, sie durch Vermeidung zu kontrollieren. Diese Beschreibung gälte dann auch für die Pseudophobien im Sinne

von Bowlby. Dennoch ist aus Bowlbys Entwicklung der Psychodynamik gut ableitbar, daß es sich hier um eine andere Kategorie
von Phobien als bei den sogenannten einfachen handelt (Bowlby
rechnet auch die Schulphobien wegen ihrer oft wenig beachteten
Bindungsproblematik zu den in seinem Sinne Pseudophobien).

Das nachstehende *klinische Beispiel* zeigt in seiner Ausgestaltung
auch manche angstneurotischen Elemente, wiewohl es aufgrund
der situativen Begrenztheit der Angst und der guten Ich-Struktu-
ren der Patientin die überwiegenden Kennzeichen einer phobischen Neurose bietet:

> Die Patientin ist eine 33jährige Hausfrau, die wegen folgender Be-
> schwerden in einer psychosomatischen Klinik aufgenommen
> wird: Sie leide unter starken Angstzuständen. *Inhalt der Angst* sei,
> daß sie *fürchte, einen tetanischen Anfall* zu bekommen. Diese
> Angst trete auf, sobald sie das Haus verlasse. Wenn sie selbst
> Auto fahre, sei die Angst unerträglich, weswegen sie das Chauffie-
> ren ganz aufgegeben habe. Wisse sie Ärzte in der Nähe, gehe es
> ihr besser. Auch die Brechampulle mit Kalzium „Frubiase", die
> sie in ihrer Handtasche mit sich herumträgt, sowie ein Plastikbeu-
> tel, in den sie bei Bedarf atmen kann, geben ihr eine gewisse Si-
> cherheit. Die Tasche muß sie immer bei sich haben. Orte, an de-
> nen Ärzte nicht erreichbar sind, vermeidet sie.

Man könnte nun nach der bisherigen Schilderung annehmen, daß
die Patientin häufiger solche Anfälle hatte und es überrascht zu
hören, daß nur einmal, 4 Jahre vor der stationären Aufnahme,
eine Tetanie auftrat, die Angst aber vor dem „Anfall" hat sie seither nie verlassen. Die auslösende Situation für diesen ersten Anfall wird sehr genau geschildert: Sie habe damals den Wagen gesteuert und ihr Mann habe neben ihr gesessen. Man war auf dem
Wege zur Schwiegermutter. Der Tag war drückend und heiß.
Beim Überholen eines Lasters auf der Bundesstraße gerät sie
plötzlich in einen Zustand von Panik und muß den Überholvor-
gang abbrechen. Sie kann den Wagen noch am Straßenrand zum
Halten bringen, gerät in eine Hyperventilationstetanie, wird im
örtlichen Kreiskrankenhaus aufgenommen und dort 6 Wochen
lang behandelt. Auch nach der Entlassung ist die Patientin weiterhin zu Hause krank und muß von ihrer Mutter gepflegt werden.

Nachdem sich diese Ängste einige Jahre hingeschleppt haben,
schickt die Familie sie 3 Jahre nach dem Erstereignis in eine psy-

chosomatische Klinik. Dort stellen sich in den Gesprächen sehr
rasch massive unterdrückte aggressive Empfindungen gegenüber
dem Ehemann heraus. Am ausgeprägtesten ist ihr Vorwurf, daß er
seine Mutter ihr vorziehe. Das Wahrnehmen und Aussprechen
solcher abgelehnter Empfindungen macht ihr erhebliche Schuldgefühle. Als die Patientin entlassen wird, kann sie sehr viel mehr
von ihrem Unmut gegenüber dem Mann zulassen und auch ihm
gegenüber zum Ausdruck bringen. Die phobischen Zustände sind
fast ganz abgeklungen.

Zu Hause ändert sich das Bild wieder. Die Ängste vor dem Anfall
treten nach einiger Zeit wieder auf. Als die Patientin 1 Jahr später
in der gleichen Klinik erneut aufgenommen wird, besteht der Status quo ante. Aber die Patientin berichtet jetzt etwas Interessantes. Ihr Mann habe nicht akzeptieren können, daß sie sich geändert habe. Er habe sie bei Kritik „angefahren", und es sei ihr gar
nichts übrig geblieben, als allen Unmut dem Mann gegenüber
wieder zu unterdrücken. Er wolle wieder die sanfte Frau, die er
geheiratet habe, hätte er geäußert, und auf das, was die Psychotherapeuten aus ihr gemacht hätten, könne er verzichten. Wenn
sie das nicht begreife, lasse er sich scheiden und die Kinder bekomme er wegen ihrer Nervenkrankheit ohnehin zugesprochen.

Die Patientin wurde also wieder sanft und im gleichen Maße, wie
diese Anpassung gelang, stiegen die Ängste wieder an. Anmerkungen noch zur Anamnese: Die Patientin ist Einzelkind. Die Eltern werden als sehr lieb und sehr protektiv geschildert. Der Vater
organisierte immer alles für die Patientin bis hin zur Berufswahl
und Ausbildung. Die Mutter wirkte wie eine graue Maus. Als jedoch der Vater einige Jahre vor dem in Frage stehenden Ereignis
starb, „blühte" die Mutter richtig auf. Sie fing an, sich schön zu
kleiden, Freundschaften zu pflegen und Reisen zu machen – alles
Dinge, die sie sich früher nie geleistet hatte.

Wie könnte man diese Phobie verstehen? Die Patientin hat offensichtlich große Probleme mit ihren aggressiven Äußerungen,
und das Ausmaß ihrer aggressiven Bedürfnisse ist ihr vollends
unbewußt. Die auslösende Situation, die hier so eindrucksvoll
ist, hat eine deutlich wahrnehmbare Beziehung zu den abgewehrten Impulsen. Beim Überholen des Lastwagens hat die Patientin
eine ganz konkrete Phantasie. Diese läßt sich etwa folgendermaßen rekonstruieren: „Wenn ich jetzt, wo mir mein Mann ausgeliefert ist, ihn gegen den anderen Wagen fahre, ist er weg". Es
gibt keinen Hinweis, daß die Angst der Patientin irgend etwas

mit einer Angst um sich selbst zu tun gehabt hätte, wo sie doch in gleicher Weise bedroht war (im Sinne objektiver Realität hatte allerdings gar keine Gefahr bestanden). Angst machte ihr nach allem, was wir später erfuhren, nur, wenn sie Aggressives in bezug auf ihren Mann denkt. Dieses explosive Feld, auf das die Patientin bei der Autofahrt emotional gerät, war bereits vorher bestellt worden. Die Mutter der Patientin lebte unerwarteterweise ganz prächtig ohne ihren verstorbenen Aufpasser. Unbewußte Phantasien der Patientin, die bereits früher stimuliert wurden, könnte man in folgender Weise annehmen: „Wo meine Mutter doch so prima ohne den Vater lebt ... vielleicht stünde ich mich auch nicht so schlecht, wenn mein Mann nicht da wäre ...". Was diese Patientin geradezu in Panik versetzt und was natürlich kein Mensch leicht abtut, ist die Tatsache, daß es sich schlicht um Mordphantasien handelt, die für sie bewußt undenkbar sind – im wahrsten Sinne des Wortes. Die therapeutische Entlastung in der Klinik beruhte darauf, daß gezielt die aggressive Hemmung als Fokus der analytischen Psychotherapie gewählt wurde. Hierdurch wurde etwas von dem erreicht, was wir im Jargon die Auflockerung des Über-Ichs nennen. Dadurch kam es zu einer Entlastung des inneren Konfliktes und zur völligen Rückbildung der Symptomatik. Um Mißverständnisse zu vermeiden: Weder beim ersten noch beim zweiten Aufenthalt in der Klinik wurden der Patientin etwa ihre aggressiven Bedürfnisse als Mordimpulse gedeutet. Zur Erarbeitung so tief abgewehrter Motive ist stationäre Psychotherapie kaum einmal in der Lage. Die Kunst besteht eher darin, das *nicht* zu sagen, was man hiervon versteht. Aber die gezielte Bearbeitung der überstrengen Gewissensregung gegenüber jeglicher Aggression führte auch so zu einem begrenzten Erfolg.

2.1.4. Die Herzangstneurose

Kaum ein Krankheitsbild hat so viele Namen. In Deutschland haben sich die Termini *Herzphobie* (Bräutigam) oder *Herzneurose* (Richter) eingeführt. Da sich der phänomenale Begriff des *Herzangst-Syndroms* zunehmend durchsetzt, erscheint uns die Bezeichnung *Herzangstneurose* berechtigt, zumal sie über die Assoziation zur Angstneurose auch das Bild anklingen läßt, mit dem sich die Störung am breitesten überschneidet. Auf das in vielen

Bereichen sich überlappende *kardiovaskuläre Syndrom* (s. 4.2.)
sei hingewiesen.

Dieses Krankheitsbild ist die umschriebenste Phobie, die sich
auf den eigenen Körper bezieht. Objekt der Ängste ist jetzt nicht
mehr ein Teil der Außenwelt, sondern ein Teil der körperlichen
Innenwelt. Im Zentrum der herzneurotischen Ängste steht die
Angst vor der unerkannten Herzkrankheit. Letztlich geht es um
die Befürchtung, am Herztod zu sterben („das Herz könnte ste-
henbleiben"). Oft wird auch direkt die Angst vor dem Herzinfarkt geäußert.

Die *Symptomatik* zeigt alle vegetativen und subjektiv überbewer-
teten Begleiterscheinungen der Angst: anfallsartige „Herzattak-
ken", „Herzangstgefühl", Extrasystolen, paroxysmale Tachykar-
dien, Druck- und Schmerzgefühl über dem Herzen (manchmal
auch im linken Arm!), Beklemmungsgefühl in der Brust,
Schweißausbrüche, Schwindel, Benommenheit. Natürlich muß
die *Differentialdiagnose* zuerst die koronare Herzkrankheit und
den Herzinfarkt ausschließen. Das dramatisierende Verhalten
des Patienten, seine nicht realitätsbezogenen Befürchtungen können, besonders im Falle der Wiederholung, den Erfahrenen diagnostisch schon früh in die entscheidende Richtung weisen.
Es ist auch beschrieben worden, daß der Herzneurotiker den
Schmerz mit dem Finger über der Herzspitze lokalisiere, während der Infarktkranke ihn mit flacher Hand im linken Brustbe-
reich aufzeige – klinische Phänomene, die im Einzelfall natürlich
nur Hinweise sein können. *Ängstliche Überbewertung aller herz-
bezogenen Körpererscheinungen* (Rhythmus, besonders Extrasystolen! Stärke des Herzschlags! Körperpuls!) und anhaltende
Sorge um das Herz sind noch der konstanteste Befund, der diagnostisch auf die Herzangstneurose verweist.

Die Intensität der Ängste ist unterschiedlich. *Herzphobiker* i. e. S.
sind diejenigen mit starken, panikartigen Angstanfällen. Patienten mit Sorgen und Befürchtungen wären *Herzhypochonder* i. e. S.
Eine Unterform stellen hier die sogenannten *Herztodhypochonder*
dar, die zwar keine Angstdurchbrüche erleiden, aber von der Gewißheit, am Herztod zu sterben, gequält werden.

Die Patienten neigen zu häufigem Arztbesuch und Arztwechsel,
um sich immer wieder beruhigen zu lassen. Der organische Be-

fund ist unauffällig, das EKG in der Regel ohne jeden Befund oder vegetativ überlagert, was angesichts der Ängste nicht verwundert. Während die Häufigkeit der allgemeinen Phobien ein Überwiegen der Frauen zeigt, sind bei der Herzneurose die Männer eher überrepräsentiert. Bevorzugt ist das dritte und vierte Lebenjahrzehnt. Die organische Prognose der Herzangstneurose ist gut. Die statistische Wahrscheinlichkeit, einen Herzinfarkt zu bekommen, ist für den Herzangstneurotiker gegenüber anderen nicht erhöht.

Groß ist allerdings die *Gefahr der iatrogenen Fixierung* der psychischen Symptomatik. Viele Ärzte können der Erwartung des Patienten, der sich an sie klammert und eine starke Herausforderung an ihre ärztliche Kompetenz darstellt, nicht widerstehen. Sie neigen dazu, „Minibefunde" mitzuteilen oder organische Scheinerklärungen abzugeben. Die psychotherapeutische Prognose ist besonders bei längerem Verlauf weniger gut. Vor allem deswegen, weil der Patient in der somatischen Medizin und in seiner Umgebung so viel (instrumentelle) Zuwendung erfährt, daß er unbewußt gar nicht einsehen kann, warum er seine eindrucksvolle Krankheit zugunsten einer frustrierenden Gesundheit aufgeben sollte. Das ist das Problem aller psychosomatischen Erkrankungen im weiteren Sinne. – Am sinnvollsten ist für den Arzt eine *klare und eindeutige Stellungnahme* gegenüber dem Patienten, daß sein Herz organisch gesund sei. Gleichzeitig ist es wichtig, dem Patienten zu vermitteln, daß man ihn für *krank* halte, daß man die Genese seiner Beschwerden aber eher im Bereich der Ängste und nicht am Herzen selbst sehe. Die organische Abklärung sollte so gründlich wie erforderlich sein, dann aber nicht bei jedem neuen Angstanfall wiederholt werden. *Die Aussage des Arztes, daß das Herz gesund sei, wirkt unglaubwürdig, wenn ständig neue Untersuchungen erfolgen!* Das gilt noch mehr für die Verordnung herzspezifischer Medikamente. Der Herzneurotiker benötigt weder Koronarerweiterer noch Digitalis! Diese Medikamente schaden ihm vielmehr, weil sie seine „Krankheit" fixieren. Diesbezügliche Wünsche der Patienten sind zurückzuweisen. Wenn erforderlich können *im Anfall* Anxiolytika oder Tranquilizer verabreicht werden. An die Suchtgefahr muß hier immer gedacht werden.

Beckmann und Richter haben anhand testpsychologischer Untersuchungen zwei Typen der Herzneurose unterschieden: den A-Typ und den B-Typ. Der A-Typ zeigt eher ein depressiv-anklammerndes Verhalten und eine Konzentration auf seine Symptomatik. Der B-Typ neigt zu verleugnender Aktivität und „Flucht in die Gesundheit". Diese zweite Gruppe von Patienten versucht, im Sport und in Leistungen aller Art die Krankheit zu überspielen. Wahrscheinlich entspricht der A-Typ mehr der phobischen, der B-Typ mehr der hypochondrischen Form.

Psychogenetisch sind durch die intensive Bearbeitung in den letzten Jahren vor allem unbewußte ambivalente Trennungskonflikte wahrscheinlich geworden. Es besteht eine Nähe zur depressiven Anlehnungsthematik und zur Gefühlsambivalenz (gleichzeitige Haßgefühle und Liebeswünsche gegenüber dem Partner), die auch für die Depression bezeichnend ist. Herzphobiker sind vermehrt Einzel- und jüngste Kinder, denen die Trennung von der Mutter ohnehin schwerfällt. Die Mutter wird gewöhnlich als verwöhnend, dabei aber bestimmend bezeichnet, der Vater scheint eher streng und aggressiv ungehemmt zu sein. Dieser Kontrast aus Verwöhnung und Aggressivität verhindert offensichtlich eine innere Selbständigkeit, mit der später drohende Verlusterlebnisse der verwöhnenden Mutter (und ihrer Nachfolgerinnen) verarbeitet werden könnten (Studt et al., 1983). Krankheitsauslösend sind nach allen Beobachtungen Situationen des realen oder phantasierten Verlassen- und Alleingelassenwerdens, von Trennungen und Verlusten und häufig Fälle von Herztod im Bekanntenkreis oder im öffentlichen Leben (Leitfiguren!). Der Herzanfall, mit dem diese Situation zu beherrschen versucht wird, schafft aufgrund seiner Dramatik rasch neue Ersatzpersonen, an die sich der Patient klammern kann.

2.1.5. Das hypochondrische und das neurasthenische Syndrom

Die Herzneurose wurde früher allgemein auch als Herzhypochondrie bezeichnet. Hypochondrien sind neurotische Störungen mit ausgeprägter *Selbstbeobachtung* des eigenen Körpers und *starker Krankheitsfurcht*. Die Mehrzahl der zeitgenössischen Autoren hält sie nicht für ausreichend abgrenzbar, um sie als Neurose (im Sinne eines eigenständigen Krankheitsbildes) zu verstehen. So spricht viel für den Vorschlag von Kenyon „hypochondrisch" nur noch als beschreibendes Adjektiv zu benutzen.

Die allgemeine Verwendung des Konzepts zeigt heute folgende Charakteristika:

1. Ein übersteigertes Interesse an Fragen der Gesundheit.
2. Die Befürchtung an einer Krankheit zu leiden oder an dieser noch zu erkranken. Dieser Zustand ist mit bewußten Ängsten verbunden.
3. Eine Neigung aus Krankheit inneren oder äußeren Gewinn zu ziehen.
4. Damit hängt ein bestimmtes Krankheitsverhalten („Kult"), bzw. ein bestimmter Stil der Arzt-Patient-Beziehung zusammen.

Hypochondrische Beschwerden können sich, ähnlich wie die oft nur schwer abgrenzbaren Konversionssymptome, praktisch auf jedes denkbare Phänomen beziehen. Ängste begleiten das Bild häufig. Gegenüber den massiven Angstanfällen des Phobikers zeigt der Hypochonder jedoch keine Angstüberflutung, sondern wird von ständigen *Befürchtungen und Besorgnissen* um seine Gesundheit beeinträchtigt. Beim Hypochonder ist das Angstobjekt auch nicht mehr in der Außenwelt – wie beim Phobiker –, sondern es ist sozusagen in die allernächste Außenwelt, in den eigenen Körper gerückt. Wie bei der Phobie jeder Gegenstand der Außenwelt, so kann bei der Hypochondrie jegliches Organ des Körpers Gegenstand der Ängste werden. Aber auch die Furcht vor bestimmten Erkrankungen (von Bedeutung ist insbesondere die Angst vor Krebs, die Karzinophobie) kann man, wenn sie nicht direkt panisch-phobisch ist, den Hypochondrien zurechnen. Patienten mit der Befürchtung, an einem bestimmten Organleiden erkrankt zu sein oder mit der Angst vor einer bestimmten Krankheit, stellen für ihre Angehörigen und die behandelnden Ärzte oft massive Belastungen dar. Alle Versicherungen, daß die befürchtete Störung nicht vorliege, fruchten nicht oder sind nur kurze Zeit wirksam, bevor die Ungewißheit sich wieder durchsetzt und neue Arztbesuche erzwingt. *An die Stelle einer Empfindung ist eine Wahrnehmung getreten* (Schilder). Das ist die Grunddynamik bei der Selbstbeobachtung. Wie bei den Phobien kann es auch bei den Hypochondrien zu einem ausgeprägten *Realitätsverlust* kommen (vgl. Abb. 2).

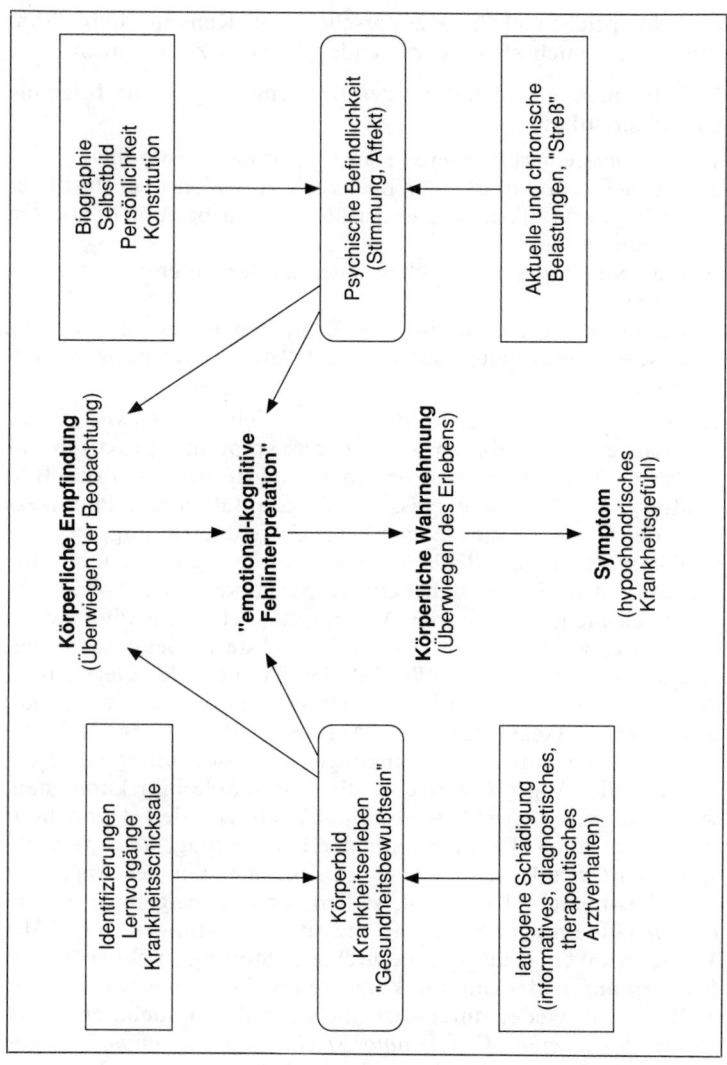

Abb. 2. Pathogenese der hypochondrischen Krankheitsbefürchtungen (in Anlehnung an Überlegungen von P. Schilder 1925 und T. Mayou 1989).

Diese Fähigkeit zur Distanzierung von den eigenen Befürchtungen ist ein gewisser Indikator für die Prognose: Die Hypochondrie kann leichtes und vorübergehendes Ausmaß haben, sie kann aber auch Zeichen einer schweren psychopathologischen Veränderung sein. Eine chronische Hypochondrie ist immer eine prognostisch schlechte Erkrankung. Nach Benedetti ist die Hypochondrie fester Bestandteil des Borderline-Syndroms (s. u.), das er mit der Trias: Beziehungserleben, Hypochrondrie und Depersonalisation symptomatisch umreißt.

Genetische Basis einer weitergehenden Hypochondrie ist ein gestörtes Körperbild (Schilder). Das Körperbild war oben als in der Parallele zur Ich-Entwicklung entstehend beschrieben worden. Das Körperbild der Hypochondrie ist zutiefst magisch. Über den Körper und seine Funktionen herrschen phantastische und teilweise abstruse Vorstellungen. Der Körper wird nach den psychischen Eigenbedürfnissen und nicht nach Anatomie und Physiologie konzipiert. Die gesunden Ich-Funktionen sind genetisch parallel zum Körperbild entstanden und entsprechend unzureichend gereift. Insofern verwundert nicht, daß auch die sozialen Beziehungen des Hypochonders deutliche Störungen aufweisen. Freud meinte, daß bei der Hypochondrie das Körperorgan an die Stelle der sozialen Objekte trete: Die ganze Aufmerksamkeit ist von den Mitmenschen abgezogen und z. B. dem Magen zugewandt. Dieser *Ersatz der sozialen Beziehung durch Hinwendung zu Teilvorstellungen vom eigenen Körperbild* ist eine Grunddynamik der Hypochondrie. Zwischenmenschliche Konflikte können so „verschleiert", diffuse Angst kann so „gebunden" werden. Weitere Bedeutung scheint auch der unbewußten Verarbeitung von Schuldgefühlen zuzukommen. Dafür soll die folgende Kasuistik stehen.

Klinisches Beispiel:

Ein 78jähriger Patient wurde in einer inneren Klinik aufgenommen. Der Mann war im körperlichen Befund altersentsprechend. Grund der Aufnahme war eine Herzinsuffizienz, was hier nicht von Bedeutung ist. Während seines Aufenthaltes bat der alte Mann die behandelnden Ärzte immer wieder vertraulich, sie möchten ihn doch auf die Folgen einer Geschlechtskrankheit hin untersuchen. Er sei ganz sicher, eine Lues zu haben, die aber immer wieder von den Ärzten übersehen werde, obwohl er seit Jahren ständig auf Abklärung dränge. Organisch fand sich kein Hinweis auf eine solche Erkrankung. Die serologischen Reaktionen waren alle völlig unauffällig. In einem Gespräch gestand der alte Mann dann unter Tränen, daß er „ein einziges Mal, Herr Doktor" im ersten Weltkrieg in Flandern in einem Bordell gewesen sei. Vor seinem Gewissen büßte der Patient bei Aufnahme schon über vierzig Jahre mit der hypochondrischen Befürchtung, die Franzosenkrankheit zu haben.

Dieser Verlauf war zwar für den Mann sehr quälend, aber eigentlich noch relativ „benigne". Die ganze Zeit bestand die Angst zirkumskript auf die Geschlechtskrankheit bezogen. Oft weiten sich diese Ängste jedoch aus und erstrecken sich am Ende fast auf jedes Organ und auf jede Krankheit. Die prognostisch schlechtesten Formen wechseln ständig in der Art der hypochondrischen Befürchtungen. Es sieht bei diesen Patienten so aus, als ob ihr Ich zu schwach sei, eine „regelrechte" körperbezogene Phobie auszubilden und an ihr festzuhalten. Diese ständig fließenden hypochondrischen Befürchtungen sind daher auch am ehesten beim Borderline-Syndrom anzutreffen.

Ein Modell der Angstverarbeitung bei der Hypochondrie könnte folgendermaßen aussehen:

Erlebnis „innere Gefahr" → Angst → Verschiebung der Angst auf ein Objekt der (Körper-)Innenwelt

Nur bei monosymptomatischen Hypochondrien, deren Struktur hierin der der Phobien ähnelt, lassen sich umschriebene auslösende Situationen erfassen. Sonst ist der Beginn eher diffus („immer schon ängstlich gewesen") und ein äußerer Anlaß mag die Befürchtungen allenfalls kanalisieren. Die Verschiebung auf den eigenen Körper verunmöglicht eine Vermeidung zur Ausschaltung der Ängste. Während der Phobiker der äußeren Angstquelle entgehen kann, trägt der Hypochonder den Grund seiner Angst ständig mit sich herum. Oder mit anderen Worten: Die hypochondrische Organisation der Angst ist, was die Herstellung von Angstfreiheit angeht, insuffizienter als die phobische (wobei wir die eigentlichen Krankheitsphobien, die aber bereits auf Ich-strukturelle Schwächen hinweisen, einmal vernachlässigen).

Die *Neurasthenie* oder das *neurasthenische Syndrom* wird vielfach als der Hypochondrie nahestehend angesehen und ist ebenfalls nicht als nosologische Einheit („neurasthenische Neurose") sondern nur als deskriptives Syndrom erfaßbar. Der Terminus Neurasthenie (Beard, 1880) war früher weitverbreitet und hat eine große Reichweite. *Leitsymptome* sind jedoch die „nervöse Erschöpfbarkeit", Gefühle von Unfähigkeit, Müdigkeit („fatigue"), geringe Leistungsfähigkeit, allgemeines Schwächeempfinden und Schlafstörungen. Im Laufe der Zeit wurden aber auch alle Beschwerden, die zum weiteren Begriff der funktionellen Syndrome (psychovegetative Syndrome) gehören, auch als Neurasthenie bezeichnet. Die *Pathogenese* wird entweder als reaktiv bedingt oder als psychogen verursacht aufgefaßt. Eine reaktive Neurasthenie kann etwa Folge einer chronischen Überarbeitung oder starker körperlich-seelischer Belastungen sein. Schwäche und Fatigue sind häufig auch symbolische Abwehrkonfigurationen, die in gleicher Weise Schuldentlastung (z. B. gegenüber Gewissensvorwürfen) wie Appell nach Hilfe anderer darstellen. Eine Psychogenese dieser Art erinnert bereits an konversionsneurotische Vorgänge, von denen die Neurasthenie natürlich auch nur schlecht abgrenzbar ist. Insgesamt muß davon ausgegangen werden, daß der Begriff der Neurasthenie weitgehend aus dem klinischen Gebrauch verschwunden ist; an manchen Orten erlebt er jedoch eine gewisse Renaissance, weswegen wir ihn hier einführen. Die entsprechenden Patienten werden wahrscheinlich als neurotische Depressionen, Hypochondrien oder funktionelle Syndrome erfaßt.

Therapie der Neurosen mit Angstsymptomatik

Die Therapie der Neurosen mit Angstsymptomatik muß von den differenten zugrundeliegenden Konflikten ausgehen. Bei den schweren Formen der Angstneurose kann die Psychotherapie nur stützend sein, oft ist eine gleichzeitige medikamentöse (anxiolytische) Behandlung unvermeidlich. Nicht selten entwickeln diese Patienten sekundär eine Medikamentenabhängigkeit, wozu sie ihre gestörte Persönlichkeitsstruktur (genetisch: Defizite und weniger Konflikte) prädestiniert. Phobien sind deutlich besser zu behandeln. Bei isolierten Phobien und Desinteresse des Patienten an einer „aufdeckenden" Psychotherapie (siehe unten) ist Verhaltenstherapie indiziert, die sich hier als besonders (symptomatisch) effizient erwiesen hat. Für die Entwicklung der Verhaltenstherapie waren die Phobien so etwas wie eine Modellkrankheit. Sonst ergibt sich ein weites Feld für die psychoanalytischen Therapieformen. Bei der Herzneurose ist die Prognose des B-Typs besser als die des A-Typs. Die Psychotherapie der hypochondrischen Störungen ist ein ungelöstes Problem, da diese Patienten meist auf ihre Organbeschwerden fixiert sind und jede Form der Psychotherapie als Fehlbehandlung empfinden.

Das leitet über zu der *Arzt-Patient-Beziehung* bei den angsthaften Störungen. Der Hypochonder erlebt jeden Arzt, der diagnostisch und pharmakotherapeutisch auf seine Beschwerden eingeht, als kompetenten Verbündeten, und jeden, der ihn auf die Psychogenese hinweist, als insuffizienten Gegner. Das verleitet viele Ärzte zur Mitteilung von „Mikro-Diagnosen", Vermutungen und ähnlichem, was wiederum die Krankheit des Patienten bestärkt. Allen Neurosen mit Angstsymptomatik ist gemeinsam, daß die Patienten eine Neigung haben, sich an Ärzte als „Schutzfiguren" emotional anzuklammern. Für den Arzt ist zu bedenken, daß alle Entlastung, die er dem Patienten im Moment aufgrund seiner Autorität verschafft, letztlich die Abhängigkeit des Kranken von seinen „Beschützern" verewigt. Deshalb ist der Rückverweis auf die eigenen Möglichkeiten zur Angstbewältigung, die Information über Psychotherapieformen und die Stärkung der Verantwortlichkeit des Patienten für sich selbst sinnvoller. Infolge der raschen Fixierung des Patienten an eine ärztliche Schutzfigur werden alle Formen von *Trennungen* (Arztwechsel auf der Station!) schlecht vertragen. Diese Sensibilität gegenüber Trennungserlebnissen ist bei depressiven und angsthaften Patienten am stärksten ausgeprägt.

2.2. Neurosen mit ausgeprägter Autoaggression

2.2.1. Die neurotische Depression (depressive Neurose)

Als neurotische Depression wird ein Krankheitsbild mit einer chronischen depressiven Verstimmung bezeichnet, das sich hinsichtlich seiner Phänomenologie und Epidemiologie ausreichend von der psychotischen Depression (endogene Depression) abgrenzen läßt. Dem psychoreaktiven Moment in der Entstehung wird besondere Bedeutung beigemessen. Ängste aller Formen sind die häufigste Begleitsymptomatik. Der Begriff neurotische Depression (oder depressive Neurose) kam im ersten Drittel des Jahrhunderts auf, als der alte Terminus der Melancholie zunehmend durch den der Depression (Kraepelin) ersetzt wurde. Er entspricht im klinischen Gebrauch häufig der sogenannten *depressiven Reaktion (reaktive Depression)*. Die unglückliche amerikanische Bezeichnung der „minor depressive disorders", die aus einem Forschungsinstrumentarium (RDC) stammt, ist schon deswegen zu kritisieren, weil sie zwischen ernsthaften und nicht ernsthaften Depressionen zu unterscheiden scheint.

Die nosologische Diskussion der 70er und 80er Jahre tendiert dazu, wegen der Vieldeutigkeit des Konzepts der neurotischen Depression diesen Begriff überhaupt fallenzulassen und von einer *„dysthymen Störung"* (DSM-III) zu sprechen. Nun ist fraglos die Vieldeutigkeit des Etiketts „depressiv" ein altes Problem. So werden vorübergehender Kummer, reale Trauer, Unzufriedenheit mit den Lebensumständen, pessimistische Grundeinstellung, überwältigende Verstimmung und anderes mehr einheitlich bezeichnet. Die amerikanischen Psychiater Klerman u. Mitarb. empfahlen daher 1979 den Begriff „neurotische Depression" fallenzulassen, weil er mit systematischen Kriteriumsanalysen nicht zu fassen sei. Aus unserer Sicht scheint dies ein sehr puristischer und übereilter Umgang mit einem bewährten diagnostischen Konzept, denn der Begriff der neurotischen Depression reicht weiter als der der im DSM-III straff definierten „dysthymischen Störung". Innerhalb der gesamten nosologischen Argumentation sind die meisten älteren und neuen Beiträge schulisch festgelegt. Übergreifende Ansätze wie der von Akiskal und McKinney (1975), die die Depression als den Abschlußprozeß verschiedenster auf die dienzephalen Verstärkungsmechanismen störend einwirkender funktionaler Vorgänge sehen, sind selten.

Vorkommen und Häufigkeit

Nach verschiedenen amerikanischen Studien scheint die Morbidität bei etwa 5 bis 10% der Bevölkerung zu liegen. In der Neurosegruppe machen neurotische Depressionen zwischen 10 und

20% aus. Zusammen mit den Angstpatienten, mit welchen sie sich oft unabgrenzbar überschneiden, umfassen neurotisch Depressive wahrscheinlich mehr als die Hälfte aller Neuroseerkrankungen. Die Erkrankung bevorzugt eindeutig Frauen gegenüber Männern. Es wurden für die USA und auch Europa Verhältnisse von 1:2–3 angegeben. Englische Untersuchungen zeigen auch eine eindeutige Altersverteilung, bei der die neurotische Depression Patienten im 3. und 4. Lebensdezennium, die psychotische Depression im 5. und 6. Lebensdezennium bevorzugt befällt. Diese zweigipfelige Verteilung ist auch für deutsche Patienten gesichert worden. Der Gesamtverlauf tendiert zu einer schwankenden, wellenförmigen Chronifizierung mit Rezidiven und freien Intervallen. Bezeichnend ist auch ein schleichender Beginn und ein langsames Abklingen der Verstimmung.

Symptomatik und Differentialdiagnose

Leitsymptom ist ein *chronischer, depressiver Verstimmungszustand,* oft von wechselnder Intensität. Er wird begleitet von den typischen *Hemmungen* von Aktivität, Interesse, Antrieb, Willenskraft sowie einer ausgeprägten Neigung zu Selbstunsicherheit, Selbstzweifel und schwachem Selbstwertgefühl. Neben der allgemeinen Zurücknahme der eigenen Person bestehen zum Teil ausgeprägte ambivalente Tendenzen mit versteckten oder offenen Vorwürfen, Forderungen, unerfüllbaren Erwartungen und direkten Äußerungen von Aggression. Manifeste oder somatisierte *Ängste* begleiten häufig das Bild und tragen zur Entstehung von Gefühlen von Unruhe und Insuffizienz bei. Die Motivation ist insgesamt „regressiv" und passiv, was nicht ausschließt, daß manche Patienten sich in altruistischen Aktivitäten geradezu erschöpfen. Phasische Verstimmungen sind die Ausnahme, was auch für ausgeprägte Tages- und Jahresrhythmen zu gelten scheint. An *vegetativen Erscheinungen* werden vor allem die Schlafstörungen (überwiegend Einschlafstörungen) und im weiteren Sinne Eßstörungen (Inappetenz, Bulimie) mit den Folgen des Gewichtsverlustes oder der Zunahme („Kummerspeck") beobachtet. Müdigkeit, Abgeschlagenheit, Kopfdruck und weitere Begleitsymptome sind häufig. Die Fähigkeit zu allgemeiner Traurigkeit ist genauso wie die Reagibilität auf die psychosoziale Umwelt erhalten.

In der Praxis der *Differentialdiagnose* geht es im wesentlichen um die Abgrenzung von depressiver Neurose und depressiver Psychose. Aus dem Querschnittsbild, das heißt ohne Kenntnis der Anamnese, ist der Typ der Depression häufig nicht sicher bestimmbar. Die *psychotische Depression* (endogene Depression, Melancholie) zeichnet sich durch eine starke Vitalisierung (Betroffenheit des Körpererlebnisses), Tages- und Jahresrhythmen, oft plötzlichen Beginn, rezidivierende Phasen (gegebenenfalls zyklischer Verlauf mit manischen Phasen) und familiäre Häufung aus. Meist spricht die depressive Psychose gut auf Psychopharmaka an, die die Therapie der Wahl sind. In den USA werden depressive Psychosen seltener als in Deutschland diagnostiziert. Der *neurotischen Depression* fehlen die klaren Phasen, gewöhnlich verläuft sie nicht zyklisch, eher ist sie durch eine chronische depressive Verstimmung von schwankender Intensität ausgezeichnet. Der Beginn ist selten abrupt.

Eine neuere Cluster-analytische Studie (besonderes statistisches Verfahren) macht es wahrscheinlich, daß die neurotische Depression auch deskriptiv als eigenständiges Krankheitsbild erfaßbar ist. Matussek u. Mitarb. fanden besonders folgende charakteristischen Züge: allgemeine Zeichen von „Neurotizismus", normale Traurigkeit, erhaltene Reaktionsfähigkeit gegenüber der Umwelt, hypochondrische Züge und offen geäußerte Aggression. Diese Phänomene sind in der Tat bei psychotischen Depressionen eher selten. Auch der schleichende Beginn ist nach dieser Studie für neurotische Depressionen charakteristisch.

Die Suizidalität ist häufig, aber insgesamt chronischer und weniger akut als bei der depressiven Psychose. Während man bei der depressiven Psychose nach Abklingen der Phase sagen kann, daß auch die Suizidalität geschwunden ist, ist es bei den neurotischen Depressionen so, daß eigentlich ständig mit Suizidgedanken gespielt wird, oft ernsthafter, oft weniger konkret. Je stärker die *hysterische Komponente* in der neurotischen Depression ausgeprägt ist, desto appellativer werden die Suizidversuche, desto stärker nimmt das „Agieren" zu und desto größer wird die Belastung für die Umwelt, die oft mit den Suiziddrohungen geradezu erpreßt wird. Diese nicht seltenen *depressiven Verstimmungen bei hysterischen Neurosen* werden von dem amerikanischen Psychiater Spitzer als „hysteroid dysphoria" bezeichnet.

Die depressive Persönlichkeit

Die *zugrundeliegende Persönlichkeit* ist klinisch immer wieder als
fordernd und abhängig (engl. „dependent and demanding") beschrieben worden, d. h. es besteht eine starke Abhängigkeit von
den Liebes- und Zuneigungsbeweisen der Umwelt, und aus der
Abhängigkeit und Unselbständigkeit ergibt sich oft eine ausgeprägt fordernde Haltung. Die Frustrationstoleranz gegenüber
den Versagungen des täglichen Lebens ist gering, in den Partnerbeziehungen besteht eine Tendenz zum Anklammern. – Die ausgeprägte und oft rigide Gewissensbildung (Über-Ich) der depressiven Patienten hat schon früh an die Beziehung zur Zwangsneurose denken lassen. Bereits in den 20er Jahren meinte K. Abraham, daß er die Persönlichkeit seiner depressiven Patienten nicht
gut von der Zwangspersönlichkeit abgrenzen könne (s. u.). In
Untersuchungen von Tellenbach ist der zwanghafte Charakter
bei der depressiven Psychose wieder herausgearbeitet worden
(„Typus melancholicus"). Da das klinische Bild der Depression
in sich ausgesprochen schwankend und vielfältig ist, kann man
sich vorstellen, daß die Charakterstruktur, auf der sich das Bild
entwickelt, ebenfalls eine Reihe von Facetten zeigt. Da „fordernde Abhängigkeit" auch bei der hysterischen Persönlichkeit
nachweisbar ist, spricht einiges für die Feststellung Kuipers, der
die sogenannten „Jammerdepressionen", die die Umwelt stark
belasten, als „altgewordene" Hysterien auffaßt, deren Symptombild sich wandelte. Vielleicht sind es *zwei „Grundtönungen"*, in
die und von denen aus depressive Erkrankungen sich entwik-
keln: auf der einen Seite eine mehr hysterische („abhängig und
fordernd") und auf der anderen Seite eine mehr zwanghafte (pe-
dantisch, skrupulös, gewissenhaft).

Psychodynamik und Psychogenese

Als Generalnenner der depressiven Phänomene war oben die
Anhedonie, die Unfähigkeit, Glück, Zufriedenheit, Ausgegli-
chenheit, Ruhe usw. zu finden, genannt worden. Anhedonie hat
auch etwas zu tun mit dem, was gelegentlich als Anästhesie des
Gefühlslebens bezeichnet wurde: Etwas Bestimmtes in einem
Menschen kann nicht erlebt, nicht wahrgenommen werden. Es
ist ein Zugang nach innen versperrt, die Kommunikation mit
dem Innen ist gestört. Der Depressive hat die Beziehung zu ei-

nem Teil von sich selbst verloren. Er hat überhaupt etwas verloren – auf der phänomenalen Ebene erst einmal sein Glück, seine Zufriedenheit. Freuds heute noch bemerkenswerte Analyse „Trauer und Melancholie" geht von diesem Verlust aus. Er spricht von einer Ich-Verarmung und beschreibt sehr genau das, was wir heute als narzißtisches Defizit, als Verlust im Bereich des Selbstwertgefühls bezeichnen würden. Seine Untersuchung vergleicht dann die Depression mit der Trauer, wobei er das Desinteresse an der Umwelt, die Leistungsinsuffizienz und die depressive Verstimmung bei beiden Erscheinungen beobachtet. Als charakteristischer Unterschied erscheint ihm jedoch, daß das *Selbstwertgefühl* bei der Depression massiv gestört (Ich-Verarmung), bei der Trauer dagegen kaum beeinträchtigt ist. Der Trauernde stellt sich selbst nicht in Frage, der Depressive tut dies sehr ausgeprägt. Die Leithypothese Freuds ist nun seine Annahme, daß der Verlust, den der Trauernde real erlitten hat, beim Depressiven als unbewußte Phantasie abläuft.

1. Diese *unbewußte Phantasie vom Verlust* erscheint uns von entscheidender Wichtigkeit zum Verständnis der inneren Dynamik bei der Depression. Dazu ein Beispiel:

Ein 9jähriger Junge mit einer gewissen Bereitschaft zur depressiven Erlebnisverarbeitung erzählte mir (S.O.H.) einmal, wenn er so im Winter auf seinem Bett liege, dann denke er oft an „früher", wo er in der warmen Sonne so gemütlich in die Schule gegangen sei, und dann werde er traurig. – Hier gibt es in dem Kinde offenbar Erinnerungen, Phantasien von einem „früher", das verloren gegangen ist, das es heute nicht mehr gibt. Nicht zufällig schließt sich das Erleben dieses Kindes an die Jahreszeiten an, an den wärmenden Sommer und an den kalten Winter, wo die Sonne verloren gegangen ist. (In den Mythen vieler Völker spielt die verlorengegangene Sonne, die auf so tröstliche Weise am nächsten Morgen, im nächsten Frühling wiederkehrt, eine wichtige Rolle.) Der Depressive trägt in sich Vorstellungen von etwas, was früher gut war und jetzt schlecht ist. Er hat einen Verlust erlitten. Oft meint er, diesen Verlust durch eigene Schuld verursacht zu haben, als Strafe dafür, daß er so schlecht ist. Bei einem bestimmten Typ depressiver Störungen müssen wir von realen Verlusten des Kindes ausgehen. Aus der Deprivationsforschung wissen wir, daß in der Anamnese bestimmter depressiver Erkrankungen reale Entbehrungen an mütterlicher Zuwendung in der frühen Entwicklung stattfanden. In diesen Fällen ist die Phantasie vom Verlust eine *Erinnerung* an etwas, was man nicht oder zu wenig gehabt hat, das schmerzliche Wahrnehmen, daß einem etwas Grundlegendes fehlt. Ein Großteil der psychischen Aktivität des Depressiven richtet sich daher auf die *Sicherung gegenüber möglichen Verlusten* – realen und imaginären.

Die eingesetzten Mechanismen und Schutzversuche differieren. Zwei Möglichkeiten sind besonders zu erwähnen.

2. *Die Herstellung von ausgeprägten Abhängigkeitsbeziehungen* ist eine charakteristische Form. Irgendwo gibt es in den meisten depressiven Menschen die Vorstellung, daß einem andere das geben können, dessen man selbst entbehrt. D. h., natürlich ist diese Vorstellung in jedem Menschen vorhanden, aber bei der Depression ist sie offensichtlich stark ausgeprägt. Die Amerikaner sprechen von einer Persönlichkeitsgrundhaltung, die „dependend and demanding" – also abhängig und fordernd – sei und welche die Mitmenschen als „bedürfnisbefriedigende Objekte" gebrauche. Dies gilt wohl in besonderer Weise für die hysterische Variante der depressiven Verstimmung, wo wir auch die appellativen Suizidversuche gehäuft treffen. Die Essenz aber gilt für fast alle Depressiven: Der andere soll einem das geben, was man selbst entbehrt. Dieser Versuch, das Problem der Verlustangst durch „Anklammern" in den sozialen Beziehungen zu lösen, trägt den Keim des Scheiterns bereits in sich. Der soziale Partner hält den Druck nur begrenzt aus, und die Trennung, die der Depressive fürchtet, das schreckliche Verlassenwerden, ist die sichere Folge. Begreift der Mensch diesen Zirkel, dann sinkt das Selbstwertgefühl noch rascher: „So wie ich bin, kann mich ja keiner lieben", lautet dann die innere Schlußfolgerung. Das kann dann zum *sozialen Rückzug* und zur Isolierung führen. Da eine andere Möglichkeit als die anklammernde im sozialen Bezug nicht zur Verfügung steht, stellt sich als Alternative die selbstgesuchte Vereinsamung. Diesen Zusammenhang meinen auch Begriffe wie „symbiotische Objektbeziehung" oder „Verschmelzungswünsche". Im anderen aufzugehen, mit dem anderen zu verschmelzen, erscheint als die probateste Sicherung gegenüber der Befürchtung, von anderen verlassen zu werden.

Diese oft unbewußten Wünsche sind therapeutisch um so schlechter zugänglich, je mehr sie *reale Entbehrungen* kompensieren. Aber auch da, wo sie Folge exzessiver Verwöhnung sind, wo der Mensch nie die emotionale Lektion lernte, daß er unabhängig sein darf, auch da ist die therapeutische Korrektur oft nicht einfach.

3. Ein weiterer Weg ist die *Ausbildung von unbewußten Größenphantasien*. Gegenüber dem Verletztwerden durch den Verlust wird ein Wall von bewußtseinsfernen Größenvorstellungen aufgerichtet. Die unbewußte Quintessenz könnte man so formulieren: „Wenn ich groß und mächtig bin, dann sind die anderen auf mich angewiesen und nicht ich auf die anderen." Wenn ein Patient sozusagen erfolgreich diese innere Welt gegen die äußere durchsetzt, dann sagen wir, daß er an einem Größenwahn leidet, eine Psychose hat. Beim Depressiven liegt die Sache anders. Sein Kontakt zur Außenwelt ist nicht so gestört, als daß er nicht täglich und stündlich erführe, daß die Welt sich ohne ihn sehr gut zu behelfen weiß. Er macht die tatsächlich deprimierende Erfahrung, die überhaupt keinem Menschen erspart bleibt, daß er entbehrlich ist, daß er in fast jeder Funktion ersetzbar ist, daß ihn kaum einer in Wirklichkeit braucht. (Das ist die Problematik, die oft hinter Depressionen in der Zeit von Berentung und Pensionierung steht). Wie geht der Depressive damit um? Oft lernt er nicht aus der Vergeblichkeit seiner Phantasien, sondern verstärkt sie geradezu, versucht das „zuwenig" zu einem „noch mehr" zu gestalten. Manchmal wird die Größenphantasie auch bewußt, ist dann aber gleichsam in ihre negative Form gekippt. Klinisch tritt das auf, was wir den Kleinheitswahn nennen, den man als eine Art negativen Größenwahn beschreiben kann. Der Patient besteht in der depressiven Psychose dann wahnhaft darauf, der „größte Verbrecher", der „letzte Mensch", der „Schlechteste auf der Erde" usw. zu sein. Größenphantasien sind für jeden Menschen eine Möglichkeit der Tröstung gegenüber Kränkungen. Manche Menschen leben ihre Größenphantasien auch in erstaunlicher Weise aus. Für den Depressiven ergibt sich hier aber wieder ein unheilvoller Zirkel: Wer sich groß phantasiert, will auch als groß behandelt werden. Die Verletzbarkeit, die herabgesetzt werden sollte, steigt tatsächlich an.

Herstellung ausgeprägter Abhängigkeitsbeziehungen, sozialer
Rückzug sowie die Entwicklung von Größenphantasien lassen
sich also als Ursache und Folge von Kränkungserlebnissen beschreiben. Auf den Konflikt bezogen sind es jedoch – wie alle
Neurosen – unzureichende Problemlösungs- und Restitutions-
versuche. Die ständigen Versagungserlebnisse des Patienten, die
Frustrationen, führen zum Affekt der Aggression. Dieser als Gereiztheit, Ärger, Wut auftretende Affekt wird jedoch nicht nach
außen gerichtet und meist nicht einmal wahrgenommen, obwohl
es in der analytischen Psychotherapie manchmal überrascht, wie
bewußtseinsnah bei einigen Depressiven das Ausmaß ihrer Enttäuschung und ihrer Wut ist. Ursache für diese Unterdrückung
der aggressiven Affekte ist das strenge Gewissen des Depressiven.

4. Dieses *rigide Gewissen*, das in seiner Ausprägung eigentlich
nur noch dem des Zwangsneurotikers vergleichbar ist, unterhält
die eigentliche depressive Dynamik. Aufgrund der hohen Ansprüche von Gewissen und Idealvorstellungen des depressiv
Kranken kann – als wichtigstes Ergebnis – keinerlei aggressive
Empfindung toleriert werden, die dem sozial anderen gilt. (Es
scheint hier einen gewissen Unterschied zwischen psychotisch
und neurotisch Depressiven zu geben, die zweite Gruppe kann
eher aggressive Empfindungen zulassen.) Da einerseits durch die
ständige Frustration des passiven Liebes- und Abhängigkeitsver-
langens – eben den „Verlusten" – unablässig mannigfaltige Aggression aufsteigt, da diese andererseits aber unter keinen Umständen geäußert werden darf, gerät der Depressive in eine emotionale Zwickmühle.

5. Die pathologische Lösung besteht in einer *Wendung der Aggression gegen die eigene Person,* in eine Wendung der Aggression gegen das Selbst, wie es heute meist formuliert wird. Das
Selbstgefühl erleidet so seine charakteristischen Einbrüche, welche wiederum die spezifische depressive Verstimmung zur Folge
haben. Man kann Freuds Verständnis, der diesen Vorgang vor
über 70 Jahren erfaßte, in seiner Wichtigkeit kaum überschätzen.
Es ist sinnvoll, hier noch einmal an die infantile Entstehung der
depressiven Reaktionsbereitschaft zu erinnern. Das Kleinkind ist
auf die soziale Umwelt existentiell angewiesen, es kann seine

Wut nicht äußern, weil das zu einer objektiven Verschlechterung seiner Situation führen würde. Das Kind ist gezwungen, eine Umgangsform mit seinen aggressiven Impulsen zu finden, die

a) keine Konflikte mit denen hervorruft, von welchen es abhängt und
b) die Schuldgefühle beschwichtigt, welche sekundär wegen dieser Wut in ihm entstehen.

Die Lösung dieser emotionalen Zwickmühle ist die geschilderte Wendung der Aggression gegen die eigene Person. Die entscheidenden Punkte dieses Depressionsverständnisses heißen demnach: Frustration – reaktive Wut – Wendung der Aggression gegen das Selbst. Das depressive Symptom ist dann Folge der anhaltenden Autoaggression.

6. Auf die Kränkbarkeit, die Verletzung des Selbstwertgefühls, die narzißtische Beeinträchtigung, war bereits mehrfach hingewiesen worden. Tatsächlich sieht es so aus, daß beim Vorgang der Depression eine *erhöhte Verletzbarkeit des Selbstwertgefühls* zugrunde liegt. Dieser Gesichtspunkt ist besonders von dem österreichisch-amerikanischen Psychoanalytiker E. Bibring betont worden. Das Erlebnis „Depression" umreißt Bibring als durch drei Bedingungen beherrscht: Ich-Hemmung, Absinken der Selbstachtung und Hilflosigkeit. Dabei kommt dem Erlebnis der Hilflosigkeit, also der Ohnmacht, seines Erachtens eine besondere Bedeutung zu. Dieses Erlebnis entsteht insbesondere beim Versagen gegenüber Ansprüchen, die eigentlich jeder Mensch in irgend einer Form in sich trägt. Bibring benennt diese Ansprüche folgendermaßen:

a) Der Wunsch, geliebt, geachtet und vollwertig zu sein; d. h., nicht minderwertig zu sein;
b) der Wunsch, stark zu sein; d. h., nicht schwach zu sein;
c) der Wunsch, gut und liebevoll zu sein; d. h., nicht aggressiv und destruktiv zu sein.

Bibring postuliert also, daß es im Menschen so etwas wie Urwünsche gibt, nämlich das Bedürfnis, geliebt zu sein, stark zu sein und gut zu sein. Man kann wohl zustimmen, daß die Erfüllung dieser Bedürfnisse eigentlich zu jedermanns Wohlbefinden beiträgt. Immer dann, so lautete die Beobachtung Bibrings, wenn

es zu einem Klaffen zwischen diesem Anspruch und der Selbsteinschätzung kommt, immer dann erfolgt beim zur Depression
Neigenden eine depressive Verstimmung.

Damit ist bereits das Entscheidende über die *auslösende Situation* gesagt. Kränkungen der geschilderten Art bezeichnen wir als
narzißtische Kränkungen. Depressive sind gegenüber narzißtischen Kränkungen außerordentlich sensibel. Häufig steht auch
am Beginn einer Depression eine Enttäuschung des passiven
Liebesbedürfnisses, oft infolge des drohenden oder realisierten
Verlustes in einer Partnerbeziehung. Kuiper betont für die Auslösung der Depression ein frustriertes, passives Liebesverlangen,
Aggressionshemmung oder frustrierte Größenphantasien. Damit
werden in anderen Worten ähnliche Kränkungen angesprochen,
wie sie Bibring ausgeführt hat.

Die Interaktion der dargestellten psychodynamischen Elemente
bei der Depression läßt sich im Modell (Tab. 5) wie nebenstehend
zusammenfassen.

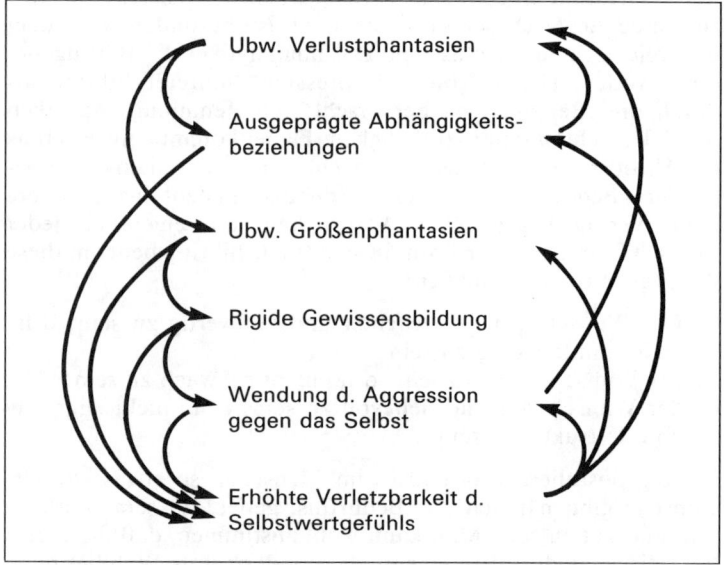

Tab. 5. Die Interaktion von depressiven Motiv-Elementen.

Der nachstehende Ausschnitt aus der Krankengeschichte einer 50jährigen depressiven Patientin versucht besonders die abhängige und fordernde Grundhaltung zu zeigen, die bei vielen Menschen mit dieser Erkrankung nachzuweisen ist.

Klinisches Beispiel:

Als die 50jährige Lehrerin in einer psychotherapeutischen Klinik aufgenommen wird, ist sie schon seit 2 Jahren bei einer Ärztin in einer nicht näher bestimmbaren Behandlung. Da diese Kollegin offenbar nicht recht weiterkommt, weist sie die Patientin in eine Fachklinik ein.

Die Patientin lebt allein und sehr zurückgezogen. Sobald sie mit Menschen zusammen sei, verkrampfe sie sich und rege sich auf, also stehe sie sich besser allein – sagt sie. Bei den Konferenzen im Kollegium schweige sie meist. Bei jüngeren Schülern habe sie keine Probleme im Unterricht, jedoch viele bei älteren, die schon wie Erwachsene wirkten.

Der *Tagesablauf* der Patientin ist von einem ausgeprägten Gefühl der Erschöpfbarkeit bestimmt. Nach der Schule fühlt sie sich derart ausgelaugt, daß sie sich bis weit in den Nachmittag hinein davon im Bett ausruhen muß. Von 16 bis 20 Uhr arbeitet sie, korrigiert Hefte und bereitet den Unterricht vor, dann beginnt sie „sich auf den Schlaf vorzubereiten". Ein Telefonat oder eine Fernsehsendung danach seien nicht mehr möglich, weil sonst der Schlaf ernsthaft gefährdet werde. So verwundert nicht, daß die Patientin schon seit 15 Jahren auch erhebliche *Schlafbeschwerden* hat, die seinerzeit zusammen mit offensichtlich *psychogenen Herzbeschwerden* erstmals auftraten (während des Referendariats).

Obwohl es heute im Leben der Patientin kaum noch andere Menschen gibt, schildert sie *sehr starke Bedürfnisse nach Nähe* und intensiver, enger Beziehung zu anderen. Aber, so fügt sie resigniert an, die Sache sei für sie ja gelaufen; was solle sie noch hoffen. Seit dem Tode ihrer Schäferhündin vor 3 Jahren sei sie vollends enttäuscht. „Damals habe ich Liebe gefunden". Dem gegenüber fühlt sie sich in der Klinik von den Mitpatienten ausgebeutet. Nicht „Menschenliebe" lasse die ihre Nähe aufsuchen, sondern das Bedürfnis sich auszuquatschen bei jemand, der selbst nicht viel rede. Wolle sie etwas über sich erzählen, hörten die anderen ihr kaum zu. – Hier wird ein ausgeprägtes Gefühl deutlich, daß sie offenbar nur Menschen trifft, die ihrer Liebe nicht wert sind. Hinter dieser resignierten Haltung werden plötzlich erhebliche *Ansprüche* sichtbar, die sie selbst jedoch nicht wahrnimmt. Wenn der Therapeut sie daraufhin anspricht, antwortet sie sofort mit Selbstanklagen: Bei ihr sei nichts dahinter, hinter ihrer „Fassade" sei Leere; sie kann immerhin akzeptieren, daß sie „einen ungeheueren Liebeshunger" habe. Wir können ergänzen, daß dieser wegen seines Ausmaßes wohl immer enttäuscht werden muß. Also steckt die Patientin lieber gleich zurück. Der Gesamteindruck ist der einer schwer verletzten und leicht verletzbaren Frau.

Aus ihrer *Biographie* erfährt man, daß sie sich gegenüber den 3 Geschwistern von der Mutter immer zurückgesetzt gefühlt hat. Sie hat das Empfinden, alles sei „auf ihre Kosten" gegangen. Dafür ist ein Ereignis paradigmatisch, das sie überscharf in Erinnerung behalten hat: 14jährig wurde sie von den Russen vergewaltigt. Sie fühlte sich in dieser Situation sehr dezidiert von der Mutter „vorgeschoben", damit die selbst davonkomme. Dabei ist für die Patientin gar nicht so sehr dieses Ereignis das Problem, sondern die Tatsache, daß die Mutter diese Szene später in kränkender Weise genußvoll weitertratscht. Die Patientin erlebt in dieser Erzählung der Mutter moralische Entrüstung und unausgesprochene Befriedigung nebeneinander. Diese Ambivalenz der Mutter ihr gegenüber beherrscht dann auch ihre Einstellung der Mutter gegenüber und – wichtiger – ihre Einstellung zu sich selbst. Einerseits fühlt sie sich in ihrem tristen Leben als Opfer, andererseits ist ihre Autoaggression, ihre Selbstbestrafungstendenz so ausgeprägt, daß sie während der Therapie konsequent alle Versuche, ihr zu helfen, für unmöglich erklärt. Ihr ausgeprägter Haß auf die Mutter, den sie sich unbewußt sehr vorwirft, ist verdrängt und im Gespräch völlig unzugänglich.

Eindrucksvoll ist, wie diese Patientin zwischen ihrer eigenen Ambivalenz der Mutter gegenüber und ihrer Autoaggression keinen Zusammenhang erlebt. Genauer: Sie nimmt ihre eigene Wut gar nicht wahr, so ausgeprägt sie für das Gegenüber auch spürbar ist. So tendiert sie wie viele Depressive dazu, die Verstimmung als etwas von ihren intrapsychischen Vorgängen Unabhängiges zu sehen. Hier wird die depressive Verstimmung als „über Nacht" entstanden, völlig grundlos, unerklärlich erlebt. Die Auslösesituationen sind eher der Art, wie Bibring sie beschreibt, rühren an die strukturelle Störung (die, wie Freud bereits erkannte, sehr oft eine narzißtische, das Selbstwertgefühl zentral berührende, ist) und bleiben unbewußt.

2.2.2. Der psychische Masochismus

Eine neurotische Störung, die einerseits viel mit der Depression zu tun hat, andererseits gut von ihr abgrenzbar ist, ist der psychische Masochismus. Man spricht auch von *masochistischer Reaktion,* was aber eine recht unzutreffende Bezeichnung ist, weil gerade diese Störung wenig mit akuten Reaktionen und viel mit einer Grundhaltung zu tun hat. Die dynamische Erfassung des Bildes geht auf Freud zurück, der von *„moralischem Masochismus"* sprach. Freud ging es um die Abgrenzung von der masochistischen Perversion, wo Leiden und Bestraftwerden in sexuelle Lust umgesetzt werden, und er begriff, daß beide Formen offenbar etwas mit einem bestimmten Umgang des Ichs mit dem Über-Ich zu tun haben.

Vom Phänomen her bezeichnet man als psychischen Masochismus ein Lebensarrangement, das dem Menschen ständig Leiden, Unglück und Schicksalsschläge „beschert". Mag es auf den ersten Blick noch so scheinen, als ob die Häufung besonders unglücklicher Zufälle hier eine Rolle spielte, so wird bei näherer Betrachtung deutlich, daß eine unbewußte Einstellung vorliegt, die diese Situation immer wieder aktiv konstelliert. Das Ich dieser Menschen hat im Umgang mit dem strengen Gewissen eine Formel entwickelt, die man vielleicht so umschreiben könnte: „Solange ich mich ständig selbst bestrafe, habe ich vor meinem Gewissen Ruhe." Tatsächlich haben diese Menschen häufig *keine bewußten Schuldgefühle.* Ihr Schuldgefühl ist vielmehr unbewußt, verdrängt, was sie von den Depressiven unterscheidet, die meist bewußt unter ihren Schuldgefühlen leiden. Beim psychischen Masochismus wird die Rechnung mit dem Gewissen durch *autoaggressive Handlungen* beglichen. Hat der Mensch darin „Erfolg", dann brauchen seine Schuldgefühle nie bewußt zu werden. Die Beziehung zwischen Depression und Masochismus läßt sich so formulieren: Jeder Depressive hat masochistische Züge, aber nicht jeder Masochistische ist depressiv.

Die Psychotherapie von masochistischen Persönlichkeiten stellt ein großes Problem dar, weil sie sich auch nicht die Besserung ihres Befindens durch die Behandlung „leisten" können. Bei einer solchen Dynamik verschlechtert sich das Befinden regelmäßig, wenn es dem Patienten eigentlich bessergehen müßte. Man spricht von einer *negativen therapeutischen Reaktion.*

Ein klassisches Beispiel für psychischen Masochismus („masochistische Charaktere") stellen oft Frauen von Alkoholikern dar. Hier fiel es immer wieder auf, daß solche Frauen, wenn es – meist fremdem Engagement – gelingt, sie aus der zerrütteten Ehe zu befreien, sich rasch wieder einen Alkoholiker als Partner suchen. Die Einsicht in die unausweichliche neue Qual stellt offenbar keinerlei Schutz vor dem Zwang dar, das eigene Gewissen durch ein autoaggressives Lebensarrangement zu beschwichtigen. Vom psychischen Masochismus führt eine direkte Linie zu den sogenannten *Artefakterkrankungen* (unglücklich der engl. Begriff factitious disorder, dt. vorgetäuschte Störungen im DSM-III-R). Dabei führt der Patient bewußt und heimlich eine körperliche Schädigung aus oder gibt ein Beschwerdebild an, welches die Ärzte zu Verwechslungen mit bekannten Krankheitsbildern verleitet. Wir können hier nicht auf die Hintergründe dieses pathologischen Krankheitsverhaltens eingehen. Ärztlicherseits wird in der Regel nur der sekundäre Krankheitsgewinn (Krankenrolle, Versorgung, Betreuung, „Krankenhauswanderer") gesehen und man fühlt sich so hereingelegt, wie es von dem Patienten auch beabsichtigt ist. Zumindest aber bei denen, die sich in oft chronischer und lebensbedrohlicher Weise selbst verletzen und auch alle diagnostischen und „therapeutischen" Eingriffe in Kauf nehmen, scheinen uns *masochistische Motive* – dann durchaus perversen Charakters – naheliegend. Diese verbinden sich mit dem sekundären Krankheitsgewinn in einer nicht mehr auflösbaren Form.

Therapie

Während die Therapie des psychischen Masochismus, wie schon erwähnt, ein erhebliches Problem darstellt, stellt die Therapie der neurotischen Depression ein breites Feld von Indikation für alle Formen der Psychotherapie dar. Sie ist als Mittel der Wahl anzusehen. Für motivierte Patienten vor allem mit inneren Konflikten kommt die psychoanalytische Psychotherapie in Frage. Die kognitive Therapie nach Beck und die kognitive Verhaltenstherapie haben eine Reihe von Therapietechniken entwickelt, die vor allem auf die Einstellungsveränderung abzielen. Bei leichten Formen kann auch die Gesprächstherapie angezeigt sein. Die (eventuell gleichzeitige) Behandlung mit antidepressiven Medikamenten ist sehr viel seltener tatsächlich erforderlich als sie in der Praxis eingesetzt wird. Ist eine Psychopharmakotherapie jedoch indiziert, sollte sie gezielt und mit ausreichender Dosis angewandt werden. Neurotische Depressionen sprechen auf Antidepressiva zwar nicht so gut an wie psychotische, aber eine deutliche Erleichterung ist oft zu erreichen.

Die *Arzt-Patient-Beziehung* unterliegt bei allen Störungen mit einer starken autoaggressiven Komponente einer problematischen Verführung. Die passive, abhängige, unterwürfige Haltung des Patienten induziert in der Gegenübertragung beträchtlichen unbewußten Sadismus. Viele Ärzte fühlen sich aufgerufen, dem „lahmarschigen" Patienten mal zu zeigen, wie ein aktiver Mensch seine Probleme meistert, man „zieht ihm die Hammelbeine lang" usf. Die Frustration des Arztes verleitet diesen zu aggressivem Verhalten, dieses – unbewußt vom Patienten wegen seiner Schuldgefühle gesucht – verstärkt wiederum den autoaggressiven Zirkel des Kranken. Einsicht des Arztes oder Psychologen in diese Dynamik ist hier sehr viel effektiver als ein „Sichzusammennehmen", denn unbewußt nimmt der Patient auch die averbale Aggression des Gegenübers wahr. Trennungserlebnisse (Arztwechsel!) sind von besonderer Schwierigkeit auch für diese Patienten. Auch die Wünsche des Patienten nach Verwöhnung stellen für viele Ärzte eine Verführung dar, der sie unreflektiert nachgeben, ohne zu bemerken, daß so die Abhängigkeit des Patienten vom Arzt verstärkt wird. Die Verhaltenstheorie hat in diesem Zusammenhang die *„erlernte Hilflosigkeit"* (Seligman) betont, welche bei der Verhaltenstherapie der Depression eine besondere Rolle spielt. Es ist keine Frage, daß depressives Krankheitsverhalten, wie alles Verhalten, ständigen sozialen Verstärkungs- und Auslöschungsprozessen unterliegt.

2.3. Die Zwangsneurose

Als Zwangsneurose wird die seltene Ausprägung eines Krankheitsbildes bezeichnet, bei welchem das zentrale Symptom in einem Gefühl subjektiven Zwanges besteht, bestimmte Vorstellungen haben, bestimmte Gedanken denken und bestimmte Handlungen tun zu müssen. Dieses Zwangsgefühl ist trotz voller Einsicht in seine Unsinnigkeit nicht unterdrückbar. Als *Zwangskrankheit* wird meist die maligne Verlaufsform bezeichnet.

Vorkommen und Häufigkeit

Die Zwangsneurose ist eine wesentlich seltenere Erkrankung als die bisher besprochenen Neurosebilder. Nach verschiedenen Übersichten liegt der Anteil an Zwangsneurosen in der psychotherapeutischen Ambulanz regelmäßig unter 5%. Die Gesamtmorbidität in der Bevölkerung ist sogar mit nur 0,05% hochgerechnet worden (Woodroff und Pitts). Während früher die Meinung bestand, daß die Zwangsneurose Männer bevorzuge, ist sie nach neueren Übersichten bei Männern und Frauen gleich verteilt. Die Intelligenz zwangsneurotischer Patienten liegt meist über dem Schnitt der übrigen Neurosen; Patienten aus mittleren und oberen Schichten scheinen bevorzugt zu erkranken.

Synonyme und Verlauf

Zwangssyndrom, anankastisches Syndrom. Als *Zwangskrankheit* wird meist die schwere und prognostisch schlechte Form der Zwangsneurose bezeichnet.

Wohl wegen des sehr eindrucksvollen Krankheitsbildes existiert eine Reihe von epidemiologischen und Verlaufsuntersuchungen. Der überraschende Befund vieler der neueren sorgfältigen Katamnesen, die mit den Arbeiten von C. Müller und E. Rüdin am Beginn der 50er Jahre einsetzten, ist, daß die Prognose der Zwangsneurose sich als deutlich besser erwies, als allgemein angenommen worden war. Nach diesen Befunden muß man die Zwangsneurose als eine ernste, aber keineswegs hoffnungslose Erkrankung ansehen. Die oft beschriebenen „Endzustände" machen wahrscheinlich weniger als 20% der Gesamtgruppe aus. Der Verlauf der Zwangsneurose ist insgesamt chronisch, aber variabel. Vier Verlaufsformen lassen sich in etwa unterscheiden:

a) die nicht eigentlich zur Zwangsneurose gehörende anankastische Reaktion von kurzer Dauer und guter Prognose;
b) der episodische, wellenhafte, phasische Verlauf;
c) die chronische Verlaufsform, die für die Zwangsneurose am charakteristischsten ist;
d) die progredient maligne Verlaufsform.

Die Prognose ist um so schlechter, je mehr sich die Zwangsdynamik auf die Gesamtpersönlichkeit erstreckt, je mehr alle psychischen Funktionen des Menschen in die Pathodynamik einbezogen werden.

Symptomatik

1. *Denkstörungen* stehen im Mittelpunkt des Bildes. Dabei ist das Denken sowohl formal gestört (unablässiges Grübeln, ständiges Wiederholen der gleichen Abläufe, Weitschweifigkeit, Verlust des Blickes für das Wesentliche), als auch inhaltlich. Das zwangsneurotische Denken läßt sich am ehesten als durch einen alles dominierenden *Zweifel* beherrscht beschreiben. Ein Denkinhalt kann auch das ganze Leben bestimmen. Oft handelt es sich um sehr abstrakte Vorstellungen (z. B. die Idee der Gerechtigkeit), die nicht selten ideologisch organisiert sind. In entsprechenden Milieus ist diese Symptomatik lange gut integriert. Schwieriger ist für den Patienten die Verarbeitung von Zählzwängen (alles muß gezählt, geordnet, sortiert werden), Zahlen stehen für die Buchstaben des Alphabetes, Worte werden in Zahlen aufgelöst und verrechnet; Zahlen stehen für Menschen und Dinge der Umwelt. Es dominiert eine *magische Grundeinstellung:* Gedanken, Zahlenkombinationen, Farben, Dinge müssen vermieden werden, weil sie Unglück bringen. „Gegengedanken" müssen gedacht werden, damit die negative Wirkung neutralisiert wird. Dem Gedanken wird eine *magische Allmacht* zugesprochen: ein falscher Gedanke kann töten, hat vielleicht schon getötet. Aber ist er überhaupt schon gedacht worden, oder sollte er erst gedacht werden? Nichts ist sicher, alles muß bezweifelt werden.

2. *Zwangsantriebe, Zwangsimpulse, Zwangseinfälle* sollte man von den inhaltlichen Denkstörungen abgrenzen. Dabei handelt es sich um einschießende Vorstellungen meist aggressiven und sexuellen Charakters. Es sind dies als dranghaft erlebte Gedanken und Gefühle, einen anderen angreifen, verletzen, ermorden, anspucken, anurinieren, ansprechen, anschreien, anstarren, unsittlich anfassen, vergewaltigen usw. zu müssen. Zu den quälendsten unter diesen Erscheinungen gehören wohl die Impulse, (die eigenen) Kinder umbringen zu müssen. Die Realisation all dieser Impulse ist jedoch bei den Zwangsneurosen ausgesprochen selten.

3. *Zwangshandlungen* sind in der Regel Folge der inhaltlichen Zwangsideen. Magische *Rituale* sollen das Böse bannen, welches das eigene Denken und Wünschen heraufbeschwört: sie erstrecken sich auf Denkvorgänge, Sprache und Handlungen. *Kontrollzwänge* (ob das Licht aus-, das Wasser abgestellt usw. ist) sichern vor den Folgen der Gedanken, müssen aber wiederholt werden, weil sich Zweifel rasch durchsetzen. *Ordnungszwänge:* Stundenlang, den ganzen Tag wird das Bett glattgestrichen, der Schrank überprüft, ein Gegenstand von einem Ort zum anderen bewegt. Der *Waschzwang* bedingt bis zu 100 und mehr Handwaschungen am Tage; das Gefühl, daß die Hände schmutzig sind, ist jeweils nur für kurze Zeit zu beseitigen. Im Gegensatz dazu steht oft eine auffallende Verschmutzung des übrigen Körpers, der Bettwäsche, der Umgebung.

Mit Recht wurde bestritten, daß es so etwas wie „Zwangsgefühle" gibt. Allerdings wird immer wieder die ängstlich getönte Gefühlslage der Patienten beschrieben, wobei die Angst um so ausgeprägter ist, je stärker das phobische Element in der Zwangsneurose hervortritt. (Über die Beziehung zwischen Zwangsneurose und Phobie siehe unten.) Die Unterdrückung des Rituals von außen führt regelmäßig zu panischer Angst.

Für das *Phänomen des Zwanges,* das sich hinter diesen Symptomen als gemeinsamer Nenner erweist, ist charakteristisch, daß sich das Ich des Patienten intensiv, jedoch vergeblich gegen sich bahnbrechende Impulse oder als aufgezwungen empfundene Leistungen wehrt. Die Zwangsinhalte werden jedoch als Ich-zugehörig erlebt (also als im Menschen selbst entstanden und nicht wie beim Wahn projektiv in die Außenwelt verlagert). Gleichzeitig besteht jedoch ein ausgeprägtes Fremdheitsgefühl der Symptomatik gegenüber. Ich-Fremdheit bei gleichzeitiger Einsicht in das Unsinnige des Verhaltens ist wohl der phänomenale Generalnenner, dem fast alle Definitionsansätze des Zwanges gefolgt sind (K. Schneider).

Zwangsphänomene sind prinzipiell ubiquitär. Sie treten innerhalb der normalen psychischen Funktionen und innerhalb der normalen Entwicklung des jungen Kindes als vorübergehende Erscheinung auf. Sie können sich zu einer besonderen Form der Neurose, eben der Zwangsneurose organisieren. Sie sind auch bei bestimmten Psychosen (insbesondere der depressiven Psychose und der Schizophrenie) zu finden, und sie finden sich schließlich bei hirnorganischen Erkrankungen. Hier soll nur auf die Zwangsneurose als eigenständige Erkrankung eingegangen werden.

Eine besondere Beziehung besteht zwischen *Zwang und Phobie*. Über die Art dieser Beziehung herrschen widersprüchliche Ansichten. Einige Autoren meinen, daß viele Zwangsneurotiker in bezug auf den ihnen bekannten, angstauslösenden Gegenstand eine Phobie entwickelten. Dem entgegengesetzt ist die Meinung anderer Untersucher, nach deren Verständnis eine am Beginn der Zwangsneurose stehende Phobie erst sekundär zu Zwangshandlungen und Vermeidungsritualen führt. Benedetti unterscheidet bei der Phobie eine räumliche, bei der Zwangsneurose eine zeitliche (Zukunft) Projektion der Angst. In der Praxis kann man sagen, daß kaum eine Zwangsneurose ohne phobische Züge ist. Aus psychotherapeutischer Sicht sind es die phobischen Elemente der Zwangsneurose, die der Therapie am besten zugänglich sind. Aus klinischer Sicht sollte man jedoch nur dann von einer Phobie sprechen, wenn das bewußt erlebte Angstmoment ausgeprägt ist.

Psychodynamik und Psychogenese

Generell sind die *pathogenen Impulse* archaische Triebanteile, die keinen Anschluß an differenzierte Ich-Bedingungen gefunden haben. Speziell handelt es sich um Impulse, die dem analen Organerleben des Kindes entstammen. Dies sind vor allem anallustvolle (Wünsche, sich zu beschmutzen usw.) und anal-sadistische (antisoziale, aggressive Wünsche). Daneben bestehen deutlich genitale Impulse (Onanieproblematik, homo-, heterosexuelle Wünsche). Der Akzent liegt auf den *antisozialen Bedürfnissen*. Die spezifische anale Dynamik wird als ein regressives Ausweichen vor den ödipalen Konflikten aufgefaßt. Die eigentlich pathogenen Impulse sind kaum einmal echt unbewußt, auch wenn sie nicht verbalisiert werden. Eher ist für die Zwangsneurose charakteristisch, daß die Impulse ins Bewußtsein durchgebrochen sind, so daß die Abwehr weniger auf einer Verdrängung (im engeren Sinne) basiert, sondern vielmehr auf einer Isolierung (inhaltlich und affektiv) dieser Bedürfnisse. Fenichel sagt: „Der

Zwangsneurotiker isoliert, wo der Hysteriker verdrängt". Kern des zwangsneurotischen Symptoms ist die auf einen Triebimpuls zurückgehende *bewußte Zwangsvorstellung* (Quint, Kuiper) – ebenfalls im charakteristischen Gegensatz zur hysterischen Neurose, wo das Symptom auf einer unbewußten Phantasie aufbaut.

Die *moralische und idealbildende psychische Struktur* des Zwangsneurotikers ist immer als in besonderem Maße streng und rigide beschrieben worden. Tatsächlich ist die Zwangsneurose die Neurose, die sich (neben der masochistischen und der depressiven Dynamik) durch ihre Über-Ich-Strenge auszeichnet. Den als antisozial erlebten Triebwünschen steht die Hypermoralität des Gewissens gegenüber. „Die ganze Zwangsneurose besteht eigentlich aus dem Bestreben, diesen beiden Tendenzrichtungen gerecht zu werden" (Alexander).

Auf der *Ich-Seite* zeigt die Symptomatik des Kranken jeweils das Überwiegen des Trieb- oder des Gewissensfaktors, bzw. des „Befriedigungscharakters" oder des „Buß- und Strafcharakters" (Fenichel). In jedem Falle sind beide Komponenten im Symptom enthalten. Z.B. das Waschen der Hände reinigt einerseits magisch von Schuld und kann andererseits gleichzeitig eine neue Form von dem Gewissen unverdächtiger Onanie sein. Die Abwehr, von der die Symptombildung abhängt, basiert bei der Zwangsneurose auf 4 oder 5 Mechanismen, die als klassisch angesehen werden: Reaktionsbildung, Regression, Isolierung, Ungeschehenmachen, Intellektualisierung. Hinter dem Zweifel, der das Denken des Zwangsneurotikers so sehr charakterisiert, steht auf der affektiven Seite die Ambivalenz. Diese Ambivalenz bewirkt eine *Handlungsstörung*. Auf diese zentrale *Ich-Störung* baut Quint sein Verständnis der Zwangsneurose auf. Die Unfähigkeit des Ichs zur freien, eigenwilligen Handlungsführung macht es subjektiv höchst gefährlich, Triebimpulse zuzulassen. Dem Über-Ich steht kein funktionsfähiges Ich zur Verfügung, das durch probierende Handlungen gelernt hätte, Denken und Tun zu unterscheiden. Wünschen ist gleich Tun, der aggressive Affekt allein kann in der Phantasie des Patienten schon töten. Der Magie von Handlung und Worten sind Tür und Tor geöffnet. Die Zwangsdynamik kann sich so über alle Ich-Funktionen ausbreiten, und die Anzahl der möglichen Abwehrkonstellationen ist praktisch unbegrenzt. Die Zwangsneurose ist die „elastischste" aller Neurosen, woraus wiederum die nicht gute Therapierbarkeit verständlich wird.

Es sind offenbar *zwei Wege, auf denen die Symptomatik entsteht.*
Die eine Form geht von einem ins Bewußtsein eingebrochenen, verpönten, meist antisozialen Impuls aus. Er führt – als Versuch der abwehrenden Verarbeitung – zu Zwangsgedanken und -handlungen. Schematisch läßt sich dieser Modus folgendermaßen darstellen:

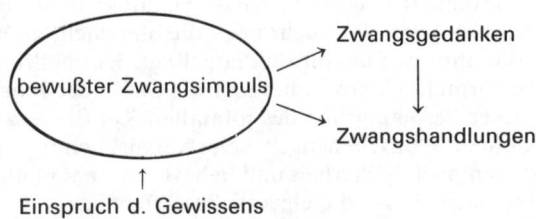

Der zweite Weg muß von unbewußt gebliebenen verpönten Wünschen und Bedürfnissen ausgehen. Bewußt werden dann erst die der sekundären Bearbeitung entsprechenden Zwangsbefürchtungen, die den Charakter phobischer Ängste tragen. Diese Zwangsbefürchtungen führen dann ihrerseits zum Reparationsversuch der Zwangsgedanken und -handlungen.

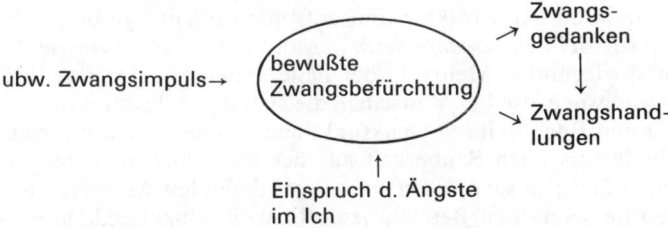

Die *Psychogenese* der Zwangsneurose ist gut bearbeitet. Den Beobachtern fiel regelmäßig im Familienmilieu eine Häufung von zwanghaften oder zwangsneurotischen Personen auf. Insgesamt bestehen strenge, rigide, legalistische, sachbezogene, teilweise

aggressive oder auch willkürliche Entwicklungsbedingungen.
Spontaneität, Eigenwille, lebhafte Motorik und Aggressivität
müssen früh unterdrückt und mit Angst- und Schuldgefühlen abgewehrt werden. Der äußere Zwang wird so zu einem inneren.
Statt eines Autonomiegefühles entstehen im Kinde Scham und
Zweifel (Erikson). –„Beim Zwangsneurotiker fehlt eine ausreichend positive Beurteilung des ausprobierenden Handelns"
(Quint). Das Bedürfnis des Kindes nach Autonomie interferiert
mit seiner Einsicht in die existentielle Abhängigkeit von den Eltern. Das Kind reagiert auf die mütterliche Einengung mit Wut,
die Mutter induziert reaktiv im Kinde Schuldgefühle, das Kind
muß die Schuld-Angst und mehr noch die ohnmächtige Wut verdrängen, was ihm nur unvollständig gelingt. Es behilft sich, indem es die formale Übererfüllung an die Stelle der inhaltlichen
setzt. In dieser Perpetuierung des infantilen Konfliktes zwischen
den autonomen Wünschen nach Selbstverwirklichung und den
noch stärkeren nach Sicherheit und liebevoller Versorgung durch
die anderen, sieht Rado die eigentliche Dynamik.

Ohne daß ein bestimmter Erbgang nachgewiesen wurde, konnte
eine biogenetisch mitbedingte Verursachung der Zwangsneurose
wahrscheinlich gemacht werden. Am naheliegendsten ist die Annahme einer Ergänzungsreihe von einerseits psychosozialen und
andererseits biogenetischen Faktoren.

Zugrundeliegende Persönlichkeitsbasis

Bei nur wenigen Neurosen ist die Beziehung zwischen zugrunde-
liegender Charakterstruktur und entsprechendem Symptombild
so eng wie bei dem *Zwangscharakter* und der Zwangsneurose. In
der überwiegenden Mehrzahl der Fälle entwickelt sich das Bild
der Zwangsneurose bei Menschen, die sich durch Pedanterie, Ri-
gidität und Enge in ihren Denkfunktionen auszeichnen. Ein starkes Bedürfnis nach Sauberkeit auf der körperlichen Seite entspricht häufig ausgeprägten und dominierenden Moralvorstel-
lungen im seelischen Bereich. Ängstlichkeit, Unzulänglichkeits-
gefühle, Skrupulosität, Entschlußunfähigkeit, peinliche Genau-
igkeit und Gewissenhaftigkeit, Unfähigkeit, das Unwesentliche
zu vernachlässigen und fruchtloser Kampf mit Nichtigkeiten
sind weitere Formeln, mit denen versucht wird, die Eigenart dieser Charakterstruktur zu beschreiben. (Zur Psychogenese des

überstrengen Gewissens und der dadurch bedingten Persönlichkeitsstruktur wird auf die Ausführung in Kapitel „Allgemeine Neurosenlehre" verwiesen.)

Die *dynamische Struktur des Zwangscharakters* (in Anlehnung an Shapiro) zeigt drei ausgeprägte Eigenheiten:

1. *Emotionale Autarkie:* „Ich brauche niemanden". Der Zwanghafte ist ein „affektiver Selbstversorger" – in charakteristischem Gegensatz zum Hysteriker.
2. *Vermeidung echt autonomer Handlungen*, das ist Vermeidung jeder Fehlermöglichkeit.
3. Gefühl des *Getriebenseins*. Dem Zwanghaften sitzt immer ein imaginärer Aufpasser im Nacken. Die Befriedigung über das Geleistete ist begrenzt.

Klinisches Beispiel (für eine ausgeprägte zwanghafte Charakterstruktur):

Ein 26jähriger Ingenieur, der symptomatisch an „panischer Angst", Pollakisurie und Durchfällen leidet, bietet als Charakterstruktur ausgesprochen zwanghafte Elemente. Seine Absicherung vor emotionaler Zuwendung zu anderen beschreibt er so: „Wenn jemand mir Zuneigung entgegenbringt, dann sehe ich sofort eine Absicht dahinter und bin auf der Hut." Die Leistungen, die er erbringt, dienen nicht seiner Zufriedenheit. Er sagt: „Ich fühle mich dauernd gezwungen, Leistungen zu erbringen." Noch deutlicher: „Ich stehe unter einem Muß-Zwang." – Dieser „Muß-Zwang" läßt einen schon von der Wortwahl her an das infantile „ich muß mal" denken. „Ich muß mal" sagt ja schon deutlich, daß diese Art von Leistung nicht freiwillig, sondern unter Druck von innen (Triebdruck) oder von außen (Erziehung) erfolgt. Dieser Patient hatte die organische Komponente noch voll erhalten: Wenn er sich „unter Druck" fühlte, etwas zu leisten, zu schaffen, dann ging es ihm besser, wenn er urinierte. Er beschreibt den Vorgang: „Das ist mein Ventil. Wenn ich das Ventil vorne zumache, dann geht der Durchfall los. Ich darf nie beide Ventile zumachen." – Der gleiche Patient demonstrierte auch eindrucksvoll die Vermeidung autonomer Entscheidungen. Er war von Beruf Statiker. Statik war für ihn *die* Wissenschaft, denn: „1. brauche ich *nie Entscheidungen* zu treffen, sondern führe Berechnungen durch, 2. erfolgen alle Berechnungen nach festen, *vorgegebenen Regeln*. Da gibt es keine Abweichungen. Und 3. sind die Sicherheitsspiel-

räume auch sehr groß, so daß jedes *Risiko entfällt.*" Das ist die
Basis der Zufriedenheit für den zwanghaften Menschen bzw. der
Grund seiner Unzufriedenheit.

Therapie

Die Zwangsneurose stellt unter allen Neurosen das therapeutisch unbefriedigendste Problem dar. (Ein Patient sagt: „Ich be-
zweifle sehr, daß es eine Therapie gibt, die mir hilft. Und wenn
es sie gäbe: Wer sagt mir, daß während der Zeit, wo ich diese
Therapie mache, ich nicht eine andere, wirkungsvollere versäu-
me?") Die psychoanalytische Therapie ist einheitlich als schwierig und mit spezifischen Problemen verbunden angesehen worden. Allerdings hat Quint über eindrucksvolle Erfolge bei sorgfältiger Indikationsstellung berichtet. Die Verhaltenstherapie
scheint insbesondere mit der Implosionstechnik, was die Symptomatik angeht, befriedigende Erfolge zu erzielen. Eine Pharma-
kotherapie der Zwangsneurose fehlt. Am ehesten kommt noch
dem Clomipramin (Anafranil®) eine gewisse Spezifität zu. Neuro-
chirurgische Interventionen (stereotaktische Operationen) bedürfen einer strengen Indikationsstellung, woran es in der Vergangenheit gefehlt hat. Die *Arzt-Patient-Beziehung* ist oft dadurch belastet, daß die Symptomatik des Patienten als lächerlich oder aufrei-
zend erlebt wird.

2.4. Das Depersonalisations-Syndrom

Anhand der größeren kasuistischen Darstellung zur Erläuterung
der Vorgänge bei der Symptomentstehung (siehe oben „Allgemeine Neurosenlehre") war bereits etwas über das Wesen der
Depersonalisation ausgesagt worden. Als Depersonalisation bezeichnen wir eine Reihe von Störungen, die sich sowohl als kurz-
zeitige Reaktion wie auch im Rahmen von Neurosen wie auch
bei Psychosen nachweisen lassen. Depersonalisationserscheinungen können, insbesondere wenn sie kurzdauernd verlaufen,
von benigner Natur sein. Oft aber sind sie Hinweise auf eine
weitergehende Störung des Ichs und daher auch gehäuft bei jenen Grenzzuständen zwischen Neurose und Psychose, die wir
Borderline-Syndrom nennen, anzutreffen. Die Gleichsetzung
von Depersonalisationserscheinungen und der Diagnose einer

Psychose, wie sie mancherorts praktiziert wird, ist sicher unzulässig.

Symptomatik

Das Erleben in der Depersonalisation bezieht sich auf eine massive Störung des Erlebens der eigenen Identität. Der Mensch fühlt sich gegenüber seinem früheren Zustand verändert. Das Erlebnis von *Unwirklichkeit* und *Verfremdung* steht dabei im Mittelpunkt. Oft ist das Körperbild in das Veränderungsempfinden einbezogen. Der Patient erlebt sich als nicht er selbst, als gedoppelt, als neben sich stehend, als in sich gespalten. Dies kann ganz figürlich so sein, daß der Patient ständig das Gefühl hat, hinter oder neben sich selbst zu stehen oder in sich selbst in doppelter Ausführung vorhanden zu sein. Wichtig und entscheidendes *Kriterium zur Verwendung der Diagnose* ist das durchgreifende Erlebnis des Verfremdet- und Verändertseins gegenüber früher, was eine massive Störung des Identitätsgefühls nach sich zieht. Manchmal berichten die Patienten, daß sie sich im Spiegel nicht mehr als sich selbst erkennen, sich verändert vorkommen usw. Diese Depersonalisationszustände sollte man abgrenzen von dem veränderten Erleben der Umwelt, das wir als *Derealisation* bezeichnen. Depersonalisations- und Derealisationszustände treten in etwa der Hälfte der Fälle zusammen auf und gehören offenbar zu dem Unangenehmsten, was Menschen erleben können. Sie beunruhigen in jedem Falle den Patienten erheblich und sind oft von starker Angst begleitet.

Psychodynamik

Über die Psychodynamik war schon anhand der oben erwähnten Falldarstellung einiges ausgeführt worden. Summarisch läßt sich formulieren, daß für den Menschen der Vorgang der Persönlichkeitsspaltung die subjektiv letzte Möglichkeit darstellt, seinen narzißtischen, das heißt Selbstwertkonflikt zu lösen. Störungen in der Entwicklung des Körperbildes müssen ähnlich wie bei der Hypochondrie vorausgegangen sein, damit eine solche Spaltung später wieder möglich wird.

Depersonalisationsvorgänge können auch Teil einer *hysterischen Psychodynamik* sein. Man wird sie dann als zum *dissoziativen Typ der Hysterie* gehörend ansehen. Das leuchtet auch deswegen schon ein, weil die Dissoziation, die Bewußtseinsspaltung auf irgendeine Weise bei jeder Depersonalisation wirksam werden muß (s. auch Kap. 4.1.1.). Andere motivationale „Hintergründe" der nosologisch unspezifischen Depersonalisation können eine depressive, eine narzißtische und vor allem eine *angsthafte Form von Psychodynamik* darstellen. Diesen letzten Zusammenhang meint der engliche Psychiater Roth mit seinem Begriff des „phobic anxiety depersonalization syndrome". Es ist der klinisch wohl relevanteste.

Verlauf und Therapie

Die Prognose des *neurotischen* Depersonalisationssyndroms ist in der Regel gut. Die Therapie der Wahl ist die analytische Einzelpsychotherapie mit niedriger Wochenstundenfrequenz (1- bis 2mal die Woche). Die klassische Psychoanalyse im Liegen ist wegen der Regressionsneigung kontraindiziert. Problematischer sind die Fälle von Depersonalisationsneigung beim Borderline-Syndrom, wo Patienten über ständige, kaum noch einmal von einer intakten Selbstwahrnehmung unterbrochene Depersonalisationszustände berichten. Hier gilt die stationäre Psychotherapie als die Therapie der Wahl. Die Prognose des Despersonalisationssyndroms bei Psychosen oder beim kombinierten Auftreten mit anderen Neurosen (z. B. der Zwangsneurose) hängt von der Prognose der Grundkrankheit ab.

2.5. Das Borderline-Syndrom

Seit den 70er-Jahren wird der Begriff des Borderline-(Grenzlinien-)Syndroms zunehmend aktueller. Es geht um die Erfassung von Krankheiten, die auf der Grenze zwischen Neurosen und Psychosen liegen. Dieses Interesse ist fraglos aus den USA nach Deutschland gelangt. Wahrscheinlich liegen zwei Gründe für das starke Anwachsen der Verwendung des Borderline-Begriffs vor: Zum einen wird man zunehmend auf klinische Bilder aufmerksam, die tatsächlich nur mit Gewalt entweder den Neurosen oder den Psychosen zuzuschlagen sind. Zum anderen hat wohl auch das schlechte Ansprechen bestimmter Krankheitsbilder auf die Therapie zur Ausbreitung des Begriffes beigetragen. Man behandelte diese Störungen, die wie Neurosen aussehen, in der gleichen Weise, wie man sonst Neurosen behandelt, aber der vergleichbare Erfolg blieb aus.

Es ist keine Frage, daß die Störungen, die W. Reich 1925 als „triebhafte Charaktere" beschrieb, heute von uns zum Borderline-Syndrom gerechnet würden. Die erste gründlichere Bearbeitung stammt von M. Schmiedeberg. Von dieser Autorin stammt der Versuch, die äußeren Erscheinungen als *Stabilität in der Instabilität* zu beschreiben. Diese Formel von Schmiedeberg hat sich wohl deswegen durchgesetzt, weil sie etwas Wesentliches an diesen Patienten bezeichnet: Eigentlich müßten sie laufend psychotisch dekompensieren, aber merkwürdigerweise tun sie es nicht.

Die *Symptomatik* kann man kaum spezifisch beschreiben. Zu Versuchen in dieser Richtung gehört der von Benedetti, der eine Trias von Hypochondrie, Beziehungserleben und Depersonalisation beschrieb. „Panneurose" könne hinzukommen. Nach unserer Erfahrung liegt Benedetti damit noch am ehesten im Zielbereich. So weisen dissoziative Symptome (Depersonalisation, Derealisation, Dämmerzustände u. ä.) häufig auf weitergehende psychische Störungen hin, was auch für das Beziehungserleben gilt. Zumindest liegt eine ausgeprägte Ich-Schwäche dabei vor. Patienten, die sich auf keine klassische neurotische Symptomatik „festgelegt" haben, sondern wahllos und wechselnd jedes Symptom produzieren, insbesondere solche mit großer Angst – Panangst –, sind nach unserer Erfahrung noch die mit den klarsten äußeren Hinweisen. Der Eindruck des Untersuchers ist häufig der einer „chaotischen Persönlichkeit". Panangst, Panneurose und Pansexualität (sexuelle Störungen jeder Art) waren auch die Leitsymptome gewesen, unter denen der Psychiater Hoch die von ihm sogenannte „pseudoneurotische Schizophrenie" beschrieb. Hoch steht stellvertretend für eine Gruppe von Autoren, die die Grenzzustände als eigentlich doch psychotisch und nur fälschlich als neurotisch diagnostiziert auffassen.

Um welche Patienten es geht, hat Winnicott folgendermaßen umrissen: „Mit dem Begriff ‚Borderline-Fall' meine ich diejenigen Fälle, bei denen der Kern der Störung ein psychotischer ist, wobei der Patient allerdings soweit psychoneurotisch strukturiert ist, daß er stets in der Lage bleibt, psychoneurotische oder psychosomatische Störungen zu produzieren, wenn die eigentlich psychotische Angst in unverarbeiteter Form durchzubrechen droht." Wir haben uns mit einer noch kürzeren Definition zufriedengegeben: Als Borderline-Syndrom betrachten wir jene Fälle, die phänomenologisch keine Psychose haben, bei denen aber die Psychodynamik und die Ich-Verzerrung der von Psychotikern entspricht. Wir glauben, daß es Patienten mit umreißbaren Kriterien gibt, die diesem Syndrom angehören. Wir verwenden die Diagnose aber zurückhaltend und versuchen, den Konflikt immer zuerst in die bekannten Kategorien einzuordnen.

Die Diskussion der spezifischen Erscheinungen des Borderline-Syndroms, insbesondere der *Struktur der Erkrankung* und ihrer *Pathodynamik*, hat heute einen sehr speziellen Diskussionsstand erreicht, auf welchem mit einer eigenwilligen Spezialsprache argumentiert wird. Diese Entwicklungen können hier nur angedeutet werden. Der Amerikaner Frosch geht die Pathodynamik von drei Aspekten an: Von den gestörten Beziehungen zur Realität, von der Nähe zwischen Ich und Es und von der Art der Objektbeziehungen. Das sind dynamische Beschreibungsparameter. Die Nähe von Ich und Es deckt sich mit dem, was Kernberg, der heute wichtigste Autor auf diesem Gebiet, die Verschiebung vom Sekundär- zum Primärprozeß (s. auch Kap. 1.2) nennt. Gemeint ist die auffallende Nähe von Triebstruktur und abwehrender Struktur, die relative Schwäche der Abwehr gegenüber den Impulsen, die ständigen Abwehroperationen, zu denen diese Menschen genötigt sind. Kernberg geht in seiner strukturellen Analyse des Borderline-Syndroms von folgenden Parametern aus: 1. Die unspezifischen Manifestationen von Ich-Schwäche (fehlende Angsttoleranz, mangelnde Impulskontrolle, mangelnde Sublimierungsfähigkeit). 2. Die Verschiebung vom sekundär- zum primärprozeßhaften Denken. 3. Spezifische Abwehroperationen.

An dieser Stelle soll noch einmal an die Beiträge von P. Schilder erinnert werden, der in den 30er Jahren auf die Bedeutung des Körperbildes für die Entwicklung des Ichs hingewiesen hatte. Für Schilder baut sich das Ich im Laufe der frühen Entwicklung als eine Synthese der autonomen Reifungs- und der frühen Identifizierungsvorgänge auf. Das ist im wesentlichen auch unsere heutige Sicht. Hier setzt Kernberg an. Er meint, daß das frühe Ich vor allem zwei Funktionen habe: 1. Die Differenzierung des Bildes von einem selbst (Selbst-Bild) und des Bildes der anderen in sich (Objekt-Bild) und 2. die Integration von Selbst-Bildern und Objekt-Bildern, die einander entsprechend jeweils unter dem Einfluß libidinöser und aggressiver Triebabkömmlinge entstanden sind. Hiermit ist gemeint, daß am Beginn der Entwicklung das Ich unfähig sei, eine zugewandte und eine versagende Person als eine einheitliche wahrzunehmen, sondern daß es vielmehr zur Internalisierung zweier verschiedener Bilder komme, einem „guten" und einem „bösen" Objekt, dem in der Außenwelt nur ein einziges entspreche. Das heißt, am Anfang besteht ein Unvermögen des Ichs, Objektbilder gegensätzlicher Qualität in sich zu vereinen. Das Erlernen der Syntheseleistung gehört zu den wesentlichen frühen Funktionen des Ichs, und diese bleibt in ihrer Wichtigkeit das ganze Leben bestehen. Zum Beispiel muß das Ich jeden Morgen nach dem Erwachen in erstaunlich kurzer Zeit eine Bewußtseinsynthese vollbringen. Die Unfähigkeit des frühen Ichs, Objektbilder mit gegensätzlichen Qualitäten zu vereinen, ist zuerst eine spezifische Form der Ich-Schwäche des jungen Ichs, bevor es ein spezieller Mechanismus wird, den man am besten als *Spaltung* bezeichnet. Kernberg sagt von diesem Spaltungsmechanismus, daß er anfangs auf einem Versagen der Integrationsmöglichkeiten des Ichs beruhe und dann später aktiv für andere Ziele eingesetzt werde. Normalerweise wird dieser Mechanismus nur in der frühen Ich-Entwicklung benutzt und bei den reiferen Störungen und in der Gesundheit durch Abwehrmechanismen höherer Ordnung ersetzt, die sich um die Verdrängung herum aufbauen. Beim Borderline-Syndrom bleibt dieser Mechanismus der Spaltung nach Kernbergs Interpretation jedoch bestehen und erhält eine zentrale Rolle.

Die Folge des andauernden Spaltens von gegensätzlichen Triebregungen im Ich und der damit verbundenen Bilder vom Selbst und von den anderen sind mannigfaltig. Vor allem werden genannt: Geringe Möglichkeiten der realistischen Einschätzung anderer, fehlende Empathie, Flachheit der Emotionen als Selbstschutz, mangelnde Wahrnehmung von Schuldgefühlen, Vermeidung emotionalen Engagements, Unwissenheit darüber, daß andere Menschen differenziertere Empfindungen haben können.

Ebenfalls bedeutsam ist beim Borderline-Syndrom eine ausgeprägte *Identitätsdiffusion*. Man kann sich vorstellen, daß wenn Spaltungsvorgänge im Ich aktiv aufrechterhalten werden, es nicht zu jener Syntheseleistung kommt, die zu einem stabilen Ich- und Selbstbild führt. Charakteristischerweise zeigen diese Patienten, wie von allen Untersuchern bestätigt wird, eine ausgesprochene instabile Wahrnehmung und Einschätzung ihrer selbst und das Fehlen eines ausgeprägten Gefühls der Identität ihrer Person.

Letztlich wichtiger als diese theoretischen Überlegungen ist das *therapeutische Problem*, vor das diese Patienten uns stellen. Auch wenn diese Patienten oft durchaus therapiemotiviert sind, stellt die Therapie ein erhebliches Problem dar. Es werden maximale Ansprüche an Verständnis, Einfühlungsvermögen und Belastbarkeit des Therapeuten gestellt. Heute scheint sich abzuzeichnen, daß stationäre analytische Psychotherapie der ambulanten Therapie zumindest am Beginn überlegen ist. Dieses Ergebnis des großen Forschungsprojektes der Menninger Klinik in den USA entspricht unseren eigenen Erfahrungen. Die stationäre Psychotherapie sollte die Funktion eines „Therapieorganisators" haben und eher kürzer als länger (nicht über 3 Monate, was für Psychotherapie kein langer Zeitraum ist) konzipiert sein. Die Art der ambulanten Therapie muß von Fall zu Fall geklärt werden. Nach unserer Erfahrung bietet sich eine langjährige, aber niederfrequente (nicht mehr als eine Stunde pro Woche) psychoanalytisch orientierte Therapie als die geeignetste Form an. Pharmakotherapeutisch werden kleine Dosen von Neuroleptika über lange Zeiträume empfohlen.

2.6. Charakterneurose und Persönlichkeitsstörung

Die Begriffe der *Persönlichkeit* und des *Charakters* sind weitgehend austauschbar. Der Charakterbegriff ist der ältere, gewissermaßen unmodernere, wird aber von uns wegen der stärker dynamischen Konnotation, die sich mit ihm verbindet, bevorzugt. Eine Definition könnte folgendermaßen lauten: Als Charakter wird die Gesamtheit der stabilen und konsistenten psychischen Eigenheiten eines Individuums bezeichnet, mit denen es sich mit der Welt seiner Triebe und Emotionen einerseits und der seiner psychosozialen Gegebenheiten andererseits auseinandersetzt. Durch diese „charakteristischen" Eigenheiten unterscheiden (oder gleichen) sich die einzelnen Menschen.

Die Beschreibungen von Störungen der Persönlichkeit (oder des Charakters) erfassen ein breites Spektrum, das sich von der Gesundheit (Normalität) bis zur Krankheit (Pathologie) erstreckt. Der Bereich der Normalität ist für Psychiatrie und Psychotherapie insofern interessant, als er den Bezugspunkt für die pathologische Abweichung darstellt. Die Persönlichkeit des Menschen, sein Charakter, wird als die Basis für die pathologischen Erscheinungen angesehen, denen wir in den Neurosen oder Psychosen begegnen. Auch die psychopathologischen Phänomene bei hirnorganisch bedingten Erkrankungen gehen letztlich von der vorgegebenen Persönlichkeit aus. Was anderes als das, was vorher schon war, sollte sich unter traumatischen, toxischen oder anderen Einflüssen in veränderter Form darstellen? Der Bezug auf die „eigentliche", nicht pathologisch veränderte Persönlichkeit wird auch als Bezug auf die *Grundpersönlichkeit* bezeichnet.

Die Einteilung der Persönlichkeitsstörungen ist von den korrespondierenden schweren Krankheitsbildern (Neurosen, Psychosen) abgeleitet, ist also eine rechte „Patho-Charakterologie", wie K. Schneider kritisch bemerkt. An einer gewissen „Pathophilie", wie diese Tendenz auch bezeichnet worden ist, leidet im übrigen die gesamte klinische Persönlichkeitslehre. Es ist bis heute nicht gelungen, Grundpersönlichkeiten zu definieren, in die nicht direkt oder indirekt die Krankheitsbilder, von denen sie abgeleitet werden, eingegangen sind.

Am deutlichsten ist dies bei der paranoiden, der zyklothymen und bei der schizoiden Persönlichkeit sichtbar. Diese Persönlichkeitstypen beziehen sich direkt auf Paranoia, Zyklothymie und Schizophrenie. *Paranoide Persönlichkeiten* sind durch ihr starkes Beziehungserleben ausgezeichnet: Sie haben eine Neigung, die verschiedensten Vorgänge auf sich zu beziehen („alle haben etwas gegen mich ..."). Als *zyklothyme Persönlichkeiten* werden Menschen bezeichnet, die stärkeren Stimmungsschwankungen unterliegen. Die *schizoide Persönlichkeit* zeichnet sich durch eine

ausgeprägte Unterdrückung von Emotionen und Affekten aus,
die oft mit sozialem Rückzug einhergeht.

Im Rahmen der Besprechung der charakteristischen Neurosebilder wurde bzw. wird auf die *hysterische*, die *depressive* und die *zwanghafte* (anankastische) Persönlichkeit eingegangen. Dies braucht hier nicht wiederholt zu werden.

Als *asthenische Persönlichkeit* werden antriebsarme, oft rasch versagende und in ihrer Affektivität matte Menschen bezeichnet. Die *antisoziale oder dissoziale Persönlichkeitsstörung* schließlich beschreibt die kriminelle Persönlichkeit mit fehlender sozialer Einsicht und Verantwortung, Mißachtung allen normativen Verhaltens und ausgeprägter affektiver Kälte. Es kann heute als gesichert angesehen werden, daß Menschen mit einer solchen Charakterverfassung aus einem ablehnenden und emotional kalten psychosozialen Milieu stammen. Die Beobachtung, daß Generationen von Kriminellen sich in der Gesetzesübertretung ablösen, hat früher zu der fraglichen Ansicht geführt, daß ein genetischer Faktor vorliegen müssen.

Die Persönlichkeitsbeschreibungen der gegebenen Art sind deskriptive Syndrome, die von der Psychoanalyse teilweise dynamisch interpretiert wurden. Insbesondere wurde die Übereinstimmung der Abwehrstruktur bei der Grundpersönlichkeit und der darauf sich aufbauenden Neurose erfaßt. Für die *Neurose des Charakters*, der Persönlichkeit selbst, hat sich phänomenologisch folgendes herausgestellt: Die Betroffenen leiden weniger an umschriebenen Symptomen („symptomlose Neurosen"), als an einem allgemeinen Gefühl der Unzufriedenheit, des Unglücks und der Unfähigkeit zu befriedigenden Erlebnissen. Insbesondere in den sozialen Beziehungen bestehen mannigfache Konflikte („Aktionen statt Symptome"). Aus psychoanalytischer Sicht sind diese Persönlichkeitseinschränkungen (Freud: „Ich-Verzerrungen") genauso Lösungsversuche innerer Konflikte wie es die Symptomneurosen auch sind. Warum es zu den so verschiedenen Verarbeitungsformen auf dem Wege der Charakterverzerrung einerseits oder dem Wege der Symptombildung andererseits kommt, ist im Detail noch nicht geklärt. Für die Untersuchung kommt erschwerend hinzu, daß regelmäßig Symptom-

und Charakterneurose in einem gewissen Ausmaß kombiniert sind.

Die Bezeichnung von pathologischen Persönlichkeitssyndromen schwankt je nach wissenschaftlicher Ausgangsposition. Die Psychiatrie hat den heute stark kritisierten *Psychopathie-Begriff* bevorzugt. Zum Begriff der Psychopathie gehört eine Betonung des genetischen und konstitutionellen Moments. Psychopathen sind nach der berühmten Definition von K. Schneider Menschen, die an ihrer Abnormität leiden oder an deren Abnormität die Gesellschaft leidet. So definiert wäre der Psychopathie-Begriff in keiner Weise von den dynamischen Konzepten der *Charakterneurose* oder des *neurotischen Charakters* abzugrenzen. Das subjektive Leiden und die Störung der sozialen Beziehungen war schon als regelmäßig bei der Charakterneurose vorkommend erwähnt worden. Am verbreitetsten sind in der gegenwärtigen Psychiatrie wohl die Begriffe der *abnormen Persönlichkeit* oder der *Persönlichkeitsstörung* (personality disorder). Bei diesen Begriffen wird versucht, die Persönlichkeitsabweichung vorwiegend deskriptiv zu erfassen, wobei allerdings, je nach Autor, verschiedene pathogenetische Konzeptionen mitschwingen. Für die praktische Verwendung läßt sich sagen, daß zumindest in Deutschland die Begriffe der abnormen Persönlichkeit und der Psychopathie weitgehend die gleiche Störungsgruppe erfassen, die die Psychoanalytiker als Charakterneurosen bezeichnen. Oft wird der Begriff der Charakterneurose auch als diagnostischer „Sammeltopf" verwendet, wenn man nicht mehr so recht weiter weiß (vor allem, weil die typischen Symptome fehlen). Dies Verfahren hat offenbar eine lange Tradition. So schreibt Alexander 1928 in bezug auf die Diagnose Charakterneurose: „Ich meine jene Fälle von symptomlosen Neurosen, die der psychoanalytisch geschulte Blick ohne Zweifel als neurotisch erkennt, ohne sie in irgendeine bekannte nosologische Gruppe einreihen zu können." Diese Formulierung verrät etwas von der Unsicherheit, die der Diagnose von Störungen der Gesamtpersönlichkeit bis heute anhaftet.

Vergleicht man psychodynamisch die Symptomneurosen mit den Charakterneurosen, dann läßt sich formulieren, daß die Störung bei der Charakterneurose *ichsynton* ist, das heißt, das Ich emp-

findet nicht jene Fremdheit, die sein Erleben den Symptomen
(*ichdyston*) gegenüber auszeichnet. Offensichtlich ist hier ein
Stück Störung vom Ich integriert worden – um den Preis des allgemeinen psychischen Wohlbefindens. Dies soll an einem Beispiel deutlich gemacht werden: Das gleiche objektive Verhalten
kann einmal Ausdruck einer Charakterneurose und ein andermal
Ausdruck einer Symptomneurose sein. Wenn ein pedantischer
Bürokrat seine Bleistifte alle der Größe nach ordnet und in die
gleiche Richtung legt, dann ist dies Ausdruck einer Persönlich-
keitseigentümlichkeit, die man als zwanghafte Ordentlichkeit
(Pedanterie) bezeichnet. *Psychodynamisch* gesehen liegt kein
Symptom vor, weil der Mann so sein will, weil das Verhalten
ichsynton ist. Ein anderer Mensch schildert nun folgendes: „Ich
muß morgens immer meine Bleistifte alle der Größe nach sortie-
ren und sie mit den Spitzen in die gleiche Richtung legen. Tue
ich es nicht, dann werde ich sehr unruhig. Ich habe schon oft
versucht, dieses Verhalten zu unterdrücken, aber es gelingt mir
einfach nicht. Ich bin einfach gezwungen, das zu tun." Obwohl
das äußere Verhalten gleich ist, ist die dynamische Struktur
grundverschieden. Dieser Patient erlebt sein Tun als ichfremd,
ichdyston, er hat ein Symptom (Ordnungszwang). Dieser Zusammenhang ist gemeint, wenn man davon gesprochen hat, daß die
Charakterneurose einer Symptomneurose entspreche, die nicht
mehr abgewehrt werden konnte und deswegen ins Ich integriert
wurde.

Die *Therapie* der Persönlichkeitsstörungen stellt ein besonderes
Problem dar. Da wegen des Fehlens von Symptomen verhaltenstherapeutische und übende Maßnahmen weitgehend entfallen,
kommen in der Praxis eigentlich nur die Verfahren der analytischen Psychotherapie und der Gesprächstherapie in Frage. Dabei sind von vornherein nur solche Störungen behandelbar, bei
denen eine Motivation des Patienten, das heißt ein subjektives
Gefühl von Leiden und der Wunsch nach Veränderung, vorliegt.
Diese Störungen könnte man als *Charakterneurosen* im engeren
Sinne bezeichnen. Alle jene Charakterstörungen, deren Träger
sich nicht krank fühlt und auch keinerlei Einsicht in seine Belastung für die Umwelt zeigt – und das dürfte die Mehrzahl sein –
sind praktisch überhaupt nicht therapierbar. Sie entziehen sich
der Psychotherapie ganz und sind auch dann (oder gerade dann)

nicht behandelbar, wenn sie Psychotherapie als richterliche Auflage bei Verwicklung in Straftaten erhalten. Solche Auflagen sind gut gemeint aber sinnlos, da die Motivation des Betroffenen sich dann im höchsten Fall auf die Erfüllung der Auflage erstreckt, die in der Regel mit Haftverschonung gekoppelt wird. Es erscheint sinnvoll, Störungen dieser Art gegenüber den therapiemotivierten Charakterneurosen als *neurotische Charaktere* abzugrenzen, wie das besonders in Frankreich praktiziert wird. – Auf die weitergehenden Probleme im Zusammenhang von Charakter und Neurose geht das weiterführende Buch von einem von uns ein (S. O. Hoffmann, „Charakter und Neurose", Suhrkamp, 1984).

2.7. Die sogenannte narzißtische Neurose

Der Begriff der narzißtischen Neurose hat sich zunehmend eingebürgert. Auch wenn dies eine aus verschiedenen Gründen nicht zu begrüßende Entwicklung ist, soll das Konzept kurz besprochen werden.

Ursprünglich hatte Freud die Psychosen als narzißtische Neurosen den sogenannten Übertragungsneurosen (das sind die Pychoneurosen) gegenübergestellt. Die heutige Verwendung des Begriffs, die vor allem auf den Einfluß von H. Kohut zurückgeht, meint in keinem Falle mehr eine Psychose. Stattdessen wird als narzißtische Neurose eine Neuroseform bezeichnet, bei welcher *im Zentrum der Psychodynamik eine Krise des Selbstgefühls steht.* Das heißt, von anderen gängigen Neurosebezeichnungen unterscheidet sich diese dadurch, daß sie nach einer Psychodynamik und nicht nach einer Phänomenologie benannt wird. Das ist ein entscheidener Nachteil, der zu Verwirrungen führen muß und auch ständig führt.

In der Praxis wird von manchen Kollegen ein Großteil aller Neurosen als narzißtisch klassifiziert, und dies geschieht nicht einmal ohne Berechtigung, denn bei welcher Neurose wäre nicht das Selbstgefühl in irgendeiner Form betroffen?! Persönlichkeitstendenzen wie schizoider Rückzug oder hysterisches Agieren, depressive Introvertiertheit und zwanghafte Selbstgenügsamkeit sind in ihrer Psychodynamik genauso narzißtisch wie die Symptombilder, die sich aus solchen Grundpersönlichkeiten entwickeln. Im Kern geht es – wie oben schon ausgeführt – um Versuche, um unbefriedigende und unzureichende Versuche, zu einem besseren Selbstgefühl zu gelangen. Sie alle als „narzißtische" zu diagnostizieren, ist von der Klassifikation her so unsinnig, wie es von der Psychodynamik her zutreffend ist. Bei Darstellung der einzelnen Neuroseformen war auf die Selbstwertproblematik auch immer Gewicht gelegt worden.

Symptomatik: Wenn man sich klar macht, daß die Symptomatik für diese Diagnose nicht das Bestimmende ist, dann kann man folgende *Phänomene* in den Vordergrund der Bilder stellen: Gefühle von Leere und Sinnlosigkeit, Störungen des Identitätsgefühls und ausgeprägte Selbstwertunsicherheit. Leeregefühle werden von Menschen, die unter ihnen leiden und vergleichen können, unangenehmer als Angstzustände bezeichnet. Offensichtlich hängt das damit zusammen, daß bei der Angst „etwas da ist", mag es auch noch so quälend sein, beim Gefühl von Leere dies „etwas" aber gerade fehlt. Der Mensch hat das Gefühl, nichts in sich zu haben, nichts zu sein, nichts wert zu sein. Diese Phänomene weisen auf entscheidende Störungen des Persönlichkeitsteils hin, den wir heute das Selbst nennen (s. dazu die Ausführungen über das Selbst in Kapitel 1.2. und die Entwicklungsgesichtspunkte von Selbst, Selbstgefühl, Identität und Narzißmus in Kapitel 1.4.1. und den nachfolgenden!). Eine entscheidende Störung des Selbst macht weitere Phänomene nachvollziehbar, die sich bei dieser Art von Störungen regelmäßig finden: Gefühle von Minderwertigkeit und Selbstunsicherheit, erhöhte Verletzlichkeit und Kränkbarkeit, Unsicherheit und manchmal Mißtrauen.

Narzißtisch wird also meist nicht im Sinne von Selbstverliebtheit verwandt, wie man aus dem Mythos vom schönen Knaben Narziß ableiten könnte, sondern sehr viel häufiger als Bedrohtheit des Selbstgefühls. Dieses regelmäßige Mißverständnis des mit der terminologischen Mode nicht Vertrauten sollte unbedingt vermieden werden. Unglücklicherweise wird der Begriff jedoch auch zur Beschreibung von selbstverliebten, egozentrischen, egoistischen Menschen verwandt, etwa beim Bild des „narzißtischen Künstlers", dessen Glaube an sich, seine Genialität und seine Möglichkeiten nur zu oft Voraussetzung seiner Kreativität zu sein scheint. Der Maler Salvador Dali wäre in diesem Sinne fraglos eine narzißtische Persönlichkeit, und er war gewiß einsichtig genug, dieses Attribut als schmeichelhaft zu empfinden. Die einzige Berechtigung, die überhaupt eine einheitliche Bezeichnung so widersprüchlicher Phänomene gestattet, ist natürlich die Psychodynamik: hinter dem Minderwertigkeitsgefühl des Selbstunsicheren wie hinter dem überzogenen Selbstgefühl des Arroganten steht ein so oder so gestörtes Selbstgefühl – ein narzißtischer Konflikt oder eine narzißtische Spannung.

Differentialdiagnostisch wird man die symptomarmen narzißtischen Neurosen schwer von den Charakterstörungen abgrenzen können, zu denen man sie auch zählen kann. Der Begriff der *narzißtischen Persönlichkeitsstörung* ist daher in vielem geeigneter als der der narzißtischen Neurose. Die schwerer gestörten Patienten sind oft nur mit Mühe vom *Borderline-Syndrom* abzugrenzen. Als Leitlinie gilt hier, daß die narzißtische Persönlichkeit insgesamt intakter, Ich-stärker und in der sozialen Anpassung erfolgreicher ist als die Grenzzustände.

Wir verwenden den Begriff der narzißtischen Neurose wegen der erwähnten und weiterer Probleme mit Zurückhaltung. Stattdessen klassifizieren wir hier nach der Phänomenologie und versuchen bei der Beschreibung der Psychodynamik die Problematik des Selbstgfühls möglichst genau zu erfassen. Wir stellen die Diagnose, wenn die Dynamik um das Selbstgefühl so im Vordergrund steht, daß sie alle übrigen neurotischen Phänomene überlagert. Das ist nicht selten, aber doch nur bei einer kleineren Gruppe von Neurosen der Fall. Um jedes Mißverständnis auszuschließen: Die Krise um das Selbstgefühl ist in ihrer Bedeutung für die Neurosen gar nicht zu überschätzen. Und es gibt auch keinen Menschen, der in diesem Sinne nicht allgemeine und ubiquitäre narzißtische Probleme hätte.

3. Allgemeine Psychosomatische Medizin

3.1. Definition der Psychosomatik (siehe auch Definitionsansätze zur Neurosenlehre)

Der Ausdruck „psychosomatisch" wurde erstmals 1818 von J. Heinroth verwandt. Der Begriff Psychosomatische Medizin umfaßt folgende drei Bereiche:

1. Psychosomatische Medizin beinhaltet eine ärztliche Grundeinstellung, die bei der Diagnostik und Therapie von Krankheiten seelische Faktoren mit berücksichtigt. Das ist die allgemeinste Bedeutung des Begriffes und entspricht dem verbreitetsten Gebrauch von „psychosomatisch" (siehe auch 1.1.).
2. Psychosomatische Medizin ist weiterhin eine Forschungsrichtung, die mit physiologischen, psychologischen und psychoanalytischen Methoden die Bedeutung seelischer Vorgänge für die Entstehung und Fortdauer von körperlichen Krankheiten untersucht.
3. Psychosomatische Medizin ist schließlich ein metaphysisch-philosophischer Begriff und bezeichnet das Bestreben, die psychophysische Totalität des Menschen zu begreifen. Darauf gehen wir nur am Rande ein.

Als *Kurzdefinition* hat sich für uns die folgende bewährt:

Psychosomatische Medizin ist die Lehre von den körperlich-seelischen Wechselwirkungen in der Entstehung, im Verlauf und in der Behandlung von menschlichen Krankheiten. Sie muß ihrem Wesen nach als eine personenzentrierte Medizin verstanden werden.

Der zweite Satz dieser Definition ist mehr als ein Nachsatz; er hat vielmehr in unserem Verständnis Psychosomatischer Medizin essentielle Bedeutung. Während der erste Teil der Definition in neueren Etiketten, die z.T. gleichbedeutend mit „psychosomatisch" verwandt werden („psychosoziale Medizin", „bio-psychosoziale Medizin"), gut aufgehoben ist, droht das *personenzentrierte Wesen der Psychosomatischen Medizin,* das sie von Anfang an charakterisierte, immer mehr zu schwinden. In den wissenschaftlich tonangebenden angelsächsischen Ländern heißt „psychoso-

matics" kaum mehr als Psychophysiologie. Die Versorgungs-
aspekte werden dort u.a. als „Liaison-Psychiatrie" angesehen.
Das hängt eng damit zusammen, daß es in den meisten Ländern
keine eigenständige Psychosomatische Medizin gibt, die – als unabhängiges Fach an den Universitäten – ein weitgehend deutscher
Vorstoß geblieben ist. Auch das seit etwa 1985 aus den USA eingeführte Konzept der *Verhaltensmedizin* kennt originär keine personenzentrierte Betrachtung, sondern basiert auf dem behaviouristi-
schen Modell.

Der Name Psychosomatische Medizin sollte deshalb für *die* Medizin reserviert bleiben, welche Krankheiten des Menschen als bio-
psycho-soziale Vorgänge versteht, aber seine Person in den Mittelpunkt ihres Interesses stellt. Das kann für ein Spezialfach gelten,
wie es z.Zt. der Fall ist, sollte im Prinzip aber Zielanspruch der gesamten Medizin sein.

3.2. Das Leib-Seele-Problem

Das zentrale Problem der Psychosomatischen Medizin ist das
Leib-Seele-Problem. Es geht um die Frage, wie sich seelische
und körperliche Vorgänge gegenseitig beeinflussen und verändern können. Es geht um den „rätselhaften Sprung" (Freud) vom
Psychischen ins Körperliche und umgekehrt. Für diese Frage
gibt es bis heute keine befriedigende Antwort. Die verschiedenen
theoretischen Konzepte und therapeutischen Ansätze sind als
Versuche aufzufassen, der Lösung dieses Problems näherzukom-
men. Auf der anderen Seite ist die *Trennung von Leib und Seele,*
Körper und Geist, eine abendländische Eigenart mit langer Tradition (Leib-Seele-Dualismus), deren Notwendigkeit immer wieder hinterfragt werden sollte.

3.3. Psychosomatische Modelle

3.3.1. F. Alexander: Die Theorie krankheitsspezifischer psychodynamischer Konflikte

Alexander unterschied 1950 zwei psychodynamische Grundmuster, die die Ursache von körperlichen Symptomen darstellen können.

a) Die Konversionssymtpome: Unter einem Konversionssymptom versteht Alexander in Anlehnung an S. Freud körperliche Symptome, die unbewußt als symbolischer Ausdruck chronischer unerträglicher emotionaler Konflikte entstehen (s. a. Kap. 3.3.2., 3.4. und 4.1.).

b) Die Symptome der vegetativen Neurose (Organneurose): Hier werden die körperlichen Symptome als funktionelle Begleiterscheinungen von chronisch unterdrückten emotionalen Spannungen verstanden (s. a. Kap. 3.4.).

Bei dem Verständnis der Konversionssymptome schließt Alexander sich dem Freudschen Modell an. Für die Symptome der vegetativen Neurose hat er folgendes Verständnismodell entwickkelt. Alexander sieht die Hauptaufgabe des Organismus in der Aufrechterhaltung der Homöostase. Das vegetative Nervensystem ist hierbei für die inneren Angelegenheiten des Organismus zuständig. Bei neurotischen Störungen im Bereich des vegetativen Nervensystems ist die Arbeitsteilung zwischen dem parasympathischen Anteil und dem sympathischen Anteil des vegetativen Nervensystems gestört. Dabei unterscheidet Alexander zwei wesentliche Grundstörungen:

1. Der Organismus bleibt im Zustand der *Bereitstellung* zu einer notwendigen Handlung bestehen.
2. Der Organismus reagiert auf die Notwendigkeit zum Handeln mit *Rückzug*.

Zu Punkt 1: Hierbei überwiegen die sympathischen Anteile. Die für die jeweilige Situation notwendigen, adaptativen vegetativen Reaktionen werden bei dieser Störung in Gang gesetzt. Die Störung liegt darin, daß es nie zur Ausführung der vorbereiteten Handlung kommt. Der Zustand der Vorbereitung auf das Handeln bleibt chronisch bestehen.

Zu Punkt 2: Hierbei überwiegen die parasympathischen Anteile. Alexander sieht in dieser Störung einen vollständigen Rückzug vor der Lösung äußerer Probleme. Das Individuum reagiert auf die sich ergebende Notwendigkeit von Selbsterhaltungstendenzen mit einem gefühlsmäßigen Sichzurückziehen vor der Handlung in einen Abhängigkeitszustand.

Das Problem der Spezifität emotionaler Faktoren bei somatischen Störungen

Die Spezifität der bei vegetativen Störungen wirksamen psychodynamischen Faktoren muß nach Alexander in der Konfliktsituation gesucht werden, in der die verschiedenen psychologischen Faktoren wie Angst, verdrängte feindselige und erotische Antriebe, Versagungen oder Abhängigkeitsbestrebungen, Minderwertigkeits- und Schuldgefühle in Erscheinung treten.

Eine weitere Spezifität findet sich in der Art, in der sich eine motivierende, psychologische Kraft ausdrückt. Feindseligkeit kann sich auf ganz verschiedene Weise ausdrücken, sei es auf dem Weg einer tätlichen Auseinandersetzung oder durch Besudeln, Anspeien oder ähnlichem oder durch vorgestellte Beschimpfungen und Vernichtungsphantasien etc. Die physiologischen Reaktionen werden in entsprechender Weise verschieden sein.

Weiter führt der Autor als bedeutsame Faktoren für die Spezifität die Konstitution und die Anamnese des beteiligten Organsystems auf, die eine spezifische erhöhte Ansprechbarkeit auf emotionale Reize bedingen können.

Alexander sieht in dem *Abhängigkeitskonflikt* den zentralen Konflikt psychosomatischer Krankheiten. Die entwicklungsgeschichtliche Wurzel der psychosomatischen Störung besteht in der Störung der frühen Mutter-Kind-Beziehung, in deren Rahmen sich ein spezifischer Konflikt mit entsprechender Abwehr ausbildet, wobei konstitutionelle Faktoren eine unterschiedliche Rolle spielen. Die Manifestation der Erkrankung erfolgt in einer Lebenssituation, in der es zu einer erneuten Aktualisierung des Konfliktes oder zu einer Infragestellung oder Schwächung der ausgebildeten Abwehr kommt ("auslösende Situation"). Hierdurch wird der frühere Ambivalenzkonflikt zwischen Abhängigkeits- und Verselbständigungstendenzen wieder aktuell und tritt in Form der Symptombildung zutage.

Diesen Annahmen Alexanders, daß den einzelnen psychosomatischen Störungen spezifische Konfliktkonstellationen entsprächen, wird heute zunehmend widersprochen. Auch wir selbst sehen uns eher in der Gruppe derer, die an der Spezifitätshypothese zweifeln. Zu ähnlich sind sich letztlich alle Beschreibungen, die das vermutlich jeweils Spezifische in der Psychodynamik verschiedener Krankheitsbilder darstellen. Auf der anderen Seite kann sich kein erfahrener Kliniker dem Eindruck entziehen, daß die meisten solcher „typischer" Beschreibungen tatsächlich etwas Entscheidendes bei der jeweiligen Störung erfassen. Uns erscheint es sinnvoll, für die Praxis sich weiterhin in lockerer Form der Spezifitätsannahme zu bedienen, dabei aber immer die grundsätzliche These zu beachten, daß letztlich jeder Konflikt zu jedem Störungsbild führen kann. Die Neurosewahl liegt beim einzelnen Individuum.

3.3.2. S. Freud: Das Konversionsmodell

Die Konversion besteht nach Freud in der Umsetzung der Erregungssumme eines seelischen Konfliktes in körperliche, insbesondere in sensorische und motorische Innervation. Die Symptombildung stellt den Lösungsversuch eines Konfliktes dar und verfolgt psycho-ökonomisch einen Zweck, nämlich die Vermeidung von unangenehmen oder peinlichen, mit den Vorstellungen des Bewußtseins unverträglichen Affekten.

Hysterische Symptome stehen in einem näheren oder mehr lockeren Zusammenhang mit einem traumatischen Erlebnis. Die traumatischen Ereignisse sind fast immer unbewußt. Bei der Wiedererinnerung an den auslösenden Vorgang verschwinden die Symptome jedoch nur dann, wenn die Erinnerung mit einem Affekt verbunden ist.

Mit der klassischen konversionshysterischen Symptomatik ist nach Freud meist ein sexueller Konflikt, der auf der ödipalen Ebene liegt, verbunden. Freud sah den Konversionsbegriff nicht als Modell für psychosomatische Krankheiten im engeren Sinne an.

Typische Beispiele für hysterische Symptombildungen sind der hysterische Anfall, die hysterische Lähmung, die hysterische Gangstörung, die hysterische Gefühlsstörung, die hysterische Blindheit und Taubheit (siehe auch 4.1. und 4.1.1.)

Die Angstneurose

Das Krankheitsbild der Angstneurose, auf das oben (2.1.2.) bereits eingegangen wurde, stellt Freuds zweites „psychosomatisches Modell" dar. Sie wurde durch ihn 1895 von der Neurasthenie abgetrennt und unter dem Oberbegriff der *Aktualneurosen* eingereiht. Im klinischen Bild steht die ungerichtete Angst im Vordergrund der Beschwerden. Aktuelle Faktoren spielen als auslösende Ursache oft eine wichtige Rolle. Neben der Angst kommen bei diesen Krankheitsbildern verschiedene somatische Symptome vor, wie z. B. Herzbeschwerden, Atemstörungen, Schweißausbrüche, Heißhunger, Zittern, Diarrhoe, Parästhesien. Freud sieht die Ursache der Angstneurosen in der Anhäufung sexueller Spannung oder in der fehlenden psychischen Verarbeitung der somatischen sexuellen Erregung. Zu diesem Zeitpunkt seiner Theoriebildung folgte er ganz dem Triebmodell (Libido-Theorie). Er faßt die somatischen Symptome als Äquivalente der Angst auf, dabei erfolgt die Umsetzung von Angst in körperliche Symptome oft ohne Beteiligung psychischer Prozesse. Die körperlichen Symptome entstehen demnach *quasi-physiologisch durch „Triebstau"* und sind zum Teil nicht im Bewußtsein enthalten. Die aktuelle Bedeutung dieses Modells ist gering.

3.3.3. M. Schur: Die Theorie der De- und Resomatisierung

M. Schur beschreibt die Entwicklungs- und Reifungsvorgänge des gesunden Kindes als einen fortlaufenden Prozeß der *Desomatisierung*. Während das Neugeborene aufgrund seiner noch unentwickelten, nicht ausdifferenzierten psychischen und somatischen Strukturen auf Störungen seiner Homöostase körperlich, unkoordiniert, unbewußt, primärprozeßhaft reagiert, erlaubt die zunehmende Reifung und Strukturierung des Ichs im Laufe der Zeit mehr psychisch bewußte, sekundärprozeßhafte Verarbeitungsformen.

Unter bestimmten Bedingungen ist der Reifungsvorgang der Desomatisierung umkehrbar. Wenn z. B. eine bestimmte innere oder äußere Gefahr nicht mehr mit den frei verfügbaren Energien bewältigt werden kann, so kommt es unter dem Druck der dadurch entstehenden Angst zu einer Regression in somatische Reaktionen. Das ist der Vorgang, den Schur als Resomatisierung bezeichnet. Dieses Konzept ist u.E. sehr aktuell.

3.3.4. A. Mitscherlich: Das Konzept der zweiphasigen Verdrängung

Grundvoraussetzung menschlichen Lebens und also auch menschlicher Krankheit ist für Mitscherlich die Gleichzeitigkeit leiblicher und seelischer Prozesse. Er weist darauf hin, daß nicht nur die bewußten Affekte ihre körperlich korrespondierenden Erregungskorrelate haben, sondern daß dies ebenso für unbewußte Prozesse und Affekte gilt. Mitscherlich ist der Meinung, daß der Mensch zur Lösung einer gravierenden Konfliktsituation die Möglichkeit hat, auf eine körperliche Antwort im Sinne einer somatischen Erkrankung auszuweichen. Dieses Ausweichen ins Körperliche kann prinzipiell einen erfolgreichen Lösungsversuch darstellen. Die erste Phase der Bewältigung einer chronischen Belastung besteht nach Mitscherlich in der Mobilisierung psychischer Abwehrkräfte mit *neurotischer* Symptombildung um den Preis der Einengung des Ichs. Kann das eingeengte Ich die wieder anhaltende Dauerbelastung nicht mehr bewältigen, erfolgt die zweite Phase der Verdrängung, die eine Verschiebung in körperliche Abwehrvorgänge zur Folge hat und zur Ausbildung eines *körperlichen* Symptoms führt. In jedem Fall geht der organischen Symptombildung der Konfliktlösungsversuch mit psychischen Mitteln voraus. Bei der Therapie von Psychosomatosen wird der umgekehrte Weg durchlaufen, und es kommt meist erst nach längerer psychotherapeutischer Behandlung zur Aktualisierung des neurotischen Konflikts, der nach Mitscherlich am Anfang der Erkrankung steht.

3.3.5. Die Französische Psychosomatische Schule: Das Alexithymie-Modell

Bis vor kurzem viel diskutiert wurden die Konzepte der Französischen Psychosomatischen Schule (Marty, de M'Uzan, David, Fain). Diese Autoren stellen die Hypothese auf, daß Patienten mit psychosomatischen Krankheiten eine *spezifische Persönlichkeitsstruktur* besitzen. Das wesentlichste Merkmal dieser Struktur ist die Unfähigkeit dieser Patienten, ihre Gefühle wahrzunehmen und mit Worten zu beschreiben. Folgende Merkmale der psychosomatischen Struktur werden genannt:

1. *Operationales Denken.* Es ist gekennzeichnet durch eine mehr oder weniger ausgeprägte qualitative Armut dieser Patienten in ihrer Beziehung zu seelischen Inhalten. Die Patienten haben eine schlechte sprachliche Ausdrucksfähigkeit und keinen Zugang zu ihren Phantasien.
2. *Ich-Störungen* treten auf im Sinne einer partiellen psychischen Unreife und einer rigiden, aber brüchigen Abwehrorganisation. Dazu zählen mangelhafte Symbolisierungsfähigkeit, eine Beziehungsleere in den Objektbeziehungen, die Unfähigkeit zu einer echten Übertragungsbeziehung. Die Patienten erscheinen von ihrem unbewußten Erleben in besonderer Weise abgeschnitten zu sein.
3. Als *psychosomatische Regression* wird eine Regression auf ein primitives Abwehrsystem mit aggressiven und autodestruktiven Tendenzen in Form der Somatisierung beschrieben.
4. Die *projektive Verdoppelung.* Der psychosomatische Patient sieht den anderen stereotyp so, wie er selbst ist. Das Subjekt verneint seine eigene Originalität ebenso wie diejenige des anderen, in den es sich projiziert und in dem es eine genaue Entsprechung seiner selbst sieht.

Dieses Konzept der psychosomatischen Struktur deckt sich weitgehend mit dem der *Alexithymie* amerikanischer Autoren (Sifneos, Nemiah). Auch wenn die Fähigkeit, Gefühlsvorgänge zu „lesen" (Alexithymie) bei vielen Patienten mit psychosomatischen Krankheiten beschränkt zu sein scheint, fehlen bis heute Belege für die Spezifität einer solchen Persönlichkeit, die berechtigten, sie als „psychosomatisch" zu bezeichnen. Der fehlende Zugang zur Welt der Gefühle und Phantasien kennzeichnet zahlreiche Menschen, Gesunde wie Kranke.

3.3.6. Das lerntheoretische Konzept

Das lerntheoretische Konzept geht von der Annahme aus, daß bei der Entstehung und beim Fortbestehen psychischer Störungen Lernprozesse von entscheidender Bedeutung sind. Psychische Störungen werden als Verhaltensstörungen verstanden, die entweder durch unerwünschte oder durch fehlende Lernprozesse entstanden sind und deswegen auch durch erneute Lernprozesse beseitigt werden können. Die meisten Lerntheoretiker halten die Angst für einen zentralen Faktor bei neurotischen Störungen. Sie interpretieren die neurotische Angst als eine gelernte emotionale Reaktion, die durch das Zusammentreffen eines vormals neutralen äußeren oder inneren Reizes mit einem aversiven Reiz im Sinne des Lernens von Signalen entstanden ist. Die Lerntheorie geht auch davon aus, daß das affektive Verhalten körperliche Reaktionen auf dem Gebiet des autonomen Nervensystems und im endokrinen Bereich einbezieht und unter Umständen zu einer Gewebeschädigung führen kann. Das Problem der Organwahl erklären die Lerntheoretiker durch das Vorhandensein von individuellen Unterschieden in den Mustern vegetativer Reaktionsbereitschaft auf Belastungen. Die Lerntheorie hat verschiedene Formen von Verhaltenstherapien entwickelt, auf die im Kapitel „Psychotherapie" eingegangen wird (6.4.2.). Seit durch brillante Experimente belegt wurde, daß nicht nur das vegetative, sondern auch das Immunsystem konditionierbar sind, hat dieses Konzept an Bedeutung gewonnen.

3.3.7. Das Streßmodell

Obwohl eines der unspezifischsten, hat sich das Streßmodell in der Psychosomatischen Medizin breit durchgesetzt. Am Anfang dieser Forschung stand Cannon mit der Beschreibung der *Notfallreaktion* am Beginn dieses Jahrhunderts. Er verstand sie als Ergebnis einer komplexen vegetativen Steuerung, welche eine „Homöostase" im Organismus zu erhalten bestrebt ist. H. Selye, der der eigentliche Autor des Streßkonzeptes ist, entwickelte im Laufe mehrerer Jahrzehnte die Theorie des *Allgemeinen-Anpassungs-Syndroms* (engl. general adaptation syndrome, GAS). Das GAS umfaßt normalerweise 3 nacheinander ablaufende Phasen:

1. Alarmreaktion (der Körper zeigt Folgen der Stressoreinwirkung, die Leistung fällt ab),
2. Widerstand (der Körper beginnt auf den Stressor zu reagieren, Anpassungen erhöhen die Leistungsfähigkeit) und
3. Erschöpfung (wenn der Stressor unverändert einwirkt, kommt es zum Zusammenbruch und Tod des Organismus).

Hinsichtlich der Wirkungen des Streß unterschied Selye auf der einen Seite eine stimulierende Wirkung, die den Organismus trainiert und Leistung fördert („Eustreß") und den schädigenden Einfluß („Dysstreß"). Welche Organe von der Schädigung betroffen sind, d.h. *welche Krankheiten* sich unter Streßbedingungen entwickeln, hielt Selye für das zufällige Ergebnis vorangegangener

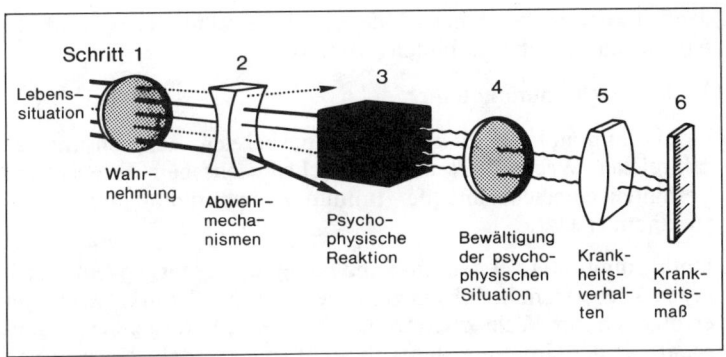

Schritt 1

Lebens-
situation

Wahr-
nehmung

Abwehr-
mecha-
nismen

Psycho-
physische
Reaktion

Bewältigung
der psycho-
physischen
Situation

Krank-
heits-
verhal-
ten

Krank-
heits-
maß

Abb. 3. Das Streßmodell von Rahe und Arthur.

In diesem modernen, für die Entstehung psychosomatischer Krankheiten ent-
worfenen Konzept verwenden Rahe und Arthur (1978) ein Modell des optischen Strahlengangs. Erfaßt ist ein komplexer Anpassungablauf, welcher von
der Schutzfunktion der Wahrnehmung über die Abwehr und psychophysische
Reaktionen bis hin zur Krankheitsbewältigung reicht. Dieses Modell macht in
gleicher Weise Anleihen bei der Psychoanalyse, der Verhaltenstheorie und der
Streßtheorie (entnommen bei Mayer 1983).

Konditionierungen. Es bricht jeweils das schwächste Glied der
Kette. Es wird ersichtlich, daß es sich um eine einfache und unspezifische Theorie handelt, die vielleicht gerade daraus ihre Attraktivität zieht. Gleichzeitig besteht auch eine verborgene Konvergenz
mit frühen psychoanalytischen Auffassungen, die H. Mayer
(1983) in seiner klaren Übersicht zum Streßbegriff, der auch wir
hier teilweise folgen, herausarbeitet.

Das Streßmodell ist heutzutage stark — nach unserem Verständnis
fast sinnlos — ausgeweitet worden. Streß ist gewissermaßen alles,
was aufregt. Levi und seine Mitarbeiter sprechen von „psychoso-
zialem Streß", womit soziale Spannungen einbezogen sind.
Holmes und Rahe entwickelten ein additives Modell der Belastung
durch soziale Faktoren, welches sich in der life event-Forschung
niederschlägt, und Zander bezeichnet als „Strain" das Streß-
potential aus inneren Konflikten. Durch solche Anpassungen des
Modells gewinnt das Konzept verglichen mit seinen kruden Anfängen natürlich an Breite, gleichzeitig sinkt aber der erklärerische
Wert und der Terminus Streß wird immer nichtssagender. Eines

der differenzierteren neuen Modelle ist das Streßmodell von Rahe u. Arthur, das wir oben abbilden (Abb. 3):

3.3.8. Psychoimmunologie

Psychoimmunologie ist der Forschungsbereich, der sich mit den zahlreichen Wechselwirkungen zwischen seelischem Erleben und Verhalten einerseits und der Immunsystemaktivität andererseits auseinandersetzt.

Unter Immunität versteht man die Fähigkeit des Organismus, sich gegen körperfremde Substanzen, speziell gegen Krankheitserreger erfolgreich zur Wehr zu setzen. Eine der grundlegenden Eigenschaften des Immunsystems besteht darin, daß es zwischen „Selbst" und „Nicht-Selbst", also zwischen körpereigenen und körperfremden Strukturen (= Antigenen) unterscheiden kann.

Man geht von zwei Grundformen der Immunität aus:

1. Die angeborene oder natürliche Immunität. Sie ist von vornherein vorhanden, unabhängig davon, ob das jeweilige Individuum mit den entsprechenden Krankheitserregern in Berührung gekommen ist oder nicht.
2. Die spezifische Immunität. Sie wird im Laufe des Lebens durch Auseinandersetzung mit bestimmten Antigenen erworben.

Bei beiden Formen unterscheidet man zwischen humoraler und zellgebundener Abwehr.

Lange wurde das Immunsystem als ein autonomes System betrachtet, das mit Abwehraufgaben betraut ist. Neuere Beobachtungen belegen, *daß dem zentralen Nervensystem* bei der Regulation und Modulation der Abwehrmaßnahmen eine *entscheidende Rolle* zukommt. Als Schaltstation zwischen höheren zentralnervösen Zentren und der Peripherie hat der Hypothalamus über Neurotransmitter und Neurohormone Einfluß auf viele Körperfunktionen und somit auch auf das Immunsystem. Eine große Zahl von tierexperimentellen Arbeiten weist auf seine Mediatorfunktion bei der Immunantwort hin. Dabei fällt den Kortikoidspiegeln, aber auch den Hypophysenhormonen eine wichtige Rolle zu. Sogar eine direkte Faserverbindung vom neuralen zum lymphozytären System wurde in der Milz nachgewiesen.

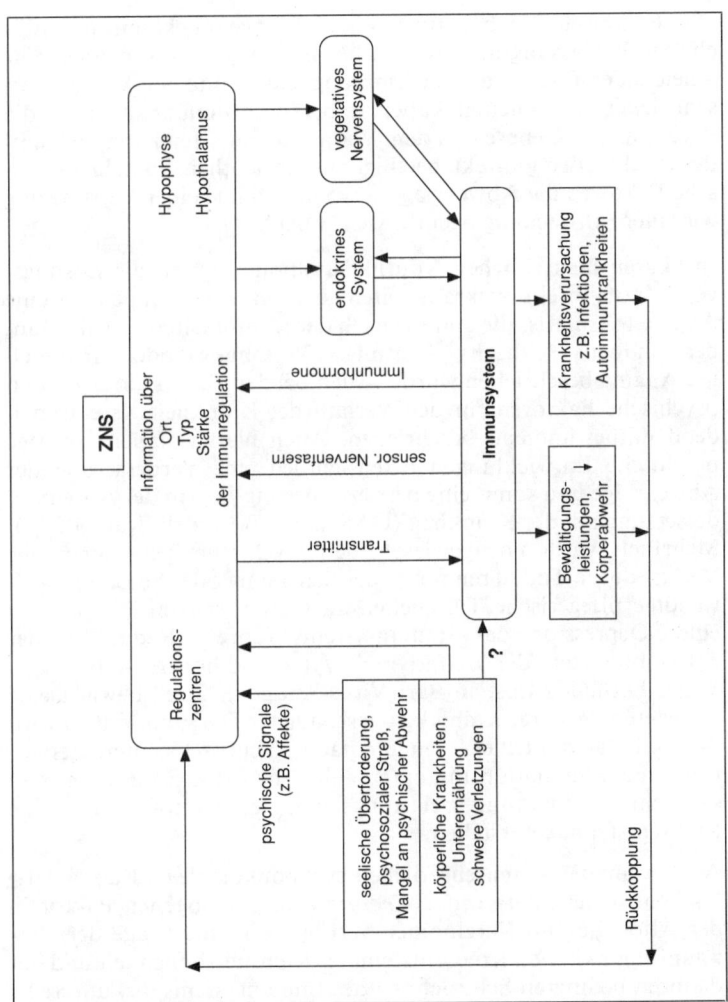

Abb. 4. Psychoimmunologische Wechselwirkung (in Anlehnung an Ferstl u. Müller-Buchholz 1987 und Rüger et al. 1990).

Modell der Interaktion psychischer Faktoren mit dem ZNS und dem Immunsystem, soweit sich die Interaktionswege derzeit sichern oder wahrscheinlich machen lassen.

Durch klinische Beobachtungen ist seit langem bekannt, daß psychische Verfassung und psychische Belastungsfaktoren einen entscheidenden Einfluß auf die Empfänglichkeit und den Verlauf verschiedener Krankheiten haben. Über das Immunsystem ist die Psyche an der Genese und dem Verlauf der meisten Krankheitsbilder direkt oder indirekt beteiligt. Offensichtlich können psychische Faktoren die Abwehrlage sowohl im Sinne einer Verstärkung wie einer Schwächung beeinflussen (s. Abb. 4).

In akuten menschlichen Konfliktsituationen treten als Lösungsversuch oft Infektionskrankheiten auf, z.B. eine Grippe oder eine Angina tonsillaris, die dann je nach der Konfliktsituation als Männer-Kindbett, Hochzeits-, Prüfungs-, Verlobungs- oder Junggesellen-Angina beschrieben wurde. Auch bei der Tuberkulose wurden psychische Faktoren für den Verlauf der Krankheit als entscheidend mitbestimmend beschrieben. Auch hier bedingen günstige psychische Entwicklungen offensichtlich eine Verbesserung der Abwehrlage und somit eine bessere Ausgangslage in der Auseinandersetzung mit der Krankheit (GAS, s. Streß-Modell, Kap. 3.3.7.). Mehrfach wurde nachgewiesen, daß psychische Belastungen wie Verlust durch Tod, Trennung oder Scheidung oder besonders aufwendige pflegerische Tätigkeiten an schwerkranken Partnern zu einer Depression des Immunsystems führen (Reduktion der T-Lymphozyten, der Helferlymphozyten und höhere Antikörper-Werte bezüglich Epstein-Barr-Virus-Antigen). Streß bewirkt eine schlechtere Reparaturfähigkeit geschädigter DNS, außerdem wird die Aktivität von Killerzellen und dadurch eine schlechtere Zerstörung und Elimination mutanter Zellen bewirkt. So könnte man sich eine Mitwirkung belastungsbedingter Faktoren auf eine Krebsentstehung vorstellen.

Auch wenn die wissenschaftliche Psychoonkologie (s. Kap. 4.4.1.) bis heute über *keine valide Theorie* zum psychogenen Faktor in der Ätiologie von Karzinomen verfügt, wird die Frage der Verknüpfung zwischen Krebsentstehung, Krebspersönlichkeit und der dadurch bedingten Schwächung des Immunsystems diskutiert. Es gibt dabei die sogenannte Verlust-Depressions-Hypothese, der zufolge erschütternde Verlust- und Trennungserlebnisse Reaktionen der Depressivität, Hilfs- und Hoffnungslosigkeit auslösen und dadurch die Manifestation von bösartigen Tumoren begünstigen. Diese Hypothese wurde von C. B. Bahnson dahingehend differenziert, daß nur bei Vorhandensein einer typischen Biographie des Krebskranken und der spezifischen psychodynamischen Prozesse, die von frühkindlichen Konfliktkonstellationen und den entsprechenden „unreifen" Abwehrstrategien des Ichs gekennzeichnet sind, spätere Verlust- und Frustrationserlebnisse eine Krebserkrankung bedingen können („Komplementaritätshypothese"). Diese Hypothese geht somit von einer erworbenen individuellen prämorbiden Persönlichkeitsstruktur des Krebskranken aus. Die Krebskrankheit bricht nach diesem Modell dann aus, wenn die Strategie der abwehrenden Konfliktlösung zusammenbricht und für das Selbst des Menschen die Krankheit leichter zu ertragen ist als die künstliche Fassade des Gesundseins. Vermittler wäre dabei das Immunsystem. Wie erwähnt, werden diese Zusammenhänge z.Zt. noch kontrovers diskutiert.

Auch bei Autoimmunkrankheiten und bei der rheumatoiden Arthritis spielt eine inadäquate Immunantwort bei der Auslösung und der Weiterentwicklung der Krankheit eine entscheidende Rolle. Inwieweit belastende Lebensereignisse der Krankheit vorausgehen und das Immunabwehrsystem zum Kippen bringen, ließ sich bisher in kontrollierten Studien nicht abschließend klären.

Nach 1985 gelang auch wiederholt die klassische *Konditionierung menschlicher Abwehrzellen*. Im Experiment konnte man z.B. an dem Geschmack saurer Drops eine Immunantwort konditionieren (Lymphozytenanstieg). Hieraus ergeben sich sowohl zahlreiche ätiologische Fragen (wie steht es mit der Assoziation/konditionierten Verknüpfung von biographischen Ereignissen mit dem Immunstatus?) als auch denkbare therapeutische Anwendungen, bzw. Rückschlüsse auf psychobiologische Vermittler der Wirkung von Psychotherapie. Gesichert etwa ist, daß Menschen, die eine erfolgreiche psychoanalytische Therapie abgeschlossen haben, insgesamt weniger krank sind als eine Vergleichsgruppe der Normalbevölkerung (Dührssen u. Jorswieck 1965). Die weiteren Perspektiven sind derzeit noch schwer überschaubar.

3.4. Versuch einer Einteilung der psychosomatischen Krankheitsbilder

Auf das Problem der Klassifikation von psychogenen Erkrankungen wurde mehrfach hingewiesen. Die strenge Unterscheidung psychosomatische Erkrankung und somatische Erkrankung ist heute weitgehend verlassen. Wir betrachten die Krankheiten als multifaktorielles Geschehen, bei denen psychische Faktoren eine unterschiedliche Bedeutung haben. In der klinischen Praxis und aus didaktischen Gründen ist es jedoch oftmals hilfreich, eine Einteilung vorzunehmen, in der jene Krankheiten berücksichtigt sind, bei denen psychische Faktoren eine größere Rolle spielen.

Die einfachste und am häufigsten gebrauchte Einteilung der psychosomatischen Krankheitsbilder ist eine Gliederung nach den Organsystemen oder Fachgebieten.

1. Verdauungstrakt
   a) Oberer Verdauungstrakt: Schluckstörungen, Ulcus pepticum, funktionelle Magenbeschwerden.
   b) Unterer Verdauungstrakt: Colitis ulcerosa, funktionelle abdominelle Beschwerden (Obstipation, Diarrhoe), Colon irritabile, Ileitis terminalis.
2. Respirationstrakt
   Asthma bronchiale, nervöses Atemsyndrom, Tuberkulose, Schnupfen.
3. Herz-Kreislauf-System
   Herzangstneurose, koronare Herzkrankheit, essentielle Hypertonie, Rhythmusstörungen des Herzens, synkopale Zustände.
4. Endokrines System
   Hyperthyreose, Diabetes mellitus.
5. Hautkrankheiten
   Atopische Neurodermitis, Urtikaria, Erythema fugax.
6. Bewegungsapparat
   Rheumatoide Arthritis, Weichteilrheumatismus, Konversionslähmung, Torticollis spasticus, Schreibkrampf, Tic.
7. Urogenitaltrakt
   Primäre und sekundäre Amenorrhoe, Pseudogravidität, Dysmenorrhoe, psychogene Sterilität, Impotenz.

8. Zentrales Nervensystem
Kopfschmerz, Migräne.
9. Psychosomatik des Eßverhaltens
Anorexia und Bulimia nervosa, Fettsucht.

Daneben gibt es den Versuch, die Krankheiten, bei denen psychische Faktoren eine größere Rolle spielen, nach psychodynamischen Gesichtspunkten einzuteilen (siehe auch 1.1. a, körperliche Symptomatik).

1. Gruppe: Die *psychosomatischen Krankheiten* im engeren Sinne („Psychosomatosen"). Sie werden nach Engel *Somato-Psychosomatosen* (eigentlich, um die Wechselwirkung zu verdeutlichen: *„somato-psychische psychosomatische Erkrankungen"*). Von Uexküll bezeichnet sie als *Bereitstellungserkrankungen,* weil sie pathogenetisch mit vegetativen Bereitstellungsreaktionen (Flucht, Aggression) verknüpft sind. Die Begriffe der *Organ-Neurose* (Fenichel) und der *vegetativen Neurose* (Alexander) reichen hingegen noch weit in die funktionellen Störungen hinein und sind weniger spezifisch. Im Gegensatz zu den anderen Gruppen von psychosomatischen Erscheinungsbildern, also den Ausdruckskrankheiten (Konversionsneurosen) und den funktionellen Syndromen, lassen sich bei den Psychosomatosen im engeren Sinne auch Organveränderungen nachweisen. Die Psychosomatosen drücken im Symptom keinen verinnerlichten Konflikt aus, sondern stellen die physiologische Reaktion der vegetativen Organe auf anhaltende oder periodisch wiederkehrende emotionale Zustände dar. Sie werden damit quasi als Folge eines primär im körperlichen Bereich gebliebenen Konfliktes aufgefaßt (im Gegensatz z. B. zum Konversions- und zum Resomatisierungsmodell).

In diese Gruppe gehören das Ulcus pepticum, die Colitis ulcerosa, das Asthma bronchiale, die essentielle Hypertonie, die atopische Neurodermitis, die Hyperthyreose und die rheumatoide Arthritis („holy seven").

Als 2. Gruppe sind die *Ausdruckskrankheiten* (von Uexküll) oder die *monosymptomatischen Konversionshysterien* anzuführen. Diese Erkrankungen symbolisieren im Symptom einen verinnerlichten Konflikt, gehören somit zu den Neurosen im engeren Sinne. Aus einem unbewußten psychischen Konflikt ist ein körperliches Geschehen geworden. Hierzu gehören die monosymptomatischen Hysterien wie z. B. die psychogenen Lähmungen, Sensibilitätsstörungen, die psychogenen Ertaubungen und Erblindungen (siehe 4.1.1.).

Als 3. Gruppe sind die sogenannten *funktionellen Syndrome* anzuführen, die von den Konversionsneurosen oft nur schwer abzugrenzen sind. Sie werden auch als *psychovegetative Störungen* (Delius) bezeichnet.

Ihr wesentliches Kennzeichen ist, daß trotz jahrelangen Bestehens keine organpathologischen Veränderungen auftreten. Bei diesen Erscheinungsbildern nimmt man einen Kampf von verschiedenen Handlungsmotivationen an mit starken Stimmungsschwankungen und wechselnden vegetativen Bereitstellungen. Der Ausdrucksgehalt im Symptom ist geringer, oft nicht zu erkennen. Bei den vegetativen Syndromen verfügt das Ich nicht über eine ausreichende Integrationsfähigkeit, die widerstrebenden und sich ausschließenden Motive in Einklang zu bringen. Psychodynamisch kann man diese Syndrome zum Teil auch als Angstäquivalente auffassen. Funktionelle Syndrome treten auf im Bereich des Magen-Darm-Traktes, des kardiovaskulären Systems, des Respirationstraktes, in Form von Kopfschmerzen und in Form von diffusen, in ihrer Intensität und Lokalisation wechselnden Symptomen (4.2.).

Als 4. Gruppe schließlich soll der Begriff der *sekundären psychosomatischen Erscheinungen und Krankheiten* bzw. der *somatopsychischen Störungen* erwähnt werden.

Hierbei sind die Patienten bereits Träger einer primär organischen Erkrankung, wie z. B. eines schweren organischen Herzfehlers. Durch diese Krankheit entsteht für den Patienten eine neue Situation, eine Veränderung des Selbstwertgefühls, eine Veränderung der Motivkonstellationen. Die primär organische Krankheit bekommt für den Träger in der Auseinandersetzung mit sich selbst und seiner Umwelt einen sekundären Ausdrucksgehalt (sekundärer Krankheitsgewinn, „psychogene Überlagerung").

Folgende Anmerkungen erscheinen uns wichtig: Auch wenn wir aus didaktischen Gründen in der Darstellung und Gliederung den klassischen Einteilungen psychosomatischer Krankheitsbilder folgen, haben wir gegenüber dieser Vorgehensweise erhebliche Bedenken. Ein Magenulkus z. B. wird in der Regel, was seine Dynamik und Genese angeht, eine psychosomatische Erkrankung im engeren Sinne sein (Bereitstellungserkrankung). In gar nicht so seltenen Fällen aber ist das symptomatisch völlig identische Ulkus, was seine Dynamik und Genese betrifft, ganz anders strukturiert. Schon im ersten Gespräch kann es sich als klassischer verinnerlichter Konflikt (s. o.), als symbolische Darstellung einer verdrängten Phantasie, somit also als ein Konversionssymptom (Ausdruckskrankheit) erweisen. Ebenfalls war schon erwähnt worden, daß „funktionelle Störungen" Ausdruckscharakter tragen können, auch wenn dies meist in deutlich geringerem Maße als bei den Konversionssymptomen der Fall ist.

Daraus kann man schließen, daß der Konversionsmechanismus auf der Basis unbewußter Symbolisierungen wahrscheinlich das *generelle Prinzip der psychosomatischen Symptombildung* darstellt. G. Engel hat formuliert, daß in allen Organbereichen Konversionsphänomene auftreten können, für welche (bewußte oder unbewußte) *Vorstellungen gebildet* werden können. Daß z. B. magische Körpervorstellungen viel weiter als die Sinnesorgane und die Willkürmuskulatur reichen, kann als gesichert angenommen werden. Wir möchten also dezidiert eine *breitere Anwendung des Konversionskonzeptes vertreten* und unterscheiden uns hier deutlich von Alexanders Gegenüberstellung der Konversions- und der vegetativen Phänomene. Insgesamt folgen wir jedoch der Einteilung in Bereitstellungserkrankungen, Ausdruckserkrankungen und funktionelle Syndrome, weil sie sich für die Praxis als nützlich erwiesen hat.

In einigen Punkten sind wir dennoch von der traditionellen Einteilung abgewichen. Die Herzangstneurose (2.1.4.) haben wir wegen der zentralen Funktion der Angst unter den Neurosen mit ausgeprägter Angstentwicklung (2.1.) abgehandelt; desgleichen die Hypochondrie (2.1.5.). Andererseits handeln wir die Anorexia nervosa (4.3.9.) unter den psychosomatischen Krankheitsbildern ab, obwohl wir sie für die Sonderform einer Psychoneurose halten. – Es erscheint uns wichtig, daß der Leser im Auge behält, wie sehr jede nosologische Einteilung nur Ausdruck des aktuellen Verständnis- und Diskussionstandes sein kann.

Im nachstehenden Teil fehlen auch die bisher zahlreichen klinischen Beispiele. Während wir bei der Darstellung der Psychoneurosen oft Mühe haben, dem Leser zu veranschaulichen, welche Dynamik und welches Phänomen gemeint ist, sind bei den psychosomatischen Erkrankungen die klinischen Erscheinungen viel umrissener, „klarer" und deswegen auch für den Unerfahrenen leicht zu diagnostizieren. Der praktische Arzt übersieht das Magengeschwür selten, die Phobie aber oft. Andererseits ist die Darstellung des spezifischen Zusammenhangs zwischen somatischem Symptom einerseits und Psychogenese andererseits gerade bei den Psychosomatosen sehr aufwendig und schwierig. Wollten wir diesen Ansprüchen gerecht werden, hätten wir den Umfang des Bandes erheblich erweitern müssen. Unserer Zurückhaltung gegenüber Kasuistiken bei der Darstellung der Psychosomatischen Medizin steht eine ausführlichere Behandlung der Arzt-Patient-Beziehung gegenüber: Während die Therapie z. B. von Depressionen und Zwangsneurosen fast ausschließlich in den Händen von Psychiatern und Fachpsychotherapeuten liegt, sind bei der Therapie von psychosomatischen Erkrankungen gerade Allgemeinmediziner und Internisten angesprochen, die in der Interaktion mit den oft schwierigen Patienten nicht selten überfordert sind.

4. Spezielle Psychosomatische Medizin

4.1. Konversionsneurotische (Ausdrucks-) Erkrankungen

Das Prinzip der *Konversion* ist das zuerst (Freud 1895) beschriebene und heute noch in weiten Bereichen gültige der Umsetzung (lat. conversio: Umwandlung) seelischer Konflikte in körperliche Phänomene. Es handelt sich im Prinzip um ein allgemeines Erklärungskonzept, und G. Groddeck, der Vorläufer einer wissenschaftlichen Psychosomatik, setzte es in den 20er Jahren unseres Jahrhunderts radikal zum Verständnis einer Vielzahl von Erkrankungen ein. Das kann so heute nicht mehr vertreten werden. Dennoch läßt sich eine Reihe psychosomatischer Phänomene weiterhin optimal durch das Konversionsprinzip erklären, besonders alle Funktionsstörungen der Willkürmuskulatur und der Wahrnehmungsorgane einschließlich der Haut. Wir haben bereits oben (s. Kap. 3.4.) ausgeführt, daß das Konversionsverständnis darüber hinaus auch mit der notwendigen Sorgfalt bei psychovegetativen Störungen und Psychosomatosen eingesetzt werden kann, wenn sich aus der zugehörigen Psychodynamik die erforderlichen Bedingungen anbieten.

Der *dynamische Grundgehalt* liegt beim Konversionssymptom in der Symbolisierung von Konflikten, Wünschen, Befürchtungen oder Phantasien in einer für den Patienten nicht mehr verständlichen Körpersprache. Aus diesem Grunde scheint uns der Begriff der *Ausdruckskrankheit* von Uexküll glücklich gewählt. Im Symptom wird also ein psychischer Konflikt sekundär ins Körperliche konvertiert. Die nachstehende Abbildung 5 über die Symptombildung bei Konversionen versucht die Dynamik von unbewußten und bewußten Tendenzen und die Symptombildung als Kompromiß zwischen beiden darzustellen.

Das Konversionskonzept ist aufs engste mit dem der *Hysterie* verbunden. Ursprünglich wurde davon ausgegangen, daß jeder Konversionsvorgang auch ein hysterischer sei. Inzwischen hat sich eine gewisse Unabhängigkeit des Konversionsprinzips auf der einen und des Hysteriekonzeptes auf der anderen Seite ergeben. Konversionsabläufe sind regelmäßig auch neben und außerhalb der hysterischen Neurose zu beobachten, auch wenn sie bei dieser rein quantitativ überwiegen (s. auch dort 4.1.1.).

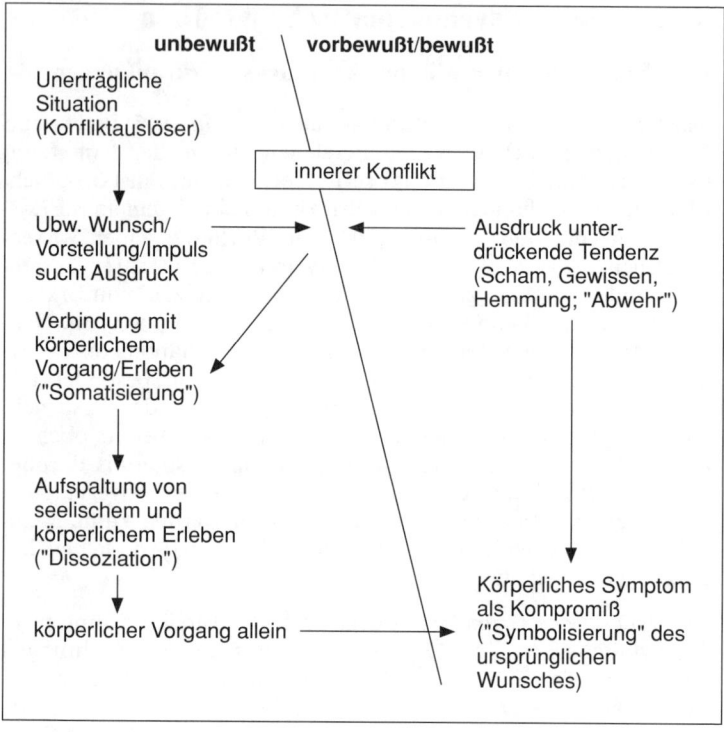

Abb. 5. Symptombildung über den Konversionsmechanismus (leicht modifiziert nach Adler und Hemmeler 1986).

Das Konversionsmodell in der Abbildung von Adler und Hemmeler geht von der unbewußten Vorstellung aus, die über eine konfliktauslösende Situation aktiviert wurde. Diese unbewußte Spannung drängt auf Ausdruck (Aussprache). Dieser Wunsch führt jedoch zu einem Konflikt mit der Abwehr, die ihrerseits eine Verdrängung bewirkt. Nun erfolgt eine Verbindung von psychischer Vorstellung und körperlichem Vorgang. Das ist der Kern des Konzepts der „Somatisierung". Dann kommt es entscheidend zu einer Aufspaltung von seelischem und körperlichem Erleben („Dissoziation"), so daß der körperliche Vorgang allein, von der Abwehr gewissermaßen unerkannt, sich Ausdruck verschaffen kann. Der Ausdruck ist jetzt körpersprachlich, was die eigentliche Vorbedingung dafür ist, daß er nicht mehr unmittelbar „verstehbar" ist.

Für die psychodynamische Konzeption steht hinter dem Konversionssymptom eine umschriebene *unbewußte Phantasie,* die dargestellt wird. Diese Störungen haben einen umschriebenen *sinnbildlichen Ausdrucksgehalt.* (Z.B. bei der Armlähmung eines aggressiv gehemmten Patienten ließe sich diese so formulieren: „Ich will die Hand gegen niemanden erheben".) Die Umsetzung (Konversion) dieses Konflikts in eine Lähmung wäre dann die sekundäre Somatisierung. Die eigentliche Symptombildung entspräche damit im Kern einer *Symbolisierung.* Ihr unbewußtes Ziel wäre die Abfuhr von psychischer Spannung im Symptom (während nach dieser Konzeption die Psychosomatosen Spannungen nicht abführen, sondern Folge von Spannungszuständen sind).

Wir vertreten, wie schon erwähnt (3.4.), einen *breiteren Gebrauch* des Konversionsmodells. In dessen ursprünglicher Form läuft die Kausallinie vom Konflikt zur Symbolisierung, die sich als Dysfunktion im Symptom darstellt. Man kann nun die Kausalität gedanklich in den Bereich der somatischen Schädigung hinein fortführen. Die körperliche Läsion, z.B. beim Ulcus duodeni, wäre eine zwar nicht für Konversion typische und wohl auch nicht häufige, aber doch vorkommende Weiterführung dieser Linie. Denkbar ist aber auch, daß zuerst die körperliche Läsion da ist – überwiegend somatisch verursacht – und diese dann *sekundär Bedeutungshaltigkeit* für die Person gewinnt, d.h., daß sich Phantasien, Gefühle, Besetzungen und Konflikte an die entstandene Krankheit knüpfen. Das Symptom hätte dann sekundär einen Ausdruckscharakter gewonnen. Das ist der Weg der Erweiterung des Konversionsmodells, den die amerikanischen Psychosomatiker G. Engel und A. Schmale vorgeschlagen haben. In diesem Sinne gewinnt Engels penible Bezeichnung für die psychosomatischen Krankheiten im engeren Sinne (Bereitstellungserkrankungen) als „somatopsychische-psychosomatische Krankheiten" ihren eigentlichen Gehalt. Wir haben diese Vorstellung bei den sekundär psychosomatischen Krankheiten (von Uexküll: sekundäre Ausdruckskrankheiten), wozu prinzipiell jede körperliche Krankheit werden kann, weiter verfolgt. Trotz dieser Erweiterung des ursprünglichen Konversionsmodells ist für die Praxis und die Mehrzahl der Fälle die Unterscheidung von psychosomatischen Krankheiten im engeren Sinne („Psychosomatosen") einerseits und Konversionskrankheiten andererseits sinnvoll und berechtigt.

4.1.1. Die hysterische Neurose (Konversionsneurose)

Als hysterische Neurose wird ein seit altersher als uneinheitlich und facettenreich beschriebenes Krankheitsbild bezeichnet, bei welchem Konversionssymptome und dissoziative Phänomene eine wichtige Rolle spielen. Unbewußte Motive werden sowohl für den Symbolisierungscharakter der Konversionssymptome wie für die Bewußtseinsveränderungen angenommen. Symptomatik und Grundpersönlichkeit tragen oft expressive, agierende und dramatisierende Züge. Ein ausgeprägter sekundärer Krankheitsgewinn ist bei vielen Patienten zu beobachten.

Neben den Angstkrankheiten wurde das Krankheitsbild der Hysterie in den Jahren nach 1970 dem weitestgehenden Konzeptwechsel unterworfen. Die Kritik an der Annahme einer nosologischen Einheit „Hysterie" ist alt, war oft jedoch wenig begründet. Da die Diagnose der Hysterie seit langem diskriminierenden Charakter hat, fanden zahlreiche Um- und Neubenennungen statt, die das Problem der Diskriminierung naturgemäß nicht lösen konnten. Diskriminierung rührt von Bedürfnissen zur psychischen Ausgrenzung und von Vorurteilen her – gestörte Einstellungen, die nicht durch Änderung der Nomenklatur aus der Welt zu schaffen sind.

Als gewichtiger ist denn auch die Kritik an der *nosologischen Konzeption* anzusehen. Als hysterisch wurden und werden bezeichnet eine Vielfalt somatischer Symptome, bestimmte Störungen des Erlebens und der Sexualität, zahlreiche Bewußtseinsveränderungen, ein unpräzise gefaßtes Charakterbild, phobische Angstphänomene (Freud: Angsthysterie), eine Form psychosomatischer Umsetzung von Symptomen (Freud: Konversion) und weiteres. Da Freud gemeint hatte, alle diese Phänomene auf die gemeinsame Wurzel des pathologisch wiederbelebten Ödipus-Komplexes zurückführen zu können, war es wahrscheinlich der Einfluß der Psychoanalyse, der den Auflösungsprozeß des nosologisch sichtlich überfrachteten Syndroms so lange verzögerte.

Es war vor allem der amerikanische Psychiater Guze, der sich für eine Unterscheidung der pseudo-neurologischen Konversionssymptome und der Hysterie (womit er ein polysymptomatisches

Bild bezeichnete) einsetzte. Wie schon am Beginn dieses Bandes erwähnt, reichen Konversionssymptome offensichtlich viel weiter als die hysterische Dynamik. In einer Reihe von Studien fand sich beim Vorliegen von Konversionssymptomen nur in 7 bis 55% der Fälle eine hysterische Persönlichkeit.

Durch epidemiologische Studien gestützt tendiert die zeitgenössische Nosologie, wie sie sich am ausgeprägtesten im Diagnostic and Statistical Manual (DSM-III-R) darstellt, derzeit zu folgenden Unterformen des hysterischen Syndroms:

1. *Somatisierungsstörung.* Diese Bezeichnung ist identisch mit dem, was Guze als Hysterie bezeichnete, und was von anderen als Briquet-Syndrom benannt wird. Es handelt sich um einen *polysymptomatischen Typ der Hysterie,* der vor allem bei jungen Frauen anzutreffen ist und eine flüchtige, rasch wechselnde Symptomatik zeigt. Dieses Störungsbild überschneidet sich sehr breit mit dem, was in Deutschland *psychovegetative Störung* oder *funktionelles Syndrom* genannt wird (s. Kap. 4.2.). Hier stehen also zwei nosologische Konzeptionen unverbunden nebeneinander.

2. *Konversionsstörung.* Mit diesem Begriff wird der *Konversionstyp der Hysterie* erfaßt, der auch jenseits des 4. Jahrzehnts anzutreffen ist und kein so ausgeprägtes Überwiegen von Frauen zeigt wie der polysymptomatische Typ. Deskriptiv handelt es sich um *„quasineurologische" psychogene Störungen,* vor allem Anfälle, Störungen der Sensibilität und der Wahrnehmung.

3. *Dissoziative Störung.* Hiermit ist der *dissoziative Typ der Hysterie* bezeichnet, der sich durch seine charakteristische Bewußtseinsstörungen ausprägt.

4. *Histrionische Persönlichkeit.* Diese Bezeichnung ist eine schlichte Neubenennung der *hysterischen Persönlichkeit.*

5. Schließlich wird noch eine hysterische „Dysphorie" diskutiert, die der *hysterieformen Depression* entspricht. Sie gilt als noch unzureichend validiert, so daß sie nicht im DSM-III aufgenommen wurde.

Wir haben es heute also mit einer Sammlung von klinisch ausreichend abgrenzbaren Unterformen der Hysterie zu tun, die in der Zukunft wahrscheinlich immer mehr an die Stelle des verbindenden Konzeptes der hysterischen Neurose treten werden. Aus unserer Sicht ist diese Aufgliederung auf der einen Seite fraglos verdienstvoll. Auf der anderen Seite muß man sich ernsthaft fragen, ob psychogenetisch und psychodynamisch diese deskriptiv wohl überwiegend berechtigten Unterscheidungen relevant sind. Wir tendieren bis auf weiteres dazu, die hysterische Neurose psychodynamisch als etwas in sich Zusammengehöriges anzusehen, auch wenn sich begründet und hilfreich Unterformen herauskristallisieren. Gerade nachdem sich gezeigt hat, daß die Zurückführung auf den Ödipus-Komplex als genetische Basis offensichtlich nicht zur Zusammenfassung aller Erscheinungen ausreicht, sind in den letzten Jahren psychodynamische Alternativmodelle und Ergänzungen zu den Hypothesen Freuds herausgearbeitet worden, die den Anspruch einer vereinheitlichenden Betrachtung durchaus rechtfertigen können (s. u.).

Häufigkeit und Krankheitsverteilung

Über die objektive Häufigkeit des Vorkommens hysterischer Neurosen gibt es so gut wie keine verläßlichen Angaben. Wahrscheinlich handelt es sich um die am meisten fehldiagnostizierte Erkrankung. Im Krankengut der somatischen Medizin sind Konversionsneurosen sicher sehr häufig. Sie werden jedoch erst als solche erkannt, wenn zum psychogenen Organbild auch noch ein starkes Fehlverhalten hinzutritt. In der psychiatrischen Klinik und beim Nervenarzt werden nur die schweren Formen beobachtet, vorwiegend die mit Psychosymptomen. Die Mehrzahl der Patienten wird sich im Bereich der Inneren Medizin, der Neurologie und der Gynäkologie auffinden lassen.

Bei Frauen wird die Diagnose mehrfach häufiger als bei Männern gestellt. Wahrscheinlich hat dies zwei Gründe: a) Unser traditionelles Bild von Weiblichkeit – Schwäche, Hilflosigkeit, Emotionalität und anderes – gestattet offenbar Frauen sehr viel mehr, dieses Krankheitsbild zu entwickeln als Männern, die groß, stark und gesund sein müssen; b) Ärzte sind überwiegend Männer, die offenbar die Diagnose am eigenen Geschlecht nur ungern stellen. Frauen gegenüber, insbesondere wenn sie sich kokettierend oder verführerisch verhalten, besteht eine große Bereitwilligkeit männlicher Ärzte, ein Bild aus dem hysterischen Formenkreis zu diagnostizieren.

Von allen Autoren wird immer wieder die Vielgestaltigkeit des klinischen Bildes betont. Bräutigam: „Die Symptomatik der Hysterie ist bunt. Sie kann beinahe jede Krankheit vom Hirntumor bis zum Ileus, vom Gelenkrheumatismus bis zum epileptischen Anfall imitieren". In der alten französischen Psychiatrie hieß es daher: „La Hysterie imite les maladies!" Neben der Vielgestaltigkeit des klinischen Bildes ist ein zweites, verwirrendes Moment die auffallende Bandbreite der hysterischen Störungen: „Hysterische Symptome können auf einer breiten Skala der verschiedensten pathologischen Zustände vorkommen, angefangen von kaum gestörten Patienten bis hin zu solchen, deren Realitätskontakt prekär ist" (Redlich und Freedman). Diese letzte Aussage gilt prinzipiell für alle neurotischen Mechanismen, bei der Hysterie ist sie aber besonders auffällig.

Nach dem Gesagten spielt die *Differentialdiagnose* zur Konversionsneurose bei jeglicher organischer Krankheit eine Rolle, die einem „merkwürdig", appellativ, unklar usw. vorkommt. Am wichtigsten ist die Differentialdiagnose wohl in der Neurologie.

Symptomatik:

I. Konversionssymptome

1. *„Anfälle"*

Der klassische Anfall ist der „arc de cercle" genannte *große hysterische Anfall*. Dabei bäumt sich der Patient im Liegen massiv nach hinten, der Nacken wird in die Kissen gebohrt, der Rumpf überstreckt, die Fersen oft unter den Körper genommen. Meist ist dieser Anfall nur tonisch, gelegentlich auch tonisch-klonisch.

Die wichtige Differentialdiagnose muß hier vom *epileptischen Anfall* abgrenzen: Beim hysterischen Anfall ist die Pupillenreaktion erhalten, die Hautfarbe eher blaß, nicht zyanotisch, es besteht kein Zungenbiß und auch kein Einnässen. Häufig ist der Patient durch energisches Ansprechen aus dem Anfall herauszuholen. Diese Form des Anfalls war früher *die* klassische Form der hysterischen Neurose. Innerhalb der letzten 80 Jahre hat sich das Bild stark gewandelt. Im westeuropäisch-städtischen Raum begegnen wir Anfällen dieser Art nur noch *sehr selten*. Häufiger sind diese jedoch noch in ländlichen Gegenden, insbesondere in Süd- und Osteuropa. Noch häufig soll der große Anfall in Südamerika, Indien und anderen Entwicklungsländern sein. Hier zeigt sich deutlich, in welcher Form die fortschreitende Zivilisation ihrerseits das Erscheinungsbild der Neurosen ändert, das heißt, mit welcher Direktheit Neurosen in ihrer Ausprägung von dem soziokulturellen Milieu, in dem sie entstehen, abhängig sind. Bei der hysterischen Neurose kommt immer ein expressives Moment hinzu, wie es sich in den lateinisch-romanischen Ländern häufiger findet. Der angelsächsisch-germanische Norden und Westen tendiert eher zu zwangsneurotischen Verarbeitungsweisen.

Die häufigsten anfallsartigen Erkrankungen mit gesicherter hysterischer Ätiologie gleichen weiterhin neurologischen Krankheitsbildern. Wir sahen „Anfälle", die *Absencen* glichen, auch die charakteristische Bewußtseinsveränderung aufwiesen, und andere, die mehr wie *psychomotorische Anfälle* wirkten. Gelegentlich sind solche „Anfälle" von starker Bewegungsunruhe begleitet. *Tic*artige motorische Entladungen treten ebenfalls als Konversionssymptome auf. Diagnostische Hinweise kann das Ausdrucksverhalten der Patienten geben, das manchmal auf eine bezeichnende Art „expressiv" und extravertiert wirkt. Auch das Gefühl des Arztes, daß „an der Erkrankung etwas nicht stimmt", kann auf die richtige Spur führen. Der Ausschluß aller möglichen organisch bedingten Anfälle versteht sich von selbst.

Ein auch heute noch häufiges Anfallsgeschehen stellen die *psychogenen Synkopen* (Ohnmachten) dar, die vor allem von internistischen Krankheitsbildern abgegrenzt werden müssen.

Klinisches Beispiel:

Der Patient ist ein 34jähriger Mann, von Beruf Kranführer. Als er in einer psychosomatischen Klinik aufgenommen wird, ist er bereits ein dreiviertel Jahr arbeitsunfähig. Ursache dieser Arbeitsunfähigkeit sind „Anfälle", die auftreten, wenn er seinen Autokran besteigen will: er bekommt dann ein massives Zittern, fängt mit den Armen an zu schlagen, „das steigt dann auf und ab, das geht dann zum Herzen, das ganze Nervenkostüm ist zerrüttet". Aus diesen unpräzisen Beschreibungen des Patienten läßt sich am ehesten wohl eine verstärkte anfallsartige Hyperkinese mit starker emotionaler Betroffenheit heraushören. Äußerlich sieht der Patient wie das blühende Leben und kerngesund aus. Er selbst erlebt sich sehr unterschiedlich. Auf der einen Seite hat er eine bestimmte magische Krankheitskonzeption („die Nerven liegen alle bloß und sind entzündet"), auf der anderen Seite tut er alles, um aus sich einen zweiten Rambo zu machen, trainiert mit entsprechenden Kraftgeräten usw. „Ich komme etwas, aber dann baue ich wieder ab".

In der Sprache fällt eine starke Sexualisierung auf (seine Schwächeanfälle sind für ihn „Höhepunkte", die Medikamente sind für ihn „anmachend") und gegenüber der behandelnden Ärztin verhält er sich massiv und direkt verführend. Seine Autokräne, die er fährt, legt er ihr in Bilderserien mit ausgefahrenem Lastarm vor, um dann unvermittelt in Schilderungen seines seelischen Zustandes überzuwechseln, daß bei ihm „die Luft raus" sei. Über seine offensichtlichen Potenzstörungen ist es ihm unmöglich zu sprechen.

Die *Anamnese* zeigt, daß er 14 Jahre vor dem jetzigen Ereignis bereits schon einmal Schwierigkeiten mit seinem Beruf hatte und glaubte, nicht mehr Kräne fahren zu können. Damals hatte er einen Unfall mit seinem Kran, der ihn zutiefst beeinträchtigte; er wurde zum Feinmechaniker umgeschult, konnte aber dann nach einiger Zeit doch wieder im alten Beruf, der ihm sehr viel bedeutet, arbeiten. Der Patient hat eine hochbelastete Entwicklung durchgemacht. Seine Eltern ließen sich scheiden, als er 1 Jahr alt war. Er selbst kommt zur früheren Frau des Vaters, deren damals 17jährige Tochter, seine Halbschwester, sich im wesentlichen um ihn kümmert und später dann auch die Vormundschaft übertragen bekommt. Seinen Vater hat er nie wieder gesehen, seine leibliche Mutter sieht er erstmals mit 12 Jahren wieder; zu diesem Zeitpunkt ist sie erneut verheiratet und hat 5 weitere Kinder. Die Halbschwester, die ihn großzog und Mutterstatt an ihm vertrat, starb in unmittelbarem zeitlichen Zusammenhang mit dem Ausbruch der Symptomatik an einem Herzinfarkt. Bereits auf dem Begräbnis erleidet er einen Schwächeanfall. Danach beginnt eine Odyssee durch Kliniken und die Praxen von Fachärzten, die wohl aufgrund seines ausgeprägten Agierens und den Schwierigkeiten, die er in der *Arzt-Patient-Beziehung* macht, so relativ rasch in eine Fachbehandlung führt. Auf der einen Seite verhält er sich devot, unterwürfig, ist aber gleichzeitig gegenüber Ärzten und besonders Ärztinnen sehr abwertend. Seine Diagnosen zimmert er sich mit Hilfe seiner Freundin und Laienliteratur selbst. Er betrachtet sich als „seelisch gesund", ist kein „Psychopath" wie die anderen in der Klinik, sondern hat es „nur an den Nerven". Ein therapeutisches Arbeitsbündnis ist mit ihm schwer eingehbar, fast wirkt er an einer Veränderung seines Zustandes, unter dem er nicht leidet, wenn er nicht Kran fahren muß, gar nicht interessiert. Der primäre und sekundäre Krankheitsgewinn ist sichtlich hoch. (Wir kommen im Abschnitt über Psychogenese und Psychodynamik bei diesem Krankheitsbild auf den Patienten zurück).

2. Ausfälle und Dysfunktionen der Motorik

Die Ausfälle der Motorik sind in der Regel *schlaffe Lähmungen,* häufig besteht ein Hinken. Obwohl in der typischsten Form die Lähmungen sehr appellativ vorgetragen werden und das neurologische Substrat völlig fehlt, sind Kranke mit mehreren Aufenthalten in Neurologischen Kliniken aufgrund ihrer Lernfähigkeit, was neurologische Erkrankungen angeht, in der „Perfektion" ihres Symptoms kaum noch von echt neurologisch Kranken zu unterscheiden. Hier wird der Arzt dann durch die Stringenz der Symptomatik oft verführt, eine organische Krankheit anzunehmen, obwohl eine solche Genese nicht verifizierbar ist. Sehr dramatisch ist die akute Dysbasie (Gangstörung). Manchmal werden die Patienten durch die von ihnen beherrschten Angehörigen jahrelang wegen ihrer psychogenen Gangunfähigkeit im Bett gepflegt. Sekundär kommt es dann zu entsprechenden Atrophien der Muskulatur und Versteifung der Gelenke. Gegenüber der Schwere solcher und der anderen Störungen besteht eine auffallende affektive Indifferenz des hysterischen Patienten. Die Franzosen nannten diese Einengung die „belle indifférence". Die psychodynamische Ursache für dieses Phänomen ist der „primäre Krankheitsgewinn" aus dem Leiden. *Astasien* und *Abasien* (Stand- und Gangunfähigkeit) sowie Lähmungen der Extremitäten treten oft einseitig, bevorzugt links, auf. Im Krankengut der Psychiatrischen Universitätsklinik Münster waren sie unter den Konversionserscheinungen – vor den psychogenen Anfällen – am häufigsten (Mester 1974). Auch die *psychogene Dysphonie* und *Aphonie* ist meist den Konversionsstörungen zuzuordnen.

Als Konversionssymptom relativ selten sind spastische Störungen. Das nachstehende Fallbeispiel ist ein eindrucksvolles Bild, weil die Patientin in ihrem sprachlichen Ausdruck den Symbol-Gehalt des Symptoms darstellen kann.

Klinisches Beispiel:

Eine 24jährige Studentin leidet an einem Schiefhals (Torticollis spasticus). Dem Therapeuten, den sie aufsucht, schildert sie rasch biographische Aspekte. Die Eltern hätten einen kleinen Laden gehabt. Deswegen sei immer nur wenig Zeit für sie selbst dagewesen. Sie habe auch oft im Laden aushelfen müssen. In den letzten Semesterferien sei sie wieder zu Hause gewesen, und man habe wieder wie selbstverständlich erwartet, daß sie im Laden mit bediene. Dabei sei ganz plötzlich das Symptom aufgetreten: „Ich rein in den Laden, der erste Kunde kommt rein und der Hals zieht zur Seite ... und ich natürlich von dem Moment an kein' Schritt mehr in den Laden! Stellen Sie sich die Aufregung vor!" Hier hat das Konversionssymptom des Schiefhalses noch ganz klassisch die Ausdrucksbewegung der Verneinung: Die Patientin verweigert sich als erwachsene Frau den Eltern. Diese Verweigerung wird direkt im Symptom symbolisiert. Die Patientin hat dabei ein eindrucksvolles Gespür für die unbewußte Determinierung ihres Symptoms. Zum Therapeuten: „Sie meinen doch nicht, daß ich deswegen die Schmerzen im Hals habe, weil ich etwas Unangenehmes damit abbiegen will!" Genauso, wie sie es in der Verneinung ausdrückt, verhält es sich in diesem Beispiel. Die Patientin verbiegt den Hals, um etwas für sie Unangenehmes damit abzubiegen. Es sei erwähnt, daß die weitere Therapie noch erhebliche, insbesondere ödipale Konflikte aufdeckte, die in charakteristischer Weise das Symptom mit determinierten.

3. *Ausfälle und Dysfunktionen des Sensoriums*

Klassisch sind die psychogene Blindheit und Taubheit. Manche Lehrbücher weisen auf eine charakteristische Gesichtsfeldeinengung (Skotomisierung) hin. Diese Bilder sind gegenüber früher sicher sehr viel seltener geworden. Aber oft werden sie verkannt und gelegentlich sogar als Mittelohrschwerhörigkeit operiert. Sehr häufig sind dagegen noch heute die *sensiblen Dysfunktionen,* insbesondere die Parästhesien (Mißempfindungen), Hypästhesien (herabgesetzte Sensibilität) und Hyperästhesien. Von den neurologischen Erkrankungen lassen sie sich differentialdiagnostisch meist dadurch abgrenzen, daß sie der Vorstellung von der sensiblen Versorgung (handschuh-, strumpfartig) entsprechen und nicht dem segmentalen Nervenverlauf. Die hysterische Hemianästhesie (die Halbseitenunempfindlichkeit) des Körpers verläuft streng in der Mittellinie und erfaßt auch die Genitalien, während die organisch bedingte Hemianästhesie in der Regel noch einige Zentimeter über die Mittellinie hinaus von der Gegenseite nervös versorgt wird und die Genitalien ausspart.

Schmerzen aller Art sind Symptome, denen wir häufig bei hysterischen Störungen begegnen. Dabei nehmen die *Zephalgien,* die Kopfschmerzen, und unter diesen wieder der sogenannte Spannungskopfschmerz und der dumpfe Druckkopfschmerz eine besondere Rolle ein. Auch bei der echten Hemikranie (Migräne) bestehen ausgeprägte psychogene Faktoren, die bei entsprechender Motivation des Patienten manchmal analytische Psychotherapie rechtfertigen. Was die Kommunikation mit den Patienten erschwert, die an psychogenen Schmerzzuständen leiden, ist, daß diese Menschen offenbar Schmerz, Pein und Leid nicht unterscheiden können (Groen). Während der Gesunde nur den zirkumskripten, oberhalb einer bestimmten Reizschwelle liegenden Unlustzustand als Schmerz bezeichnet, ist bei dieser Gruppe von Patienten das Spektrum deutlich erweitert. Auch die Intoleranz gegenüber jeglicher Art von Beeinträchtigung ist gesteigert (s. auch Kap. 4.2.1.).

Klinisches Beispiel:

Ein knapp 30jähriger Patient wandert wegen multipler Schmerzen von Arzt zu Arzt. Schließlich gelangt er in eine psychotherapeutische Ambulanz. Als ihn die Ärztin, mit der er spricht, nach der genauen Art dieser Schmerzen fragt, und als sie ihr Erstaunen darüber äußert, daß diese immer gleichmäßig stark seien, nie schwankten, auch im Schlaf anhielten, da erregt sich der Patient, der sich mißverstanden fühlt: „Also, Sie können sagen, was Sie wollen. Ich habe meine Schmerzen, und ich lasse sie mir von keinem Arzt nehmen." Die Ärztin wiederholt diese Worte freundlich dem Patienten gegenüber ohne jeden weiteren Kommentar. Daraufhin reagiert der Patient, der plötzlich zum ersten Mal begreift, was er ausgesprochen hat, mit einem affektiven Durchbruch. Im Wutanfall schreit er die Ärztin an, droht mit Beschwerde beim Direktor. Drei Tage später erfolgt der nächste Anruf von einem Nervenarzt, in dessen Behandlung er sich jetzt begeben hat. Von der unbewußten Dynamik her „wollte" dieser Patient lieber seine Schmerzen behalten als therapiert werden.

Wegen der Wichtigkeit konversionsneurotischer Schmerzzustände soll noch ein zweites Beispiel hierzu gebracht werden. Es handelt sich um eine Migräne, die sich außerhalb der eigentlichen Anfälle als dumpfer Druckkopfschmerz äußert.

Klinisches Beispiel:

Eine 25jährige Frau, die Mitglied einer karitativen Organisation ist, leidet seit 9 Jahren an schweren Kopfschmerzen, die vorzugsweise in der Form eines dumpfen Dauerschmerzes bestehen. Sekundär trat ein Abusus von Medikamenten auf. Den behandelnden Arzt begrüßt sie mit den Worten: „Sie wollen wohl alles Schlimme von mir hören." Eigentlich erstaunlich rasch beginnt die Patientin dann während des Erstgesprächs ein Ereignis zu berichten, das in ihrem 14. Lebensjahr stattfand: Sie saß auf dem elterlichen Bauernhof zusammen mit der 4jährigen Schwester vor dem Fernseher. Die Mutter schickte sie in ein anderes Zimmer, um etwas zu holen. Währenddessen fuhr der Vater draußen mit dem Traktor vor, und die Kleine lief hinaus. Das Kind versuchte von hinten unbemerkt auf den Traktor zu klettern, rutschte ab und wurde beim Zurücksetzen des Traktors vom Vater tödlich verletzt. Dabei fährt der Traktor über den Kopf des Kindes. Der Vater versinkt nach diesem Unfall tagelang in einem depressiven Stupor. Die Mutter schweigt, und die Leute im Haus schieben der Patientin direkt die Schuld zu: Sie habe nicht auf das Kind aufgepaßt. Die Patientin schildert diese Geschichte relativ ruhig und sagt dann zum Arzt: „Nun werden Sie sicherlich denken, das habe etwas mit meinen Kopfschmerzen zu tun. Aber da irren Sie sich." Weitere Gespräche erbringen dann, daß die Patientin sich durch diese jüngere Schwester erheblich gebunden fühlte. Die stark beschäftigten Eltern zwangen sie, sich fast ganztägig um das Kind zu kümmern. Deswegen konnte die Patientin auch ihre eigentlichen Berufspläne nicht realisieren. Sie hatte gerade dieser Schwester gegenüber höchst ambivalente Empfindungen. Auch zeigt sich in der ganzen Biographie ein gespanntes Verhältnis zwischen der Patientin und dem Vater. Den Eintritt in die karitative Organisation etwa mußte sie später gegen seinen Willen erzwingen. – Psychodynamisch wird dieser Kopfschmerz rasch als ein schweres Konversionssymptom auf der Basis von Schuldgefühlen und verinnerlichten Vorwürfen deutlich. Man könnte die Formel, die innere Logik, nach der sich das Symptom strukturiert, vielleicht folgendermaßen beschreiben: „Wenn mein Kopf so wehtut, dann ist mein Kopf zerbrochen und nicht der der Schwester." Der eigene Kopfschmerz wird zur Existenzgrundlage gegenüber den heftigen unbewußten Anklagen des eigenen Gewissens. Er wird die Basis dafür, daß die Patientin ohne Depression weiterleben kann – solange es nur ausreichend genug im Kopfe wehtut.

4. Darstellung multipler Krankheiten und Körperzustände

Hier ist an das bereits eingangs Gesagte zu erinnern: Die Neurose kann jede Erkrankung darstellen oder imitieren. Bekannt geworden ist im Rahmen einer hysterischen Dynamik insbesondere die Scheinschwangerschaft, die sogenannte „Grossesse nerveuse". Regelmäßig läßt sich auch bei vielen hysterischen Patienten ein charakteristisches Druck- oder Kloßgefühl im Hals, der sogenannte „Globus hystericus" eruieren. Auch das häufige psychogene Erbrechen gehört hierher. Das „Clavus"-(Nagel)Gefühl bezeichnet eine umschriebene schmerzhafte Stelle am Schädeldach. Diese und andere Phänomene werden auch als hysterische „Stigmata" bezeichnet.

II. Bewußtseinsstörungen und dissoziative Phänomene

Hierunter fallen die hysterischen Dämmerzustände, Traumzustände, „Ohnmachten", Unwirklichkeitserlebnisse, die bis hin zur Depersonalisation und Derealisation reichen können. Dabei ist diesen Phänomenen eine große Bandbreite zu eigen, die von spielerischen, fast subklinischen Phänomenen einerseits bis zu schwersten Bewußtseinsveränderungen andererseits reicht. Eine solche schwere, aber doch seltene Störung ist die *Fugue* (lat. fugues) – ein dranghaftes Verlassen von Heimat und Identität, oft mit Annahme einer neuen Identität anderswo und Amnesie für die vorangehende. Die eindrucksvollste und schwerste dissoziative Störung ist die ebenfalls sehr seltene *multiple Persönlichkeit*. Zentrales Phänomen ist hier die Existenz zweier oder mehrerer (auch testpsychologisch) abgrenzbarer Persönlichkeiten in einem Menschen, welche alternieren und wechselseitig füreinander amnestisch sind. Dieses Störungsbild zeigt starke Überschneidungen zum Borderline-Syndrom, zu Abusus von Drogen und Alkohol, Suizidhandlungen, Selbstverletzungen und impulshaftem Verhalten. Ätiologisch ist durch die intensive Arbeit der amerikanischen Forschergruppe um Braun die Häufung von Extrembelastungen in der Entwicklung gesichert. Braun schreibt 1984: „Multiple Persönlichkeiten entstehen durch wiederholte Bewußtseinsdissoziationen unter extremem Streß; meist handelt es sich um Kindesmißbrauch". – Dieses *Dissoziationsmodell* reicht sehr viel weiter als für die multiple Persönlichkeit und gilt im Prinzip auch für die weniger gravierenden Störungen.

Dynamisch geht es um den Versuch der Vermeidung einer unerträglichen Wirklichkeit. Die Realität und die Kontrolle der Realität werden ausgeschaltet. Es wird versucht, das Problem mit Nichtwissen zu lösen. Eine Patientin faßt dies so zusammen: „Dummheit macht glücklich." A. Freud hatte unter dem Gesichtspunkt insbesondere der starken Verleugnung von Realität formuliert: „Neurose macht dumm." So wie z. B. der Strafgefangene eine Pseudo-Demenz vortäuscht, um Straferlaß zu bekommen, so erlebt der hysterische Neurotiker innerlich quasi eine Pseudo-Demenz, um sich etwa von den Schuldgefühlen, von den inneren Richtern zu befreien oder die Versuchungssituationen in der Außenwelt, die ihn quälen, nicht wahrzunehmen.

III. Gedächtnisstörungen

Hier steht die hysterische Amnesie an erster Stelle. Die qualvolle Vergangenheit wird durch Verdrängung beiseite geschoben. Sieht man die Amnesie genauer an, dann zeigt sich, daß häufig der Inhalt wohl wahrgenommen, aber die Verfügbarkeit irgendwie versperrt wurde. Da, wie die nachstehende Kasuistik zeigt, amnestische Phänomene oft mit Bewußtseinsveränderungen einhergehen, bzw. diese bedingen, ist es auch berechtigt, diese im Prinzip den dissoziativen Störungen zuzuordnen.

Klinisches Beispiel:

Eine Patientin, die zu massivem hysterischem Agieren neigt, stellt ihren Wagen auf den Parkplatz vor ihrem Haus, begibt sich in die Wohnung und vermißt 5 Minuten später den Autoschlüssel. Sie macht ihrem Mann eine dramatische Szene, sucht mit seiner Hilfe die ganze Nacht durch, an allen möglichen Orten, findet den Schlüssel aber nicht. Am nächsten Morgen, zum Zeitpunkt, als sie das Haus zur Arbeit verlassen muß, geht sie mit schlafwandlerischer Sicherheit hinter einen Busch in der Nähe des Autos, greift dort den Schlüssel, setzt sich in den Wagen und fährt zur Arbeit.

Die gleiche Patientin zeigte auch eine große Neigung zu psychogenen Fehlhandlungen, insbesondere Autounfällen. Ihren letzten Unfall erklärt sie dem Psychotherapeuten mit folgenden Worten: „Sie werden sicher meinen, ich hätte das wieder extra gemacht. Aber da irren Sie sich: Ich konnte gar nicht langsam genug bremsen, um den Unfall zu verhindern." Hier handelt es sich sowohl beim Unfall wie auch bei dessen Darstellung um klassische Fehlleistungen – also unbewußt motivierte Fehlhandlungen.

IV. Angstphänomene und Phobien

Im Rahmen des hysterischen Syndroms sind oft Angstphänomene nachweisbar. Manchmal ist es nur eine Frage der Ausprägung, ob man sich zur Diagnose einer Phobie oder einer Konversionsneurose entschließt. Die Patienten können alle Symptome nebeneinander zeigen, und man diagnostiziert dann nach dem am stärksten ausgeprägten. Wie schon erwähnt, nannte Freud die Phobie auch Angsthysterie, weil er davon ausging, daß beide Erkrankungen genetisch auf den Ödipus-Komplex zurückzuführen seien.

V. Sexuelle Störungen

Es war schon bemerkt worden, daß bei keiner zweiten Neurose sexuelle Konflikte eine so weitgehende Bedeutung haben wie bei den Hysterien und Phobien. Das sexuelle Leben ist praktisch bei allen Hysterikern gestört. Dabei sind die Störungen in ihrer Art sehr divergierend. Es besteht Anorgasmie aller Stadien, die von der Frigidität, der generellen Interesselosigkeit an der Sexualität, bis zur Verbindung von sexueller Lust mit starken aggressiven und Angst-Affekten reicht. Wegen der Dyspareunie, den Schmerzen beim Geschlechtsverkehr, wird in der Regel der Gynäkologe aufgesucht. Häufig bestehen auch bei Frauen Störungen der Menses, die auf eine Störung des Identitätserlebens als Frau zurückgehen können. Erscheinungen mit vermehrter Sexualität sind die Pan-Sexualisierung, die Erotomanie und die Nymphomanie. Diese Begriffe meinen alle ein verstärktes sexuelles Agieren. Das heißt aber, daß man keinesfalls sofort ein verstärktes erotisches Bedürfnis annehmen sollte, wenn ein Mensch sich sexuell provokativ verhält. Sehr oft kann man diese Hypersexualität als kontraphobische Abwehr verstehen, die einen verzweifelten Versuch darstellt, mit der mangelnden sexuellen Befriedigungsfähigkeit zurechtzukommen. An die Stelle der Befriedigung an der Intensität sexueller Erlebnisse tritt dann die Befriedigung an deren Qantität. Bei Männern mit ausgeprägter hysterisch-narzißtischer Komponente besteht oft eine Befriedigungs-Impotenz. In diesem Fall ist die erektive Potenz intakt, es entfällt jedoch das emotionale Befriedigungserlebnis. Auch hier wird oft versucht, durch häufigen Partnerwechsel und renommierende Männlichkeit mit dieser Einschränkung fertigzuwerden (s. auch Kap. 4.2.3).

Die Grundpersönlichkeit, auf der die Hysterie und viele Phobien sich aufbauen, ist der sogenannte *hysterische Charakter.* Das Bild, das zur Bezeichnung sowohl einer völlig im Normbereich liegenden Persönlichkeitsstruktur als auch einer ausgeprägten Charakterneurose verwandt wird, ist schon in der alten Psychiatrie beschrieben worden. Die beschreibenden Termini beinhalten alle eine etwas unfreundliche Tendenz dem Patienten gegenüber, was ein Ausdruck des für den Arzt und Psychologen oft schwierigen Umgangs mit diesen Patienten sein kann. Kuiper umreißt die hysterische Persönlichkeit mit den Termini: Infantilität, Egozentrik, Unechtheit und Geltungssucht. Andere Autoren nennen aufgrund von Literaturübersichten: fordernde Abhängigkeit, Egozentrismus, Exhibitionismus, Angst vor Sexualität, Labilität des Affektes, sexuelle Provokation und Suggestibilität (Lazare und Klerman). Chodoff und Lyons, die den Begriff der hysterischen Persönlichkeit als erste systematisch und kritisch untersuchten, kommen aufgrund ihrer Literaturstudien zu folgendem Ergebnis: „Der Terminus hysterische Persönlichkeit kann auf Personen angewandt werden, die eitel und egozentrisch sind, die eine labile und reizbare, aber oberflächliche Affektivität zeigen, deren dramatisches, aufmerksamkeitsheischendes und theatralisches Verhalten bis zu den Extremen des Lügens oder der Pseudologie gehen kann, die von sexuellen Dingen sehr eingenommen sind, sich sexuell provokativ verhalten, jedoch selbst frigide und in den zwischenmenschlichen Beziehungen abhängig und fordernd sind." Diese etwas umständliche Definition mag darauf hinweisen, daß die Aufarbeitung der hysterischen Grundpersönlichkeit noch manches zu wünschen übrig läßt – insbesondere in der Beschreibung mit nichtdiskriminierenden Begriffen.

Von besonderer Bedeutung sind die *Partnerbeziehungen* der hysterischen Persönlichkeit. Unbefriedigende Erlebnisse in diesen Beziehungen mit häufigen „Szenen" und einem immer wieder erneuten Herstellen der als problematisch erkannten Arrangements sind charakteristisch. Die hysterische Ehe nimmt oft die Form der sogenannten „sado-masochistischen Kampfehe" an. Die beste literarische Darstellung dieser Form des Zusammenlebens findet sich bei E. Albee in „Wer hat Angst vor Virginia Woolf?" Zur Veranschaulichung sehr zu empfehlen sind die ein-

drucksvollen Beschreibungen, die J. Willi in seinem Buch über
die Zweierbeziehung gibt. Willi führt die klinisch sehr valide Beobachtung aus, daß sich hysterische Frauen oft zwanghaft-de-

---

Untertypen der Hysterischen Neurose

Konversionstyp	**Dissoziativer Typ**
– Anfälle	– psychogene Amnesien
– motorische Störungen	– psychogene Trancen
– Darstellung anderer	– psychogene Dämmerzustände
körperlicher Erkrankungen	– Fugue
– Komplikationen bei	– multiple Persönlichkeit
körperlichen Erkrankungen	[– neurotische
	Depersonalisation]
Polysymptomatischer Typ	**Psychalgia**
("Briquet-Syndrom")	(= Teil des chronischen
("Somatisierungs-Syndrom")	Schmerzsyndroms)
– multilokuläre, rasch	
wechselnde Beschwerden	

Abb. 6. Untertypen der hysterischen Neurose.

pressive Männer bzw. diese Männer („Hysterophile") sich entsprechende Partnerinnen aussuchen. Die Hysteriker bedürfen offenbar einerseits der zwanghaften Verläßlichkeit und Sicherheit,
sind aber andererseits durch die „Biederkeit" und Langeweile,
die damit verbunden ist, enttäuscht. Die eher introvertierten
Partner sind ihrerseits vom Aufregend-Extravertierten ihrer Partnerinnen fasziniert, sind aber unfähig zu verstehen, daß dies der
Preis für die Affären und ständigen Szenen im Zusammenleben
sein soll. Willi hat zur Charakterisierung dieser und anderer
Paarkonstellationen den Begriff „Kollusion" (Zusammenspiel)
vorgeschlagen.

Psychogenese und zugrundeliegende Dynamik

Man kann davon ausgehen, daß bei der hysterischen Neurose
eine gewisse körperliche Bereitschaft vorliegt. Diese Bereitschaft

mag konstitutionell verankert sein, hat aber wohl auch viel mit *eigenen Krankheitserlebnissen* zu tun. So findet sich in der Vorgeschichte vieler Konversionshysterien eine Krankheitsanamnese mit organisch verursachten Leiden. Nicht selten wird auf diesen Krankheitstyp in der psychogenen Neugestaltung zurückgegriffen. Die Diagnose der Psychogenie der „neuen Erkrankung" wird dadurch erheblich erschwert – genauso wie durch die vom Patienten oft zahlreich mitgeführten Unterlagen und früheren Befundberichte. – Entwicklungsstörungen lassen sich insbesondere in der oralen Phase, dort besonders bei der *Abhängigkeitsthematik,* nachweisen. Man muß heute als sehr wahrscheinlich annehmen, daß es in der Kindheit dieser Patienten nicht nur pathogene Konflikte sondern auch *Entwicklungsschäden* (s. Kap. 1.6.) im Sinne von Traumen, Verlusterlebnissen und schlecht verarbeiteten Bedingungen des sozialen Milieus gab. Small u. Nicoli (1982) fanden bei einer Massenhysterie von Schulkindern, daß bei den Symptomträgern Scheidung der Eltern und Tod von Familienangehörigen signifikant höher als bei den nicht von der Epidemie Erfaßten lag. Die Störungen der ödipalen Entwicklung mit der Fixierung an den gegengeschlechtlichen Elternteil sind die von der Psychoanalyse zuerst erarbeiteten Zugänge zum Verständnis dieses Krankheitsbildes. Bei der Konversionsneurose (nicht der hysterischen Persönlichkeit) scheint auch ein gewisses intellektuelles Defizit gegenüber anderen Neuroseformen vorzuliegen.

1. Im Zentrum der hysterischen Dynamik stehen *unbewußte Vorstellungen und Phantasien.* Demgegenüber besteht bei der Zwangsneurose eine bewußte Zwangsvorstellung. Aus allen Äußerungen des gesunden und des kranken Hysterikers lassen sich solche Phantasieinhalte ausreichend wahrscheinlich machen. Häufig handelt es sich um sexuelle Inhalte. Oft liegt eine klassische ödipale Problematik vor. Mag für die klinische Diagnostik dieser Punkt vielleicht als nicht so relevant erscheinen, so wird er im Rahmen der Therapie, die diese Phantasien zu klären und aufzuarbeiten versucht, von zentraler Bedeutung.

2. Die *Hauptabwehrmechanismen* der hysterischen Neurose sind die Verdrängung und Verleugnung. Diese sind insbesondere für die Amnesien und für die Wahrnehmungsstörungen verantwort-

lich. Die Verschiebung spielt eine große Rolle, insbesondere im Bereich der Affekte. Auch der Projektion kommt vor allem im Bereich nicht akzeptierbarer Triebimpulse eine besondere Wichtigkeit zu.

3. Gut geklärt sind auch eine Reihe anderer Punkte. Beim hysterischen Patienten spielt die *Identifizierung* mit anderen eine grundlegende Rolle. Hysteriker haben eine profuse Identifizierungsneigung. Identifizierung ist die Grundlage von einfühlender Begabung, Sensibilität, schauspielerischen Fähigkeiten einerseits; andererseits werden – und das ist für die Klinik wichtig – durch Identifizierung *Krankheitsmuster* perfekt übernommen. Oft sind gerade solche Krankheiten nachweisbar, die irgendwo in der Familie oder in der Öffentlichkeit wahrgenommen werden konnten. Auf Identifizierung geht auch die Suggestibilität des hysterischen Patienten zurück. Das neue Krankheitssymptom im „Grünen Blatt" kann der Patient sofort bei sich erleben. Auch das Gefühl des Labilen, Unscharfen, Unzuverlässigen des hysterischen Charakters ist eine Folge seiner profusen Identifizierungsneigung. – Auf die Bedeutung der *eigenen Krankheitsvorgeschichte,* im Sinne der „Bahnung" psychogener Störungen, wurde schon hingewiesen.

4. Die Rolle der *Hyperemotionalität* zur Abwehr von nicht akzeptablen Umwelteindrücken und Schuldgefühl ist von größter Wichtigkeit und eigentlich erst in den letzten Jahren dynamisch verstanden worden. Bei der hyperemotionalen „Szene", dem affektiven Durchbruch, dem „Anfall", dem „Nervenzusammenbruch", versucht sich der hysterische Patient auf eine spezifische Art und Weise mit seinem „inneren Beobachter" (Gewissen) und seinem „äußeren Beobachter" (soziales Gegenüber) auseinanderzusetzen. Weil er sich so erregt, weil er so betroffen ist, weil ihn alles so sehr mitnimmt, weil alles so fürchterlich anstrengend ist, hofft der Hysteriker von innen und außen Vergebung zu erfahren und erreicht so oft das Gegenteil. Das ist wohl mit dem Etikett des „Unechten", „Aufgesetzten", „Theatralischen" gemeint, das diese Patienten rasch erhalten. Der hysterische Patient ist auch der agierende Patient par excellence. Als *Agieren* beschreiben wir ein Handeln aus unbewußter Motivation. Die Fehlhandlungen der oben geschilderten Patientin sind klinisch als typisches

Agieren zu beschreiben. Jene Patientin, von der der Ausspruch stammte, „Dummheit macht glücklich", erklärte ihr Agieren folgendermaßen: „Ich muß immer zuerst handeln und dann nachdenken. Wenn ich erst nachdächte, dann könnte ich mir das Handeln gar nicht leisten." Das Agieren des Hysterikers verleitet in hohem Maße die Umwelt zum Mitagieren. (Wenn man als Psychotherapeut 5 Telefonanrufe von Verwandten und Bekannten eines Patienten erhält, bevor man diesen zum ersten Mal gesehen hat, dann kann man mit einiger Sicherheit die Diagnose einer hysterischen Dynamik stellen.)

5. Die *Veränderung des Selbstbildes* durch die hysterische Neurose ist ein Mechanismus, den man innerhalb der letzten 20 Jahre zunehmend zu verstehen gelernt hat. Der Patient verändert sein Selbsterleben in der Krankheit auf eine Weise, daß ein für ihn günstigeres Bild von sich selbst entsteht. Günstig ist – wie Mentzos klären konnte – meist die regressive Veränderung des Selbstbildes. Also: „Ich bin klein, hilflos, armselig, auf euch angewiesen, förderungswürdig usw." Dieser Appell, der die eigene Hilflosigkeit in den Vordergrund stellt, wird an die Umwelt gerichtet und appellativ vorgetragen: Ich hinke so, ich fühle nichts, ich kann nicht gehen, mein Herz ist ganz krank, meine Augen versagen den Dienst … Mentzos schreibt: „Der Betreffende versetzt sich innerlich (dem Erleben nach) und äußerlich (dem Erscheinungsbild nach) in einen Zustand, der ihn *sich selbst quasi anders erleben* und in den Augen der umgebenden Personen *anders als er ist erscheinen läßt*". An dieser Veränderung des Selbstbildes sind die Hyperemotionalität, die hysterische „Szene", der „dramatische Auftritt" – nicht zuletzt im ärztlichen Umfeld – oft entscheidend mitbeteiligt. Hysteriker können aufgrund des Druckes, den sie emotional ausüben, sehr schwierige Patienten sein.

Gleichzeitig erfolgt über diese regressive Veränderung des Selbstbildes auch eine Kommunikation nach innen, an das Gewissen: „Wenn die Umwelt mich tatsächlich für so schwach und gebrechlich hält, dann kann an meinen Gewissensbissen, die mir Überheblichkeit vorwerfen, nichts dran sein", „Wer so krank ist wie ich, kann nicht sündigen." Wahrscheinlich ist diese Doppelgründigkeit der hysterischen Argumentation, die quasi gleichzeitig ein Selbstgespräch und ein Gespräch mit den anderen ist, Ursache für das Gefühl des Unechten, Unaufrichtigen, das in den sozialen Partnern entsteht und das wiederum diesen Patienten das Leben so schwer macht, denn sie werden regelmäßig abgelehnt.

6. Die Umwandlung der *eigentlichen Konversion ins Körperliche,* die Frage also, wie es dazu kommt, daß aus einem psychischen Konflikt ein körperliches Symptom wird, ist unklar geblieben. Es gibt eine Reihe von Theorien, die hier nicht referiert werden sollen. Eine wichtige Rolle spielt die *Symbolisierung.* Das ist die ausdruckshaltige Darstellung von unbewußten Konflikten, Wünschen und Bedürfnissen im Symptom. Die Darstellung der Hilfsbedürftigkeit, von der im vorangehenden Abschnitt die Rede war, ist etwas, das regelmäßig – meist sogar ausgesprochen appellativ – symbolisiert wird. Auch scheint das Verständnis legitim, daß diese Symptombildung den Patienten stark entlastet, psychische Spannungen abführt. Die bisher ausgeführten Faktoren wirken wohl auf differenzierte und unterschiedliche Art im Einzelfall zusammen. Soviel scheint sicher: Der Konversionsmechanismus ist eher komplex als einfach, und er ist nach neueren Arbeiten auch nicht so eng mit der Hysterie verknüpft, wie man es bislang annahm. Vielmehr ist wahrscheinlich geworden, daß jeder Konflikt auf jeder Entwicklungsstufe auch ins Körperliche konvertiert werden kann. Allerdings tritt bei der hysterischen Dynamik eine besondere Häufung ein.

7. Die *Rolle der Dissoziation* für die hysterischen Phänomene ist seit langem bekannt und wurde bei den Bewußtseinstörungen auch schon besprochen. Der amerikanische Psychosomatiker J. Nemiah schlug 1980 vor, die Dissoziation als einen *integrierenden und basalen Mechanismus* bei allen hysterischen Erscheinungsbildern zu betrachten. Tatsächlich beinhalten die bisher geschilderten Teilmechanismen wie Verdrängung, Verleugnung, Hyperemotionalität, Identifizierung und Selbstbildveränderung einen ausgeprägt „bewußtseinsspaltenden" Effekt. Man könnte argumentieren, daß für die Erklärung dieses Zustandes der klassische Mechanismus der Verdrängung, wie ihn Freud vor allem an der Hysterie entdeckte und beschrieb, vollends ausreiche. Wir möchten aber Nemiah hier zustimmen, daß der Mechanismus der Dissoziation (die ja gleichermaßen Vorgang wie Folgezu-

stand ist) begrifflich doch weiterreicht. Ein so schweres Störungsbild wie die multiple Persönlichkeit ist sicher nicht allein durch Verdrängung zu erklären. Dieser Vorschlag von Nemiah würde auch neueren Entwicklungstendenzen in der Psychoanalyse, die verstärkt mit dem Konzept der Spaltung arbeiten (vor allem Kernberg bei den Borderline-Zuständen) entsprechen. Gegenwärtig sieht es so aus, als ob durch die vermehrte Auseinandersetzung mit dem Konzept der Dissoziation ein produktives und lange Zeit wenig beachtetes erklärendes Konstrukt für die Hysterie wieder aktualisiert würde (der Begriff wurde ursprünglich von dem französischen Psychiater P. Janet im ausgehenden 19. Jahrhundert eingeführt).

Zum Abschluß sollen diese psychodynamischen und psychogenetischen Überlegungen noch einmal auf den *oben geschilderten klinischen Fall des Kranführers* bezogen werden. Allein die äußere Betrachtung der Anamnese zeigt, daß der Patient bereits in früher Kindheit den Verlust der Eltern erlebt hat, zu Fremden kam, wobei ein junges Mädchen, die Halbschwester, sich seiner besonders annahm. Die emotionalen Probleme eines solchen Lebensschicksals kann man leicht nachfühlen. In der Folge scheint der Patient seine Bedürfnisse nach Bindung und Sicherheit vor allem an die Halbschwester gerichtet zu haben, wobei die Abhängigkeitsbedürfnisse mit den sexuellen (hier inzestuösen) Wünschen sich wohl stark überschnitten. Sein Selbstbild war und ist zutiefst verunsichert, aber der Patient versucht es durch phallische Männlichkeit zu kompensieren (Krafttraining), und auch seine Faszination durch die gewaltigen Autokräne, die er zu seinem Beruf macht, zeigt deutlich kompensatorische Züge. Dennoch ist er potenzgestört, was er im Umgang wiederum durch verführerisches Verhalten gegenüber Frauen, die darauf nicht eingehen können (Ärztinnen), zu kompensieren versucht. Gleichzeitig fürchtet er das weibliche Geschlecht, wertet es ab und vermeidet deutlich den Kontakt mit „starken" Frauen, die ihn in seiner Männlichkeit fordern könnten. Die Symptomauslösung wird durch ein Verlusterlebnis (Tod der Halbschwester) direkt vermittelt. Jetzt bricht das bereits schon einmal erheblich bedrohte Kartenhaus zusammen, das der Patient sich gleichsam aufgerichtet hat. Er erlebt sich nur noch als schwach, bekommt angesichts männlicher Ansprüche (Arbeit, Potenz) das Zittern und arrangiert sich rasch in der sozialen Nische der Arbeitslosigkeit. Er ist, wie z.B. Mentzos es beschreiben würde, in seinem Selbstbild anders als er nach außen wirkt. Nach außen wirkt er kerngesund, innerlich fühlt er sich nur insuffizient. Zu diesem primären Krankheitsgewinn kommt der sekundäre durch das soziale Umfeld (Arbeitslosengeld, krankheitsfixierende Rolle der Freundin) hinzu. Dem ärztlichen Angebot, ein ernsthaftes Therapiebündnis in der Klinik einzugehen, weicht er entweder verführerisch oder dramatisch-gekränkt, sich über die Zumutung erregend (Hyperemotionalität), aus. Er sieht sich auch psychisch kerngesund, hat nur eine unerkannte Nervenkrankheit, die die Ärzte in ihrer Dummheit nicht fassen können. Die Prognose ist unklar. Entweder gelingt ihm, z. B. beim Auslaufen des Arbeitslosengeldes, die „Selbstheilung", wie er es schon einmal in seinem Leben zustande gebracht hat. Dann bliebe ihm der Triumph, daß nicht die Ärzte, sondern er allein wußte, was für ihn gut war. Oder, und das ist leider wahrscheinlicher, er chronifiziert, belastet auf Dauer sich selbst, sein soziales Umfeld und das gesundheitliche Versorgungssystem.

Therapie

Lange Zeit galt in der Psychoanalyse die Ansicht, daß die Therapie hysterischer Patienten das erfolgreichste Feld dieser Methode darstelle. Nachdem sich aber zeigte, daß unter der Rubrik Hysterie gleichzeitig therapeutisch sehr gut und sehr schlecht zugängliche Fälle erfaßt wurden, schwand dieser anfängliche Optimismus. Generell läßt sich sagen, daß die Therapierbarkeit um so besser ist, je „reifer" die Neurose ist, je mehr die ödipalen Konfliktanteile gegenüber den frühen oralen dominieren. Das ist nichts anderes als eine Beschreibung der Tatsache mit anderen Worten, daß Ich-starke Patienten besser als Ich-schwache zu behandeln sind. Möglichkeiten für die Verhaltenstherapie ergeben sich in den Fällen, wo es zu einer fixierten Symptomatik gekommen ist, jedoch gerade bei der hysterischen Neurose ist ein häufiger Symptomwechsel zu beobachten. Die *Arzt-Patient-Beziehung* ist vor allem durch das *Agieren* des Patienten gekennzeichnet (siehe oben: 1.5. Abwehrmechanismen). Der erotischen Verführung weiblicher Patientinnen erliegen viele männliche Ärzte in allen Graden der Abstufung. Daß damit die ohnehin begrenzten Möglichkeiten der Psychotherapie weiter sinken, ist verständlich, weil der pathogene Konflikt auf diese Weise wiederholt und nicht reflektiert wird. Auf das fordernd-infantile Verhalten mancher Patienten wird meist mit Ärger und Ablehnung reagiert. Wahrscheinlich ist bei keiner anderen Neurose das unbewußte Zusammenspiel von Arzt und Patient in Klinik und Praxis so ausgeprägt wie bei der hysterischen Neurose. Der amerikanische Psychiater Berblinger sagt, daß hysterisches Verhalten jeglicher Art „fast universell zu emotionaler Einbeziehung, zu handelnder Aktivität und zu angstgetriebenen Maßnahmen bei jedem führt, der mit den Patienten in Kontakt kommt".

4.2. Funktionelle oder psychovegetative Syndrome

Bei der Definition funktioneller Syndrome schließen wir uns im wesentlichen der Auffassung von Uexkülls an, der auf die Problematik der Abgrenzung dieses Krankheitsbildes hinweist, aber trotz der Vielfalt der Erscheinungsbilder die Einheit und Gemeinsamkeit des Krankheitsbildes nachdrücklich betont.

Folgende Bezeichnungen werden von vielen Ärzten *synonym mit funktioneller Störung gebraucht* – auch wenn sie zum Teil ursprünglich anders eingeführt wurden: Sympathikotonie, Vagotonie, vegetative Dystonie, vegetative Neurose, funktionelle Erkrankung, psychogenes Syndrom, Organneurose, Neurasthenie, vegetative Labilität, psychovegetative Störung, neurozirkulatorische Dystonie, Vasolabilität.

Das klassifikatorisch größte Problem stellt die Bezeichnung *Somatisierungsstörung* im DSM-III-R dar. Dieser Begriff faßt, so wie er operationalisiert ist, den polysymptomatischen Typ der Hysterie (s. Kap. 4.1.1.) und die psychovegetativen Störungen zusammen. Eine weite Überschneidung hat sicher immer vorgelegen; durch den „somatoformen Sammeltopf" entfällt allerdings jede Möglichkeit, konzeptuell zwischen den stärker ausdruckshaltigen Symptombildungen (Symbolisierungen) der Hysterie und den von der Symptomstruktur her „diffuseren" psychovegetativen Störungen zu unterscheiden. Wie um die klassifikatorischen Schwierigkeiten noch zu erhöhen, sieht das DSM-III-R eine „Restkategorie" *undifferenzierte somatoforme Störungen* vor. Sie wird epidemiologisch jedoch als weitaus häufiger als das Somatisierungssyndrom beschrieben und umfaßt multiple psychovegetative Störungen wie sie nachstehend beschrieben werden. Diese Kategorie des DSM-III-R deckt sich deshalb noch am besten mit dem Inhalt dieses Kapitels. Wir bevorzugen weiterhin die Begriffe der *funktionellen* oder *psychovegetativen Störung* (Delius) (bzw. des Syndroms). Ob der zutreffende, aber u.E. auch irreführende Begriff des *allgemeinen psychosomatischen Syndroms* (Bräutigam u. Christian) sich besser durchsetzen wird, bleibt abzuwarten.

Unter einem *funktionellen Syndrom* verstehen wir ein von Fall zu Fall nach Zusammensetzung und Intensität wechselndes Bild körperlicher Beschwerden ohne organisches Substrat, das von genau lokalisierbaren Symptomen wie Kopf-, Herz- und Magenschmerzen bis zu vagen Gefühlen eines Bedrücktseins oder Beeinträchtigtseins reicht. Die Beschwerden gehen ohne feste Grenze in rein seelisch empfundene Spannungszustände wie Angst, Unruhe oder Unlust über und sind *besonders von den Konversionssymptomen schlecht abzugrenzen.*

Nachdem aber die Untersuchungen von Ermann (1987) eine deutliche Abgrenzung der psychovegetativen Störungen von den Neurosen mit (auch) körperlicher Symptomatik aufwiesen, erscheint sowohl die Beibehaltung des Konzepts des funktionellen Syndroms als auch der Versuch einer Klärung berechtigt und erforderlich.

Häufigkeit und Vorkommen: Exakte Angaben über die Häufigkeit funktioneller Syndrome sind, wie sich aus den oben geschilderten Definitionsproblemen ergibt, nur schwer zu erstellen. Häufigkeitsangaben für Praxen und allgemeine Ambulanzen schwanken zwischen 25% und 80%. Der gemeinsame Nenner der zahlreichen Statistiken über das Vorliegen funktioneller Syndrome kann nach von Uexküll etwa so formuliert werden: Sie stellen zahlenmäßig eine sehr große Gruppe dar, die sicher nicht viel kleiner, vielleicht sogar größer ist als alle anderen Krankheitsgruppen zusammen. Man kann also davon ausgehen, daß sowohl bei den praktischen Ärzten als auch bei allen Fachärzten und auch in allen Kliniken 40% bis 50% aller Patienten unter funktionellen Beschwerden leiden. Jüngere Frauen scheinen insgesamt zu überwiegen.

Diese Zahl ist niedergelassenen Ärzten wohlvertraut und wird als Schätzung auch genannt – sie wird allenfalls gegenüber Krankenkassen und Kassenärztlichen Vereinigungen bestritten, wenn von dieser Seite in „kostendämpfender" Absicht auf eine so große „nicht ernstlich kranke" Patientengruppe hingewiesen wird. Damit ist bereits ein gravierendes Problem der Arzt-Patient-Beziehung bei solchen Störungen in der Praxis benannt. Sie stellen einerseits für Ärzte (und in der Klinik für das Pflegepersonal) eine Problemgruppe dar, die mit ihren nie endenwollenden Beschwerden therapeutisch wenig Befriedigung vermittelt. Andererseits sind diese Patienten treue „Krankenscheinzuträger", die „nicht eigentlich krank sind", die man nicht ganz ernst zu nehmen braucht, abspeisen kann, die aber für das Basiseinkommen des Arztes eine nicht unbeträchtliche Rolle spielen.

Der iatrogene Beitrag zur Erhaltung eines Patientenpools als funktionell Kranke soll mit diesen Anmerkungen angesprochen werden. Er ist nach unseren Erfahrungen beträchtlich.

Wichtig erscheint uns noch, darauf hinzuweisen, daß bei einer Befragung aller Patienten einer allgemeinen Ambulanz nach funktionellen Beschwerden 93,6% mindestens ein Symptom angaben und etwa 68% aller Gesunden einer Kontrollgruppe mindestens ein Symptom angaben. Das heißt, daß, wie zu erwarten, es bei den funktionellen Störungen eine breite Überschneidung zu dem Bereich der „Patienten" gibt, die ärztliche Hilfe nicht in Anspruch nehmen, jedoch Symptome aufweisen.

Es sieht demnach so aus, als ob die Beschwerden, unter denen Patienten mit funktionellen Syndromen leiden, einen fast ubiquitären Befund darstellen. Die enscheidende Frage ist, warum und wann solche Beschwerden mit einem Krankheitserleben gekoppelt werden. Dafür scheint die *Intensität der Beschwerden keine entscheidende Rolle zu spielen.*

Wir wissen aus eigener Erfahrung, daß jeder Mensch in einer Situation, die mit entsprechenden seelischen Belastungen einhergeht, mit vegetativen Störungen reagiert, z.B. Durchfall oder Magenschmerzen im Examen, Herzklopfen bei freudigen oder angstvollen Erwartungen. Es handelt sich nach Cannon um Bereitstellungsvorgänge auf Ansprüche äußerer Aktivität. Im Gegensatz zu den Psychosomatosen im eigentlichen Sinne kommt es bei den funktionellen Syndromen nicht zu einer Fixierung. Im Unterschied zu den situationsbedingten vegetativen Reaktionen ist den Patienten mit funktionellen Syndromen die auslösende

Ursache der auftretenden Beschwerden unbekannt. Inzwischen ist auch als gesichert anzusehen, daß Patienten mit psychovegetativen Syndromen *nicht mehr* unter meßbaren vegetativen Dysfunktionen leiden als eine vergleichbare Gruppe der Normalbevölkerung. So naheliegend der Verdacht ist, besteht zwischen meßbarer Dysfunktion und psychovegetativer Störung kein kausaler Zusammenhang (Fahrenberg). Funktionell Gestörte sind aber testpsychologisch durch ihren erhöhten „Neurotizismus" von Patienten mit begrenzten vegetativen Regulationsstörungen deutlich abgrenzbar.

Pasamanik und Mitarbeiter fanden funktionelle Syndrome in den *Altersklassen* zwischen 14 und 34 Jahren doppelt so oft wie zwischen 35 und 64 Jahren. Jenseits des 65. Lebensjahres schwinden sie weitgehend, worauf auch Cremerius (1968) schon hinwies. Die wahrscheinlichste Begründung dafür, daß die funktionellen Syndrome im Alter so signifikant abnehmen, scheint die Annahme zu sein, daß die Symptome organischer Krankheiten oder degenerativer Beschwerden die funktionellen Syndrome psychodynamisch überflüssig machen bzw. sie psychoökonomisch einfach überlagern. Daneben spielen sicherlich Selbstheilungstendenzen und Syndromwandel eine gewisse Rolle.

In der Regel wird die *Diagnose* funktionelles Syndrom dann angenommen, wenn man keine organischen Veränderungen findet. Hier ist die Forderung zu erheben, daß das funktionelle Syndrom keine Ausschlußdiagnose sein darf, sondern eine positive Diagnose darstellen sollte. Es ist also der positive Nachweis der seelischen Entstehung oder Unterhaltung zu führen. Das funktionelle Syndrom ist ein somatisches Zustandsbild, welches in den meisten Fällen seine Ursache in seelischen Erlebnisstörungen hat bzw. von einer seelischen Dynamik unterhalten wird.

Wenn man dem Patienten genauer zuhört, wird man fast immer finden, daß psychische Symptome (Ängste, Depressionen, Schuldgefühle usw.) bei diesen Patienten eine wesentliche Rolle spielen, auch wenn sie nur undeutlich oder nebenbei geschildert werden. Meist findet der dazu bereite Arzt auch anamnestisch aktuelle Belastungssituationen des Patienten, wenn es ihm ge-

lingt, jenseits einer 5-Minuten-Medizin den Patienten behutsam
darauf anzusprechen.

Wichtig erscheint uns die Betrachtung der Symptomwahl von
medizinsoziologischer Seite her. In den Fällen, in denen funktionelle Symptome diagnostiziert werden, kommt es besonders häufig vor, daß sich Arzt und Patient, so wie es Balint beschrieben
hat, auf eine Diagnose einigen. Der Arzt, dem zunächst eine
große Menge ungestalteten Materials angeboten wird, strukturiert dieses gemäß seinem eigenen persönlichkeits- und zeitbe-
dingten Vorentwurf. Der Patient spürt und ahnt untergründig,
was gefragt und worin er ernstgenommen wird und pflegt dann
sehr rasch genau das Erwartete anzubieten. Er antwortet im
Sinne der sozialen Erwartung. Hier geht auch seine Tendenz
zum „Ja-Sagen" unreflektiert in die ärztliche Anamneseerhebung
ein. Ein „gefügiger Patient" legt großen Wert auf diagnostischen
Konsensus mit seinem Arzt.

Naturwissenschaftliche Entdeckungen und Modeerscheinungen
beeinflussen massiv die Diagnosestellung. Wir finden, so können
wir ganz allgemein sagen, die Zeichen einer Störung dort, wo wir
sie suchen, und wir suchen sie dort, wo wir dank einer bestimmten Auffassung und der dazugehörigen Methodik sie suchen
können.

Verbreitet sich eine neue diagnostische Methode, so folgen ihr
„Krankheitsbilder", die nur mit dieser Methode zu erfassen sind.
Der Arzt, der nicht über das entsprechende Gerät verfügt, stellt
diese Diagnose auch nicht. Auf diese Problematik sei besonders
hingewiesen. Sie spielt für die iatrogene Erhaltung funktioneller
Störungen eine entscheidende Rolle.

Klassifikatorische Übersicht: Es gibt Statistiken, aus denen eine
Bevorzugung bestimmter Organsysteme hervorzugehen scheint.
Übereinstimmung herrscht aber nur insoweit, als das *kardiovaskuläre* und das *gastrointestinale* System besonders häufig betroffen sind. Im übrigen gibt es kein Organ, das nicht im Mittelpunkt
funktioneller Beschwerden stehen könnte. Im internistischen
bzw. allgemeinärztlichen Bereich bestehen einige profilierte Beschwerdebilder, deren Kenntnis die Vermutungsdiagnose funk-

tionelles Syndrom ermöglicht. Dazu gehören die Syndrome des chronischen Schmerzes, des Schwindels, der Sexualstörungen und das Herzangst-Syndrom, die wir in gesonderten Kapiteln ansprechen.

Die Symptomgestaltung und Symptomzusammensetzung ist bei allen Patienten äußerst unterschiedlich. Die folgende Einteilung bzw. der nachstehende Charakterisierungsversuch geschieht in erster Linie aus didaktischen Gründen, daneben als Orientierungshilfe für die diagnostische Einordnung. Wir weisen jedoch nachdrücklich auf die Notwendigkeit des individuellen Eingehens auf jeden einzelnen Kranken hin, da die Gefahren, den Patienten in irgendeine „bequeme" diagnostische Schublade zu stecken, groß sind.

1. Funktionelle Störungen des oberen Verdauungstraktes:
   Globusgefühl, Schluckstörungen, Luftschlucken, Schluckstörungen mit Erbrechen, Appetenzstörungen, funktionelles Magensyndrom (nervöser Reizmagen).
2. Funktionelle Störungen des unteren Verdauungstraktes:
   Obstipation, Diarrhoe, Colon irritabile.
3. Funktionelles Atmungssyndrom:
   Hyperventilationstetanie, nervöses Atemsyndrom, kardiorespiratorischer Symptomenkomplex.
4. Funktionelles kardiovaskuläres Syndrom:
   Paroxysmale Tachykardie, supraventrikuläre/ventrikuläre Extrasystolie, synkopale Zustände, Da-Costa-Syndrom, Effort-Syndrom, Herzangstneurose.
5. Funktionelles Kopfschmerzsyndrom:
   Vasomotorischer Kopfschmerz, Migräne.
6. Funktionelle Syndrome als Begleitsymptomatik bei anderen Grundkrankheiten.
7. Funktionelle, diffus wechselnde, nicht dauernd an einem Organ lokalisierte Syndrome; nachstehend eine unvollständige Aufzählung der dabei geklagten Beschwerden: Schlaflosigkeit, Schweißausbrüche, Heißhunger, Schwindel, leichte Ermüdbarkeit und Erschöpfbarkeit, Kopfschmerzen, Magenschmerzen, Zittern, Blässe, Erröten, Herzklopfen, Unruhe, Nervosität, Mundtrockenheit, Lidflattern, Ängstlichkeit, Unkonzentriertheit, Libidoschwäche ect. (Diese engere Be-

schwerdegruppe wird neuerdings als „Allgemeines psychosomatisches Syndrom", Bräutigam u. Christian, bezeichnet).

**Symptomhäufigkeit organisch nicht begründeter Beschwerden bei
2000 ambulanten und stationären Patienten (Schnabl 1966)**

35% Schlafstörungen
34% Kopfschmerzen
29% Herzbeschwerden
23% Allgemeine Schwäche, Mattigkeit
23% Magen- und Darmbeschwerden
21% Angstzustände
21% Schwindel, Ohnmacht
15% Sexualstörungen
12% Depressive Verstimmungen
12% Atembeschwerden
10% Kreuz- und Rückenschmerzen
10% Affektinkontinenz
10% Hyperhidrosis, Schweißausbruch
9% Appetitlosigkeit
8% Gewichtsabnahme
7% Gliederschmerzen
7% Erbrechen
6% Tremor, Zittern
6% Konzentrations- und Gedächtnisschwäche
26% Sonstige Beschwerden

In dieser Übersicht bestanden bei 20% multiple (> 5 Symptome)
Beschwerden. Die Frauen überwogen gegenüber den Männern
in 16 Bereichen; lediglich bei den Magen- und Darmbeschwer-
den (2:1!), den Schweißausbrüchen, der Gewichtsabnahme und
den Konzentrations- und Gedächtnisstörungen waren die Männer stärker vertreten.

Wegen der Häufigkeit des Vorkommens soll hier exemplarisch
auf das Beschwerdebild des funktionellen kardiovaskulären Syndroms etwas näher eingegangen werden. Die Beschwerdebilder
im Bereich der anderen Organe ließen sich in ähnlicher Weise
darstellen und ordnen.

Nach von Uexküll läßt sich das Beschwerdebild des *kardiovaskulären Syndroms* in fünf Hauptgruppen einteilen. Diese Störung

überschneidet sich teilweise mit der Herzangstneurose (s. 2.1.3.), läßt sich aber von ihrem Vollbild anhand der dabei deutlicheren Zentrierung von neurotischen *Ängsten* und Befürchtungen auf das Herz abgrenzen.

1. Auf das Herz bezogene Beschwerden:
   Herzklopfen, Extrasystolen = Herzstolpern, Herzjagen, Drücken und Stechen in der Brust, z. T. mit Ausstrahlung.
2. Allgemeine Beschwerden:
   Abgeschlagenheit, Schwarzwerden vor den Augen, Müdigkeit, Erschöpfung.
3. Auf die Atmung bezogene Beschwerden:
   Beklemmungsgefühle beim Atmen, erschwertes Atmen, Atemnot in Ruhe oder bei Belastung.
4. Vegetative Beschwerden:
   Schlaflosigkeit, Paraesthesien, Zittern, nervöses Kältegefühl, Schwindelgefühle, Schwitzen, Kopfschmerz.
5. Psychische Beschwerden:
   Reizbarkeit, Angst, innere Unruhe, niedergedrückte Stimmung.

Wie bereits eingangs erwähnt, gibt es kein Organ, das nicht im Mittelpunkt funktioneller Beschwerden stehen könnte. Auf die vielgestaltigen *funktionellen Syndrome im Bereich der verschiedenen Fachdisziplinen der Medizin* kann hier nur stichwortartig hingewiesen werden. Die Aufstellung ist sicherlich nicht vollständig.

1. Funktionelle Syndrome im Bereich der Gynäkologie:
   Blutungs- und Zyklusstörungen (primäre und sekundäre Amenorrhoe), psychogener Fluor, psychogener Pruritus, chronische Adnexitis, Sexualstörungen.
2. Funktionelle Störungen im Bereich der Pädiatrie:
   Psychogene Eßstörungen, psychogene Schlafstörungen, Enuresis, Enkopresis, Verdauungsstörungen.
3. Funktionelle Störungen im Bereich der Dermatologie:
   Pruritus, Erröten, Hyperhidrosis, ekzematöse Erscheinungsbilder, Urtikaria, Ödeme.
4. Funktionelle Störungen im Bereich der HNO-Heilkunde:
   Globusgefühl, Otalgie, Tinnitus, Schwindel, nervöser Schnupfen, psychogener Gesichtsschmerz, Taubheit (Hörsturz!), Verlust der Stimme (Aphonie).

5. Funktionelle Syndrome im Bereich der Ophthalmologie:
   Augenflimmern, Sehstörungen, Doppelbilder, verschwomme-
   nes Sehen, periodisches Schielen, vorübergehende Blindheit.
6. Funktionelle Syndrome im Bereich der Urologie:
   Chronische Prostatitis, abakterielle Prostatitis, Reizblase bei
   Mann und Frau, Harninkontinenz, Störungen der Blasenent-
   leerung, Harndrang, Pollakisurie, Harnverhaltung, Sexualstörungen.
7. Funktionelle Syndrome im Bereich der Neurologie:
   Lumbago-Ischias-Syndrom, Gesichtsschmerz, Cokzygodynie,
   restless legs, vorübergehende Lähmungen, Muskelschwächen,
   verschiedene Schmerzsyndrome, vor allem Kopfschmerzen,
   Schwindel.
8. Funktionelle Syndrome im Bereich der Psychiatrie:
   Somatisierte Depression, hypochondrische Zustände, coenästhetische Schizophrenie.

Zwei Grundformen bzw. Verlaufsarten müssen bei den funktionellen Syndromen unterschieden werden:

1. Die meist reaktive, kurzdauernde und gewöhnlich spontan
   ausheilende Form und
2. die chronifizierende Form mit einer Reihe mehr oder minder
   umschriebener Symptome.
(3.) Eine Verlaufsform mit kurzdauernden, dafür aber diffus
   wechselnden Symptomen, wird heute als „Somatisierungssyndrom" (DSM-III) beschrieben und muß als polysymptomatische Unterform der Hysterie verstanden werden.
(4.) Das vage, nur aus Störungen des Allgemeinbefindens bestehende „Psychosomatische Syndrom" überschneidet sich
   wohl mit allen genannten Verlaufsformen.

Für die Volksgesundheit am relevantesten ist die „essentielle",
chronifizierende Form des funktionellen Syndroms. Symptomwandel und Chronifizierung stellen die eigentlichen Probleme
dieser Störungen dar.

Psychogenese und Psychodynamik: Wie beschrieben, kommen vegetative Beschwerden sowohl bei Gesunden als auch bei Kran-

ken sehr häufig vor. Damit aus der physiologischen Variationsbreite eine Krankheit wird, bedarf es eines zusätzlichen Faktors. Das *Funktionsstörungsmodell* (von Uexküll, 1962) gestattet hier eine einfache Vorstellung, wie eine organische Dysfunktion sich selbstverstärkend durch Einbeziehung der Emotionen (Angst) zum funktionellen Syndrom entwickeln kann (vgl. Abb. 7).

Wir gehen also davon aus, daß es sich um einen psychischen, vorwiegend emotionalen Faktor handelt, der die Fixierung als Krankheitserlebnis aufrecht erhält. Die Versuche von J. G. Lacay u. Mitarb. machen es wahrscheinlich, daß eine Spezifität der Konflikte bei funktionellen Syndromen nicht besteht. Die Antwort des vegetativen Systems ist unabhängig von der Art eines der angewandten Stressoren. Sie ist aber bestimmt durch die individuelle und in wiederholten Versuchen stets reproduzierbare Reaktionsform, d. h. jeder Mensch reagiert auf Belastungen sehr persönlich im weitesten Sinne. Hereditäre Faktoren spielen dafür sicherlich eine bedeutsame Rolle („locus minoris resistentiae"). Psychoanalytisch gesehen ist zu fragen, ob es nicht auch besondere ontogenetische Fixierungsstellen der psychischen Entwicklung bei Patienten mit funktionellen Syndromen gibt, die

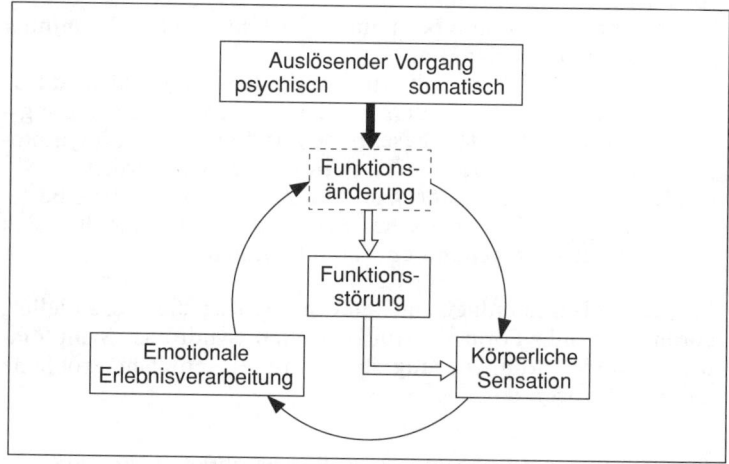

Abb. 7. Funktionelle Symptombildung nach von Uexküll.

im Falle der Überlastung und Überforderung diese spezielle Form von Regression auslösen können.

W. Loch führt die Zunahme vegetativer Syndrome in unserer Zeit auf einen übergeordneten Bedingungszusammenhang zurück. Für unsere Gegenwart spielt wegen des Mangels „echter" Kontakte die Hinwendung zum Leib und zur Autonomiebewegung der Primitivperson mit mehr Selbständigkeit elementarer, primitiver Antriebe und Reaktionsformen eine große Rolle. Es folgt daraus eine Erhöhung des Narzißmus mit der Möglichkeit, anfallende Konflikte nur autoplastisch, d. h. ohne deutlichen Bezug auf die Umwelt – wie z. B. das Agieren bei der Hysterie – abzureagieren. Diese Hinwendung zum Leib kann als Folge eines generellen Objektverlustes gedeutet werden, wobei das Aufgeben von Gruppenbindungen verschiedenster Art zu einer korrespondierenden Erhöhung des sekundären Narzißmus führen muß.

Alexander und von Uexküll sind der Ansicht, daß es sich bei den körperlichen Symptomen der funktionellen Syndrome nicht um intentionale Akte handelt, in denen eine unbewußte Problematik auf körperlicher Ebene einen verschlüsselten Ausdruck findet. In dieser nach Zepf heute vorherrschenden Sicht kann eine funktionelle Störung einmal zustande kommen als *Angstkorrelat* (Angst wird dabei erlebt) oder als *Angstäquivalent* (Angst besteht, wird aber nicht bewußt erlebt), das im Gefolge einer Situation auftritt, die an frühkindliche, unbewußte Konflikte appelliert. Zum anderen kann eine Störung zustande kommen aufgrund eines *unbewußten Bedeutungszuwachses,* der im Zuge einer sog. Verschiebung hergestellt wird, z. B. einer „Sexualisierung" einer Funktion. Ein erstes allgemeines Modell der Entstehung der psychovegetativen Störungen könnte also von einer *Umsetzung* („Resomatisierung") bewußter und unbewußter *Affekte in vegetative Spannungen* ausgehen, die dann ihrerseits zu den symptomatischen Dysfunktionen führen. Der entwicklungspsychologische Weg hatte die Affekte nach und nach aus dem ganzheitlichen Körper-Psyche-Zusammenhang herausgelöst – obwohl auch reife Affekte niemals *nur* psychische Phänomene sind. Dieser Vorgang wird hier gewissermaßen umgekehrt. Eine so konzipierte Somatisierung, die also genau genommen eine *Resomatisierung* ist, versteht im oben ausgeführten Sinne die psychovegetative Störung als *Af-*

fektäquivalent. Das grafische Schema eines solchen Modells könnte wie unten dargestellt aussehen (Abb. 8).

Der klassische Vertreter einer Theorie libidinöser Besetzungen von Organsystemen, auch bei den funktionellen Störungen, ist O. Fenichel. Von ihm stammt der nur noch wenig gebrauchte Be-

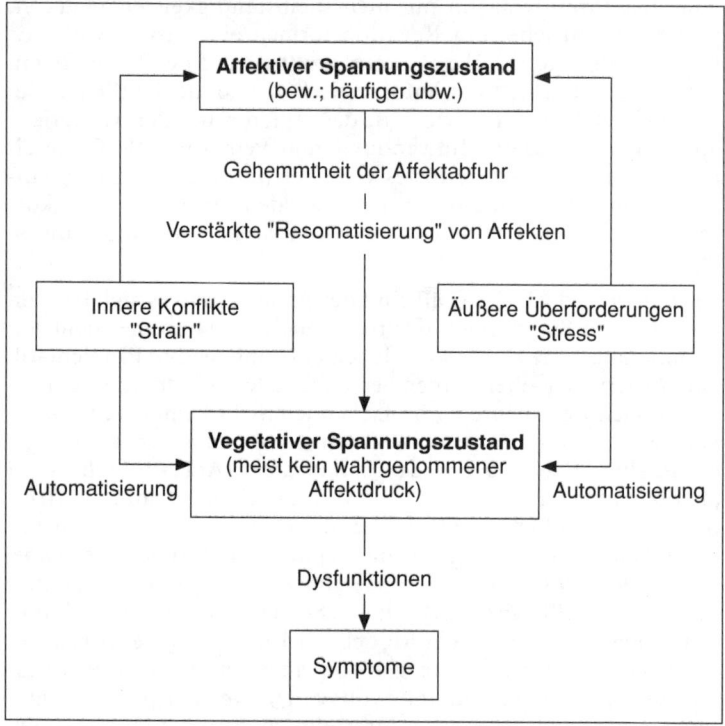

Abb. 8. Modell der Entstehung psychovegetativer Symptome (funktionelle Syndrome).

Die zentrale Aussage dieses Modells liegt in der Annahme einer direkten Umsetzung affektiver Spannungen in die physiologisch zugehörigen Spannungen. Es handelt sich dabei um ein *allgemeines Modell.* Der kognitiv-emotionalen Fehlinterpretation der empfundenen Dysfunktion kommt wohl eine wichtige Rolle zu (s. auch 2.1.5. Hypochondrie).

griff der *Organneurose,* der allerdings – genauso wie Alexanders vegetative Neurose – weiter reicht, als der der funktionellen Störung. Fenichel meint, daß bei der hysterischen Form der libidinösen Organbesetzung die Objektvorstellungen (= Verbindung mit phantasierten sozialen Bezügen) erhalten blieben, während sie bei den funktionellen Störungen ganz oder teilweise verloren gegangen seien. Ähnlich wie bei der Hypochondrie spielten sich dann die Konflikte des Menschen nicht mehr zwischen ihm und seiner sozialen Umwelt, sondern zwischen ihm und seinem funktionsgestörten Organ ab. Diese Ansicht wird durch das Verhalten vieler Patienten auffallend bestätigt. Sie haben mit zunehmender Chronifizierung eine Neigung, sich nur noch mit sich und ihrer Krankheit zu beschäftigen und sprechen von ihrem Organ oft in einer anthropomorphen Sprache: Der Darm wird zum „Kerl, der mich nicht in Ruhe läßt", der Magen „kneift mich, als ob er sauer wäre", das Herz „schlägt wie toll, als ob es einen drüber gekriegt hätte", die Knie schmerzen, „als ob sie nicht mehr laufen wollten." Die Liste dieser nicht fingierten Beispiele ließe sich unbegrenzt fortführen.

In der neueren Bearbeitung der Psychodynamik funktioneller Störungen werden Ich-psychologische Überlegungen stärker betont. Wir folgen hier Ermann, von dem die wichtigsten empirischen und konzeptuellen Studien hierzu stammen.

Patienten mit psychovegetativen Störungen haben eine bestimmte Art einer strukturellen Ich-Störung gemein, die auf eine spezifische Ich-Pathologie zurückgeht. Sie ergibt sich aus einer *mangelhaften Desomatisierung von Affekten,* die meist mit einer *erhöhten affektiven Besetzung von Körperfunktionen und Organen verbunden* ist. Je nach Ausmaß der Entwicklungsstörung des Ich kann sie durch eine mehr oder minder stabile Charakterabwehr überbaut sein. Ist die Charakterabwehr relativ stabil, so kommt die Ich-Pathologie erst zum Tragen, wenn die Abwehr in spezifischen Konfliktsituationen versagt. Die psychovegetative Symptombildung dient dann der Konfliktabwehr durch Ich-Regression in den Bereich der strukturellen Ich-Störung. Ist die Charakterabwehr dagegen labil, so entstehen psychovegetative Symptome unter triebdynamisch vielgestaltigen, also unspezifischen Belastungssituationen. Die Beschwerden dienen in diesen Fällen der Entlastung eines strukturell stark eingeschränkten Ich.

Es handelt sich also um eine doppelte Pathologie (Abb. 9). Die Konfliktpathologie besteht darin, daß im Rahmen mißglückter Konfliktlösungen Störungen im affektiven Erleben auftreten, zum Beispiel Angst, Erschöpfung, Depressionen als seelisch-körperliche Gesamtreaktion; die Ich-Pathologie darin, daß der seelische Anteil dieses Erlebens unterbewertet, in der Wahrnehmung vernachlässigt wird, so daß sich die Aufmerksamkeit auf die begleitenden körperlichen Störungen konzentriert. Diese psychopathologischen Kerne sind durch den Mechanismus der Ich-Regression miteinander verknüpft, der von Schur als Re-Somatisierung und von Mitscherlich unter dem Gesichtspunkt der Regression auf die Stufe einer biologischen Intelligenz beschrieben worden ist: Reicht die charakterneurotische Abwehr zur Konfliktbewältigung nicht aus, so kommt es mit dem Auftreten pathologischer Affekte zur *Aktivierung der körperzentrierten Wahrnehmung.*

Im Verlauf von psychovegetativen Störungen folgt auf eine Phase mit starker körperlicher Symptombildung eine Beruhigungsphase, in der die Symptomatik nachläßt und eine Sekundärbearbeitung des vegetativen Geschehens beginnt. Bei dieser Bearbeitung entsteht Angst vor den Körpersymptomen als Zeichen eines Versuchs der Ich-Stabilisierung auf Kosten einer Ich-Einengung. So ist das Verhalten vieler Patienten mit chronischen psychovegetativen Störungen weniger durch die tatsächlichen dauerhaften Beschwerden gekennzeichnet als durch ihre Tendenz, sich aufgrund ihrer Wahrnehmungsfixierungen mit Hilfe äußerer Objekte (Lebenspartner, Ärzte, Medikamente) Sicherheit vor möglichen Risiken zu verschaffen.

Diagnose: Wir wollen im folgenden diagnostische Hinweise auflisten, die helfen sollen, von der Diagnose durch Ausschluß zur positiven Zuordnung zu kommen (in Anlehnung an von Uexküll).

1. Es gibt bestimmte Syndrome, die breits oben beschrieben wurden, die die Vermutung eines funktionellen Syndroms nahelegen.
2. Die Art und Weise, wie die Symptome geäußert bzw. unterdrückt werden, kann wertvolle Aufschlüsse geben;
   a) wortreiche, klagsame Theatralik, oder – im Gegenteil –

b) gänzlich fehlende Ausdrucksmöglichkeiten;
c) der Symptompedant, der seine Beschwerden aus einer Liste vorliest,
d) der stille, unauffällige, depressive Patient, der zu hypochondrischen Ideen neigt und der mit großer Hartnäckigkeit immer wieder zur Schilderung seiner Symptome zurückkehrt.

3. Die meisten funktionellen Syndrome weisen sogenannte Randsymptome auf, die bei organischen Krankheiten zwar

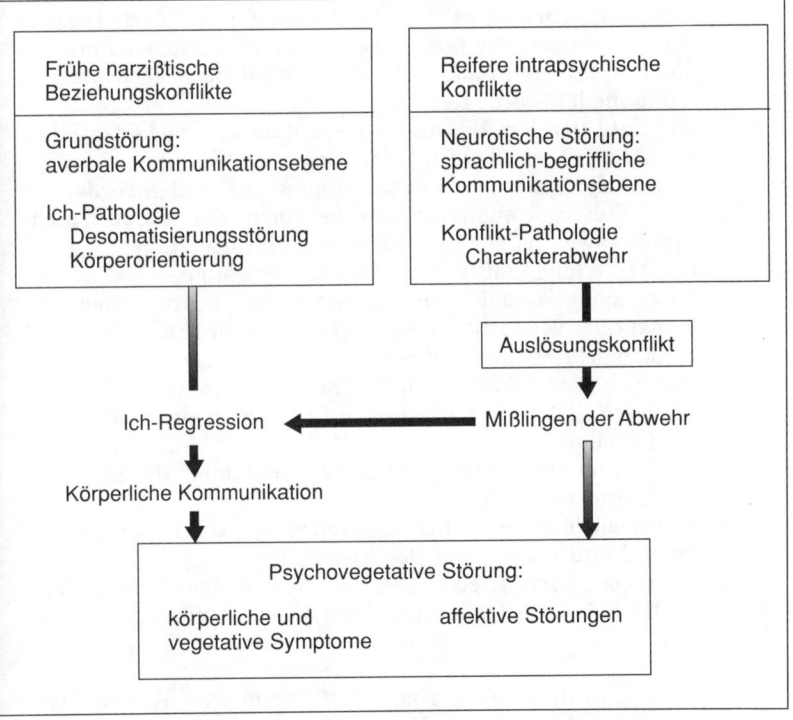

Abb. 9. Pathogenese psychovegetativer Störungen nach Ermann (1987).

Gegenüber dem oben dargestellten Modell handelt es sich hier fraglos um ein sehr *spezielles*. Siehe dazu die Ausführungen im Text.

ebenfalls, aber doch seltener gefunden werden:

a) Somatische Randsymptome:
   Globus, Paraesthesien, Atemhemmung, Herzsensationen, Aufstoßen in Salven, anfallsweises Gliederzittern;

b) Psychische Randsymptome:
   Innere Unruhe, Konzentrationsschwäche, Erschöpfbarkeit, depressive Stimmungslage, Angstzustände, Schlafstörungen.

4. Ein weiteres wichtiges Kennzeichen ist die Länge der Anamnese. Diese Patienten haben oft die dicksten Krankengeschichten („big chart") und den häufigsten Arztwechsel. Nachprüfungen der (gewichtsmäßig!) schwersten Krankendossiers fanden dann auch ein auffallendes Überwiegen funktioneller Störungen.

5. Die Zahl der Beschwerden ist ebenfalls ein wichtiger Hinweis. Je größer die Zahl der Beschwerden, um so wahrscheinlicher wird es, daß kein organisches Leiden vorliegt.

6. Viele dieser Krankheitsbilder zeichnen sich durch einen Symptomwandel aus und durch die Chronizität.

7. Die Mitteilung, daß Verwandte oder Bekannte in zeitlichem Zusammenhang mit dem Auftreten der Beschwerden erkrankt oder verstorben sind, oder daß sie an ähnlichen Symptomen gelitten haben, kann ebenfalls ein wichtiger Hinweis sein. Die Identifikation mit den Beschwerden nahestehender Personen ist bei allen psychogen Erkrankten ein relativ häufiges Ereignis.

8. Die Symptome werden nicht ausreichend durch die körperliche Erkrankung erklärt.

9. Es besteht eine auffällige Diskrepanz zwischen objektivem Befund und subjektiven Beschwerden.

10. Charakteristisch ist ebenfalls, daß diese Patienten besonders häufig Schwierigkeiten mit ihren behandelnden Ärzte haben;

   a) Diagnostisch: Zum Ausschluß organischer Krankheiten werden immer neue Untersuchungen vom Patienten induziert.

   b) Therapeutisch: Hier ist die Resignation des zu Recht überforderten Hausarztes häufig; als Konsequenz sehen wir Überweisungen an Fachärzte oder Kliniken. Sie beschwören die Gefahr herauf, daß Teilbefunde überbewertet werden.

c) Iatrogene Schäden: Durch die wiederholten Untersuchungen und durch die nicht indizierten Behandlungen wird bei dem Patienten die Überzeugung fixiert, ein organisches Leiden zu haben. Daneben sind die hohen Kosten zu erwähnen, die der Volkswirtschaft durch den deletären Kreislauf Hausarzt – Facharzt – Klinik – Hausarzt entstehen. Weiterhin besteht die iatrogene Gefahr einer Suchterzeugung dadurch, daß häufig Psychopharmaka bei Beschwerden verordnet werden, um das Gewissen des Arztes bzw. das Bedürfnis des Patienten zu beruhigen; weiterhin kann durch eine iatrogene Fehlhaltung eine Rentenneurose erzeugt werden, und schließlich können durch die gehäuften Krankenhauseinweisungen unsinnige operative Eingriffe induziert werden, die oftmals durchgeführt werden mit der Idee: ut aliquid fiat.

Dieser Verlauf gilt in ganz besonderer Weise für Patienten mit funktionellen (psychogenen) Schmerzsyndromen.

Wir sehen, die Diagnosestellung eines funktionellen Syndroms ist oft schwierig und immer verantwortungsvoll. Der Gefahr, ein beginnendes organisches Leiden zu übersehen, steht die Gefahr gegenüber, durch fortgesetzte klinische Untersuchungen einen Neurotiker auf ein organisches Leiden zu fixieren. Hinzu kommt, daß die Kosten, die diese Patienten für die Allgemeinheit bedeuten, riesig sind. H. Hoff erwähnt, daß nach Aufstellung einer großen Krankenkasse 32% aller Medikamente für vegetative Störungen verschrieben werden.

Folgendes *diagnostische Prinzip* erscheint uns bei den funktionellen – wie auch bei anderen psychogenen Symptomen – unerläßlich: Durch exakte Beachtung der Beschwerden des Patienten und gewissenhafte medizinische Abklärung muß ein Maximum an erreichbarer diagnostischer Sicherheit für Arzt und Patient geschaffen werden. *Gleichzeitig* muß mit ähnlicher Sorgfalt nach emotionalen Belastungen und psychosomatischen Problemen gesucht werden, die erst zusammen mit dem fehlenden organischen Befund die positive Diagnose des funktionellen Syndroms sichern können.

Verlauf: Funktionelle Syndrome haben, wenn sie nicht sehr flüchtig sind, eine Tendenz zur Chronifizierung. Cremerius erfaßte nach einer Beobachtungszeit von minimal 10, maximal 30 Jahren zwei gleich große Gruppen; die eine mit Syndrompersistenz und die andere mit Änderung bzw. Ablösung durch andere Krankheiten. Eine Spontanheilung trat nur in ca. 8% der Fälle ein. Cremerius unterscheidet die relativ gute Syndromprognose von der eher schlechten Gesamtprognose. Etwa 71% leiden nach 10 Jahren nicht mehr an dem ursprünglichen Syndrom oder empfinden es als gebessert. An seine Stelle können organische Krankheiten an dem vorher affizierten Organ (11%), psychosomatische Erkrankungen (7%), ein Übergang in eine psychoneurotische Erkrankung (24%) oder ein Syndromwandel (9%) eintreten. Auch Christian berichtet darüber, daß die Heilungsquote nach 10 Jahren mit nur 12% sehr gering ist. Die Lebenserwartung liegt nach Untersuchungen der deutschen Lebensversicherungen hingegen eher höher als bei Kontrollgruppen.

Arzt-Patient-Beziehung und Therapie: Die Therapie beginnt damit, daß man dem Patienten Gelegenheit gibt, seine Symptome ausführlich „darzustellen". Nicht selten erlebt man, daß ein Patient, der fast eine Stunde nur sein Symptom schildert, im zweiten Gespräch das Gefühl hat, das Wesentliche noch gar nicht gesagt zu haben.

Hier ist es erforderlich, durch die subjektiven Klagen „hindurchzusehen" und aus der Art, wie diese Beschwerden vorgebracht werden, und wie sie im Kontext des gesamten zwischenmenschlichen Verhaltens des Patienten eingeordnet sind, zu erkennen, in welcher Weise der Patient mit sich und seiner Umwelt umgeht. Wenn dies gelingt, wird sich oft herausstellen, daß die geklagten Symptome ein dem Kranken selbst verborgenes Anliegen zunächst mehr verhüllen als freigeben. Daß es möglich ist, auch in einer Allgemeinpraxis die hinter den Symptomen liegenden Konflikte aufzuzeigen, hat Balint ausführlich beschrieben. Dies geht jedoch nicht ohne Technik, nicht ohne breite Kenntnis und Erfahrungen tiefenpsychologischer Zusammenhänge, denn es ist ja nicht eine einfache Exploration, die allzuoft zur Abfragetechnik entartet, sonder ein handelnder und behandelnder Umgang mit dem Kranken. Es gilt also: vom ersten Kontakt an parallel die somatischen Befunde, die psychischen Prozesse und die soziale Situation bei jedem Patienten individuell zu klären zu versuchen.

Die Analyse der Beziehung zwischen Arzt und Patient bildet die zweite Grundlage für therapeutische Ansatzmöglichkeiten. Die Art und Weise wie der Patient mit dem Arzt umgeht, kann wichtige Hinweise auf die Art gestörter Beziehungsmuster geben, wie sie in der psychogenen Erkrankung nicht selten „wiederholt" werden. Ein entscheidendes Moment bei der Behandlung dieser Patienten ist die Mitteilung der Diagnose nach Abschluß der Untersuchung (von Uexküll). Die Art, wie diese Mitteilung erfolgt, entscheidet darüber, ob der Patient sein Mißtrauen überwindet und ein therapeutisches Bündnis mit dem Arzt eingeht oder ob er den nächsten Arzt bzw. die nächste Klinik aufsucht.

Hierzu muß man sich noch einmal klar machen, daß der Patient *zugleich fürchtet und hofft,* daß ein organischer Befund, der seine Beschwerden erklärt, entdeckt wird. Er ist also der Sache nach durch keinen Befund und keine Diagnose zu befriedigen. Findet man bei der Untersuchung etwas, dann ist er beunruhigt, findet man nichts, dann ist er enttäuscht.

Nach unserer Erfahrung steht die Enttäuschung des Patienten im Vordergrund seiner Arztkontakte: Die Mediziner sind nicht fähig, ihn *so* zu untersuchen, daß endlich der Grund seiner Beschwerden gefunden wird. Es ist ein entscheidendes Charakteristikum psychogener Störungen, daß der Patient letztlich lieber die Feststellung eines auch schwerwiegenden organischen Befundes akzeptiert als den Hinweis auf die verursachende Wirkung seelischer Probleme. Findet man nichts, so reiht man sich in die Reihe der unfähigen Ärzte ein. – Wenn es hier gelingt Erwartung, Befürchtung und Enttäuschung des Patienten anzusprechen, dann kann viel gewonnen sein.

Der Patient leidet fraglos, ihm geht es schlecht. Wenn für den Arzt der funktionell oder psychogen Kranke genauso *krank* ist, wie der organisch Betroffene, dann hat der Patient eine erste Chance, akzeptiert zu werden und sich mit seiner individuellen Krankheit auseinanderzusetzen. Spürt er hingegen, daß der Arzt ihn auch für „eigentlich nicht krank" hält, dann wiederholt sich der Zirkel.

Der *entscheidende therapeutische Zugang* liegt demnach darin, daß der Patient „als Kranker", „als Leidender" angenommen wird und nicht mit Scheindiagnosen getäuscht, Scheinbefunden beunruhigt und Scheintherapie vertröstet wird. Daß die Krankheit des Patienten andere Ursachen hat als der Patient annimmt, sollte man nach einer Vertrauensbildung des Patienten dann auch deutlich, in einer für den Patienten angemessenen Form, aussprechen. Auch wenn der Kranke sich jetzt mißverstanden fühlen sollte, kann er sich unbewußt sehr wohl angenommen fühlen – in keinem Fall jedoch erlebt er sich als getäuscht oder nicht ernst genommen.

Die größten therapeutischen Probleme bieten naturgemäß Patienten, die den Zusammenhang zwischen ihren Symptomen und emotionalen bzw. psychischen Problemen – auch bei bedachtester ärztlicher Vorgehensweise – nicht wahrnehmen können, ja, denen häufig überhaupt der Zugang zu ihrem emotionalen Erleben verschlossen zu sein scheint. Nach den Ermannschen Stu-

---

Tab. 6. Warum chronifizieren psychovegetative Störungen?

1. Die Beschwerden passen nicht in den nosologischen Katalog der modernen, technologischen Medizin. Sie haben keine, oder keine adäquate organpathologische Grundlage.
2. Die Symptome werden trotzdem in eine der gerade verfügbaren Diagnosen dieses Katalogs gepreßt.
3. Therapeutische Mißerfolge führen zur ständigen Wiederholung oder Intensivierung sowohl der somatischen Diagnostik als auch der medikamentösen oder operativen Eingriffe mit dem Effekt einer iatrogenen Krankheit oder zumindest einer weiteren Somatisierung und Chronifizierung der Beschwerden.
4. Der Zusammenhang mit psychosozialen Problemen wird weder erwogen noch überhaupt für möglich gehalten.
5. Die Kosten für die organmedizinischen Verfahren werden ungeachtet ihrer Höhe und ihrer Auswirkungen anstandslos übernommen. Psychotherapeutische Verfahren werden (für den Allgemein- oder Facharzt) nicht oder nur mit Schwierigkeiten und in zeitlich eng begrenztem Rahmen vergütet.

Aus: Thure von Uexküll: „Patientenkarrieren" (1989)

dien ist dies für Patienten mit funktionellen Syndromen noch mehr der Fall als für die Konversionsneurotiker.

Auch der von seinem Arzt nicht enttäuschte funktionell Kranke bleibt in der Praxis ein therapeutisches Problem. Festzuhalten ist, daß erstaunlich viele Patienten dieser Gruppe „zufrieden" sind, wenn sie in gewissen Abständen zum Arzt kommen dürfen und angehört werden. Läßt man ihnen jeweils eine gewisse Zeit, dann kann man diese Patienten manchmal erstaunlich stabilisieren und mit ihnen zu festen Verabredungen kommen („Herr Doktor, wann darf ich wiederkommen?"). Dekompensationen können so verhindert werden, was bei chronischen Leiden ja bereits ein Fortschritt ist. Physiotherpie (Massagen, Gymnastik) verstärkt das Zuwendungserlebnis, entspannt und schadet sicher weniger als spezifische Medikamente. Oft geht es natürlich nicht ohne Psychopharmaka. Diese sollte man aber dem Patienten als gegen seine Ängste, Unruhe, Verstimmungen usw. gerichtet erklären und sie *nicht* für Herz, Magen oder Leber verschreiben. (Auf das Problem der Abhängigkeitsverursachung sei ausdrücklich hingewiesen – Schlafmittel, Sedativa, Anxiolytika!) Dem erfahrenen Arzt, der z. B. in Balint-Gruppen gelernt hat, etwas von den emotionalen und Beziehungsproblemen des Patienten zu erfahren, gelingt es darüber hinaus auch immer wieder, solche Probleme beim Patienten „am Rande" anzusprechen.

In jedem Fall ist darauf zu achten, daß eine iatrogene Schädigung des Patienten, die meist durch Frustration des Arztes oder durch Selbstüberschätzung oder ehrgeizigen Übereifer hervorgerufen wird, vermieden wird. Der Patient muß das Gefühl haben, daß der Arzt seine Beschwerden ernst nimmt. Der Arzt muß jedoch entschieden versuchen, den Patienten vor einer diagnostischen Odyssee zu schützen. Er sollte ihm geduldig näherbringen, daß keine organische Schädigung vorliegt und sollte versuchen, mit ihm zusammen den Ausdrucksgehalt der Beschwerden zu verstehen. Selbst wenn der Patient an dieser „Aufklärung" seiner Krankheit unbewußt gar nicht interessiert ist, kann die Zuwendung des Arztes für ihn eine ausreichende „Behandlung" darstellen, um nicht zu dekompensieren. Das ist offenbar das Geheimnis von Naturheilkundigen, denen die Patienten manchmal mit eindrucksvoller Anhänglichkeit über Jahre die Treue halten, obwohl sich an dem Grundsymptom nichts ändert. Die Indikationen für eine psychotherapeutische Behandlung im eigentlichen Sinne ergeben sich aus den allgemeinen Kriterien, die dieser Therapieform zugrunde gelegt werden (s. Kap. 5).

4.2.1. Das psychogene Schmerzsyndrom

Dieses Syndrom wird zunehmend in der Literatur als ein eigenständiges Krankheitsbild diskutiert. Die Bezeichnungen sind noch uneinheitlich. Funktionelles Schmerzsyndrom, Syndrom des unbehandelbaren Schmerzes (Groen), Pain-Prone Patient (Engel), Intractable Pain und weitere Namen sind im Gebrauch. Im DSM-III-R wird von der *somatoformen Schmerzstörung* gesprochen.

Auf die mögliche Psychogenese von Schmerzen wurde bereits im Kapitel über die hysterische Konversionsneurose hingewiesen. Tatsächlich stellen konversionsneurotische Schmerzzustände eine große Fraktion der psychogenen Schmerzen überhaupt dar. Häufigkeit und Bedeutung dieser Phänomene reichen aber weiter als die oben dargestellten hysterischen Mechanismen. Es sieht so aus, als ob Schmerzsyndrome ohne eine organisch faßbare Ursache eher zunehmen.

Der Schmerz ist eine in weiten Bereichen noch immer ungeklärte Erscheinung, die wie kaum ein zweites Phänomen von psychischen und somatischen Faktoren in gleicher Weise unterhalten wird. Jeder kennt die Tatsache, daß durch Abzug der Aufmerksamkeit („Ablenkung") Schmerzen verschwinden können. Befürchtungen und Ängste verstärken den Schmerz. Schwerstverletzte bei vollem Bewußtsein zeigen oft erstaunlich wenig Schmerzen. Im letzten Weltkrieg fiel bereits auf, daß Schwerverletzte, die Aussicht hatten, aus einem Brückenkopf ausgeflogen zu werden, sehr viel weniger Opiate brauchten als die Gruppe der Leichtverletzten, wo diese Aussicht nicht bestand. Schmerzen haben aber auch etwas mit einer sozialen Lerngeschichte zu tun. Es gibt Familien, in denen der Schmerz einfach kein Thema ist, und andere, in denen jedes Mitglied darauf besteht, mehr Schmerzen zu haben als das andere. (Die Migränetradition in Familien, die meist kritiklos als Beweis für die erbliche Belastung angesehen wird, gewinnt so noch einmal andere Interpretationsmöglichkeiten.) Schimpansen, deren Arme während ihrer Entwicklung in Papphülsen steckten, hatten nach Befreiung davon eine deutlich herabgesetzte Schmerzempfindlichkeit, verletzten sich stärker usw. Neurophysiologisch wird man hier von einem fehlenden Synapsentraining sprechen, aber eine einheitliche Schmerztheorie, die psychische und somatische Phänomene gleich erfaßte, fehlt bis heute, auch wenn erste Modelle inzwischen vorliegen (Melzack).

Diese Zwischenstellung des Schmerzes zwischen den körperlichen und seelischen Phänomenen ließ bereits 1933 den Psychoanalytiker E. Weiss die Vermutung äußern, daß die Patienten mit psychogenen Schmerzen seelische Probleme offensichtlich in der Form körperlicher Schmerzen erlebten. Solche Patienten verwechseln gewissermaßen „Seelenschmerz" mit „Körperschmerz". Diese These von Weiss ist wenig beachtet geblieben, obwohl sie uns von besonderer Modernität scheint. Der holländische Psychosomatiker Groen sprach einmal davon, daß diese Patienten gleichsam *Schmerz, Pein* und *Leid* verwechselten. Wir kennen dies aus unserer eigenen Kindheit: Das subjektive Erlebnis „Bauchweh" kann gleichermaßen eine Appendizitis, eine Magenüberfüllung, ein schlechtes Gewissen oder Angst vor einer Klassenarbeit bedeuten.

G. Engel, dessen Studie über die Psychosomatik des Schmerzes aus dem Jahre 1959 die meisten späteren Untersuchungen an Klarheit und Stringenz übertrifft, meint, daß Schmerz per se immer zu affektiven Einbindungen des Menschen führe. Schmerz ist niemals neutral. Engel geht von folgenden Gesichtspunkten aus.

1. Schmerz schützt den Körper vor Verletzungen. Er trägt entscheidend bei zur Entstehung des Körperbildes und zur Erfahrung der Umwelt. Jeder Körper hat ein eigenes „Schmerzgedächtnis".
2. Schmerz hat eine sehr enge Beziehung zur Entstehung sozialer Beziehungen überhaupt: Schmerz führt zum Weinen, das Weinen ruft die Mutter, die Mutter tröstet und nimmt so den Schmerz. Für manchen Erwachsenen ist gewissermaßen die Hoffnung auf Tröstung den chronischen Schmerz wert.
3. Schmerz und Strafe werden ebenfalls in der frühen Entwick-

lung verbunden. Schmerz wird zum Signal, daß man „böse" ist, wird so zum Zeichen für Schuld und kann in der Form der Sühne die Voraussetzung zur Entlastung von Schuld werden. Auch dieser Mechanismus scheint bei vielen Schmerzpatienten von großer Wichtigkeit zu sein.

4. Schmerz hat auch eine frühe Beziehung zur Aggression und Macht. Der Schmerz der anderen befriedigt unsere Aggression. In der Wendung des Schmerzes gegen das eigene Selbst des Patienten wird viel Aggression befriedigt, nur ist er selbst jetzt das Opfer.

5. Damit hängt eng zusammen die Verbindung zwischen Schmerz und realem oder befürchtetem Verlust einer geliebten Person. Verluste schmerzen den Menschen, der Schmerz kann aber wiederum auch die Qual des Verlustes lindern. Der Patient leidet sozusagen mehr unter dem Schmerz als unter dem Verlust. In der Umgangssprache wird dieser Zusammenhang als „schmerzhafter Verlust" beschrieben.

6. Schmerz kann eine Beziehung zu sexueller Erregung haben. Die Kombination mit Schmerz kann zu einer Verstärkung der Erregung führen. Die entsprechenden sexuellen Empfindungen werden als sadistische und masochistische beschrieben (siehe Kap. 4.2.3.).

Obwohl das Bild des psychogenen Schmerzsyndroms *keineswegs einheitlich* ist und obwohl die Genese mit Sicherheit genauso uneinheitlich ist, tauchen in den Beschreibungen der Patienten in den meisten Untersuchungen immer wiederkehrende Züge auf. Häufig handelt es sich um eher arbeitsame und leistungsbetonte Menschen, die bis zu einem bestimmten Ereignis, wie etwa einem Bagatellunfall, wenig oder überhaupt nicht krank waren. Hierin gleichen sie zwanghaften oder depressiven Persönlichkeiten. Mit dem Ausbruch der Schmerzen beginnt eine charakteristische Odyssee von Arzt zu Arzt, von Klinik zu Klinik mit immer wieder unbefriedigenden Behandlungserfolgen, die nur allzu oft in die Arbeitsunfähigkeit mündet. Die Wünsche an die Ärzte sind immer gleich: Es soll etwas „Eingreifendes" geschehen, die Schmerzen seien nicht mehr zum Aushalten, für das Ziel der Schmerzfreiheit sei man bereit, alles zu erdulden. *Die Patienten bevorzugen in auffallender Weise „harte" und „eingreifende" Therapiemaßnahmen.* Sie sind zu jeder Massage, Streckung, Aufhängung, zu jedem operativen Eingriff bereit, und die meisten von ihnen werden trotz höchst fragwürdiger Befunde mehrfach operiert, so daß am Ende wahrscheinlich schon die Operationsfolgen genügen, um das Schmerzsyndrom zu unterhalten. Die Patienten sprechen gern und ausführlich über ihre Schmerzen, sind aber eher unwillig, eine psychische Genese überhaupt in Erwägung zu ziehen. „Die Lebensprobleme sollen mit Hilfe der Chirurgie gelöst werden" (Blumer u. Heilbronn). Trotz einer primär großen Gesprächsbereitschaft ist es ausgesprochen schwer, mit den Patienten über mögliche nichtorganische Ursachen ins Gespräch zu kommen (vgl. Abb. 10).

Psychodynamik und Psychogenese: Das autoaggressive Moment, das dieser Erkrankung innewohnt, hat bei vielen Autoren die Tendenz verstärkt, die psychogenen Schmerzsyndrome in ihrer Mehrheit als *Depressionsäquivalente,* als sogenannte larvierte Depressionen aufzufassen. Für ein Reihe dieser Patienten ist dieses Verständnis fraglos berechtigt. Engel meint, daß bewußte und unbewußte Schuldgefühle eigentlich niemals fehlten. Bei manchen Patienten spürt man geradezu in der Interaktion den Selbstbestrafungsaspekt der Erkrankung. Die große Gruppe der Konversionsneurotiker wird unseres Erachtens jedoch von den meisten Autoren in ihrer Bedeutung eher unterschätzt. Bei einigen Patienten liegen auch Psychosen mit verändertem Körpererleben (sogenannte coenästhetische Schizophrenien, monosymptomatische Wahnbildungen) vor.

Die eigentliche *Psychogenese* wird man unterschiedlich konzipieren müssen. Wohl die größte Gruppe der Erkrankten folgt nach unseren eigenen Untersuchungen dem Modell der Umsetzung von Affekten in vegetative Spannungen („Affektäquivalente; s.o. allgemeines Modell funktioneller Störungen, Kap. 4.2.). Eine deutlich kleinere Gruppe ist am besten über den Konversionsmechanismus beschreibbar („körpersprachliche Symbolisierung", s. Kap. 4.1). Bei einer weiteren Untergruppe von Patienten stellt das Schmerzsymptom eine „Ersatzbildung" dar, was vor allem der Selbstwertstabilisierung durch die Krankheit dient („psychoprothetische Funktion"; narzißtischer Mechanismus). Mit allen drei genannten Konzepten überschneidet sich die Annahme von Lernvorgängen in der Genese und Chronifizierung der Beschwerden (Hoffmann u. Egle 1989a).

Diagnostische Probleme: Die Patienten suchen wegen ihrer Schmerzen, wie schon erwähnt, niemals einen Psychiater oder Psychotherapeuten auf, sondern wenden sich natürlich immer an den Organmediziner, den sie für zuständig halten. Der sorgfältige diagnostische Ausschluß von organischen Ursachen läßt dann meist schon den Verdacht auf eine psychogene Ursache aufkommen. In der Schilderung der Beschwerden können sich aber auch bereits vorher Verdachtsmomente ergeben: Je einfacher, ökonomischer und unkomplizierter eine Schmerzbeschreibung ist, je mehr sie in Übereinstimmung mit anatomischen Daten steht, desto wahrscheinlicher ist ihre organische (periphere) Genese. Je bildhafter, plastischer und insgesamt vager sie dargestellt wird, je mehr sie sich von den Gegebenheiten der Anatomie entfernt, desto eher weist sie auf eine psychische (zentrale) Genese hin (Engel). Allgemein fällt auf, daß *problematische Lebensumstände, die mit dem Schmerz nicht direkt in einem Zusammenhang stehen, generell geleugnet werden* (Pilowski u. Basset). Der Schmerzpatient fühlt sich vom Arzt so lange verstanden, wie sich dieser direkt dem Phänomen Schmerz zuwendet. Das Interesse für das allgemeine Leben des Patienten, für seine Entwicklung und seine Beziehungen wird von vielen erst einmal so aufgefaßt, als ob ihre Krankheit in Frage gestellt würde. Diese Tendenz steht neben der allgemeinen Tendenz, gern und ausgiebig über die Schmerzen zu reden.

Auch wenn der Ausschluß der organischen Störung von großer Wichtigkeit ist, braucht die Diagnose des psychogenen Schmerzsyndroms keineswegs nur per exclusionem gestellt zu werden. Der Wert einer ausführlichen biographischen Anamnese, der Versuch des Arztes, sehr genau zu verstehen, in welchen psychosozialen Bedingungen der Patient zu Beginn der Erkrankung oder der Verschlechterung stand, wie er lebte, wen er verlor, was ihn „verletzte" – der Wert dieses „Nachvollziehens" kann gar nicht hoch genug veranschlagt werden, auch wenn es sehr zeitaufwendig ist. Nur zu oft ist dann rasch von Situationen die Rede, die den Patienten psychisch massiv traumatisierten und die in einem unübersehbaren zeitlichen Zusammenhang zur Schmerzsymptomatik stehen. Man sollte sich auch dann nicht enttäuscht fühlen, wenn der Patient im nächsten Gespräch gleichsam das Gesagte wegwischt und versichert, das alles sei

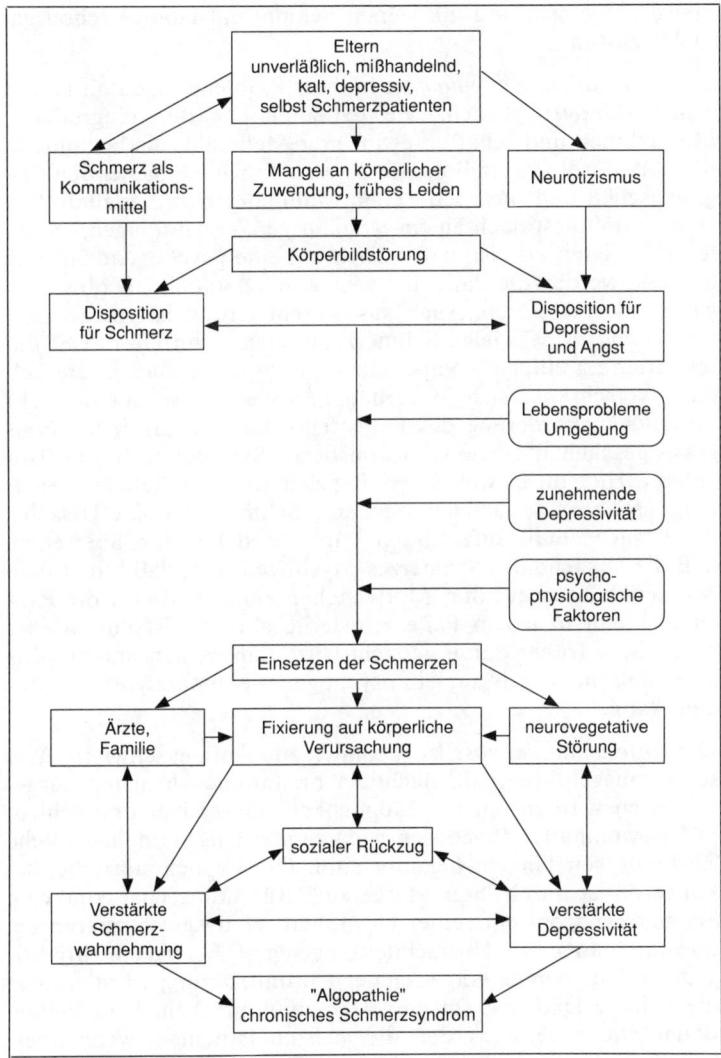

Abb. 10. Entwicklungsprozeß zum chronischen Schmerzpatienten (modifiziert nach A. Violon 1982).

längst vergessen, und mit seinen Schmerzen habe es schon gar nichts zu tun.

Die *Arzt-Patient-Beziehung* ist in ihrer Problematik damit bereits schon skizziert worden. Die Patienten erwarten eingreifende Maßnahmen und schaffen es in ihrer Mehrzahl, die behandelnden Ärzte trotz vager Befunde zu erstaunlich weitgehenden diagnostischen und therapeutischen Maßnahmen zu verleiten. Obwohl, zumindest nach einem langjährigen Verlauf, eigentlich allen Beteiligten klar ist, daß es sich um eine psychogene Störung handelt, werden die Patienten weiter so behandelt, als ob sie organisch krank wären. Auch aus diesem Grund ist ein *Medikamentenabusus* bei vielen Schmerzpatienten anzutreffen. Der unreflektierte ärztliche Kompetenzanspruch („Ich muß jedem helfen") verschränkt sich in verhängnisvoller Weise mit der sehr dringlichen Forderung des Patienten („Es muß um jeden Preis etwas geschehen"). Die konformistische Symptomwahl des Patienten („Hier tut es weh") verleitet den Arzt, im Rahmen seiner diagnostischen Modelle zu denken („Schmerz hat eine Ursache, die Ursache muß aufzufinden sein"), und läßt ihn übersehen, daß die Ursache des Schmerzes psychogen sein, daß hinter dem Schmerz ein unbewußtes Motiv stehen kann. Hilfe für die Patienten bleibt in jedem Falle schwierig, aber sie ist um so eher möglich, je früher daran gedacht wird, daß es sich um eine Erkrankung sui generis, um ein psychogenes Schmerzsyndrom handeln kann.

Die *Differentialdiagnose* ist besonders am Anfang schwierig. Wie schon ausgeführt, muß, nachdem organische Ursachen ausgeschlossen wurden, an die Möglichkeit depressiver und schizophren-wahnhafter Psychosen gedacht werden, bei denen solche Zustände seit langem bekannt sind. Die hypochondrische Beschwerde ist durch ihren stärkeren Befürchtungscharakter vom Schmerzsyndrom mit seiner Gewißheit relativ gut abzugrenzen, obwohl es auch hier Überschneidungen gibt. Bei nach mehrjährigem Verlauf bereits eingetretener Chronifizierung ist allerdings die richtige Diagnose für den Fachmann auf Anhieb zu stellen. Bedauerlicherweise werden die meisten Patienten, wenn überhaupt, erst dann an den Psychosomatiker verwiesen, was die ohnehin ungünstige Prognose noch weiter verschlechtert. (Auf die 2 Kasuistiken konversionsneurotischer Schmerzpatienten im Ab-

schnitt über die hysterische Neurose, Kap. 4.1., sei besonders verwiesen.)

4.2.2. Der psychogene Schwindel

Der Schwindel ist ein weitverbreitetes und nosologisch unspezifisches Symptom. Im Patientengut der Deutschen Klinik für Diagnostik fanden sich bei über 16 000 Patienten 19%, die Schwindelzustände angaben (Maass). Diese Rate entspricht der Einschätzung anderer Autoren und dürfte für die Patienten im Bereich der Psychosomatischen Medizin eher noch höher liegen.
Dennoch ist aus psychosomatischer Sicht wenig über den
Schwindel gearbeitet worden. Das Übersichtsreferat von Modestin (1983), an dem auch wir uns orientieren, bildet hier eher eine
Ausnahme.

Die lateinische und die deutsche Bezeichnung spiegeln die beiden Pole, zwischen denen die *variierende Symptomatik* erlebt
wird: Vertigo, die lateinische Bezeichnung, leitet sich ab von ver-
tere, drehen, während sich das deutsche Wort Schwindel aus
dem Althochdeutschen von der körperlichen Schwäche bzw.
dem Schwinden der Kräfte und der Sinne herleiten läßt. Gerade
das ist das Bedeutsame am Wort Schwindel, daß es nicht nur den
physischen und auch nicht nur den psychischen, sondern auch
den moralischen Verlust des Gleichgewichts auszudrücken vermag. Bei der Behandlung von Patienten mit Schwindelanfällen
hat uns eher überrascht, wie sehr offenbar die Konnotation des
Schwindels mit dem Schwindeln im Sinne des Lügens oder des
Betrügens für unseren Kulturkreis assoziativ verknüpft ist.

Der Schwindel ist ein Phänomen, das im Gegensatz etwa zur
Angst oder Depression niemals ein rein psychisches sein kann,
sondern wesenhaft immer eine körperliche Dimension mit einbezieht und erleben läßt. Nach P. Schilder ist dies auch nicht anders möglich. Wahrnehmungen, welche durch den vestibulären
Apparat vermittelt werden, bilden nämlich den Hintergrund jeglicher Erfahrung. Unsere Existenz ist nur in den Dimensionen
des Raumes und der Zeit denkbar, und es ist deshalb klar, daß
jegliche vestibuläre Funktionsstörung auch Auswirkungen in der

psychischen Sphäre des Betroffenen zeitigen muß, sowie auch umgekehrt der Schwindel, d. h. eine Dysfunktion des vestibulären Apparates, in jeder Neurose zu erwarten ist. Auch wenn diese letzte Feststellung von Schilder vielleicht etwas übertrieben erscheint, so kann man ihm in seinen Ausführungen nur zustimmen. In einem merkwürdigen Gegensatz dazu steht die organisch orientierte Forschung über den Schwindel, die auch bis in die neueste Zeit in den Übersichtsreferaten und Zusammenfassungen die psychologische Komponente allenfalls am Rande erwähnt.

Psychogenese und Psychodynamik: Den psychogenen Schwindel können wir in zwei große Klassen einteilen. Auf der einen Seite steht der Schwindel als *Symptom sui generis,* der oft monosymptomatisch bleibt, und auf der anderen Seite der Schwindel im Rahmen eines *Symptomenkomplexes,* der immer von anderen Erscheinungen begleitet ist und mit ihnen oft eine charakteristische Verbindung eingeht.

Der *Schwindel als Konversionssymptom* ist die wohl häufigste Form des psychogen verursachten Schwindels, wenn er als Leitsymptom oder monosymptomatisch auftritt. Im Konversionssymptom wird auf eine unbewußte Weise etwas symbolisiert, was dynamisch zu einer emotionalen Entlastung führt. Hinter dem Konversionssymptom Schwindel stünde im psychodynamisch-psychoanalytischen Verständnis eine umschriebene unbewußte Phantasie, die dargestellt wird. Das Symptom hat damit einen beschreibbaren sinnbildlichen Ausdrucksgehalt. Überraschend häufig steht das Schwindelsymptom für eine *existentielle Verunsicherung.* Das ist fraglos die psychologische Basis des Höhenschwindels: Der Verlust der optischen Absicherung, „der verlorene Boden" ist hier der Auslöser, der auf physiologischer Basis den Patienten gewissermaßen an seine verlorene emotionale Basis erinnert. Dieses Prinzip gilt natürlich noch mehr für den „Verlust des Bodens" im rein psychologischen Sinne. Die Patienten sind in emotionale Krisen geraten (z. B. Abhängigkeiten, Ambivalenzen, Gewissenskrisen) und entlasten den emotionalen Konflikt unbewußt durch die Symptombildung des Schwindels. Wiederholt beobachteten wir Patienten, bei denen die Verunsicherung hauptsächlich auf massive wirtschaftliche Schwierigkeiten, in die sie geraten waren, zurückzuführen war. In einem Falle kam eine sehr labile Partnerschaft hinzu, die dann auch bald zerbrach. Aber die Überdeterminierung des Symptoms, seine Bestimmung aus einer Vielfalt bewußter und unbewußter Motive, wird gerade in diesem Falle deutlich. Dieser Mann war ein ziemlich hazardierender Unternehmer. In dem kurzen Behandlungsversuch, der unternommen wurde, entstand der Eindruck, daß vieles was er tat, vom Betrügerischen nicht sehr weit ablag. Das „Beschwindeln" spielte auch in seinem Umgang mit Ärzten eine Rolle. So hat er z. B. einen Teil seiner Rechnungen nie bezahlt, auch wenn er dem Therapeuten augenzwinkernd angedeutet hatte, daß er im Falle eines Konkurses noch genügend beiseite schaffen würde, um angemessen leben zu können. Bei anderen Patienten spielten passive und regressive Lebensbedürfnisse eine ausgeprägte Rolle. Der Schwindel ermöglichte ihnen ihre Ansprüche sowohl zu symbolisieren als auch auszuleben. Der primäre und der sekundäre Krankheitsgewinn lagen hier dicht beisammen.

In einem gewissen Sinne von der Konversionsdynamik abgrenzbar ist das Verständnis des Schwindels als *Abwehr eines quälenden Affektes*. Hier erfolgt die Entlastung für den Patienten dadurch, daß er vor allem starke Angst oder Schuldgefühle gewissermaßen durch das Gefühl des Schwindels *ersetzt*. Die Entlastung besteht darin, daß ein unerträglicher Affekt, der dazu auch noch beschämend ist, durch das quasi neurologische Symptom substituiert wird. Solche Patienten klagen dann nur über den Schwindel, „alles ist verwirrt", aber sie spüren vom eigentlich zugrundeliegenden Affekt nichts mehr. Der im Kapitel „Symptombildung" (1.6.) abschließend geschilderte Fall zeigte im Rahmen seiner Depersonalisationserscheinungen auch einen ausgeprägten Schwindel. Der quälende Affekt war hier zeitweise (wenn auch unvollständig) durch den hartnäckigen Schwindel ersetzt worden. Gleichzeitig lag die Symbolisation im geschilderten Fall auch im „verdrehten Kopf", den der andere Mann bewirkt hatte. Dieser Ersatz der Angst durch den Schwindel und die Entlastung des Ichs durch diesen Ablauf ist durch experimentelle Untersuchungen (Magnusson u. Mitarb.) gut belegt worden.

Das Auftreten des psychogenen Schwindels im *Rahmen eines Symptomenkomplexes* ist das quantitativ sicher häufigere und hinsichtlich der Volksgesundheit relevantere Symptom. Die Genese dieser Störung ist, wie bereits die komplexe Symptomstruktur erwarten läßt, diffuser und nicht so zirkumskript wie bei den Konversionsymptomen. So bestehen beim psychovegetativen Syndrom, in dem der Schwindel eine besondere Bedeutung hat, enge Beziehungen zur emotionalen Labilität, die sich testpsychologisch als erhöhter Neurotizismus messen läßt. Hinzu kommen Einflüsse der infantilen Sozialisation, die sowohl familienspezifisch (krankheitszentrierte Kommunikation) als auch schichtspezifisch (Überwiegen entsprechender Syndrome in unteren Sozialschichten) bestimmt zu sein scheinen. Schließlich kommen für den Symptombeginn diffuse Überlastungs- und Belastungssituationen in Ehe, Familie und Arbeitsplatz als Symptomauslöser hinzu. Der Ausdrucksgehalt des Schwindels in einem solchen Zusammenhang ist dann naturgemäß weniger präzise und am ehesten als ein *allgemeines Erschöpfungs- und Überforderungssyndrom* zu sehen.

Konkreter ist die Genese des Schwindels im Zusammenhang der *Angstneurose* und der *Agoraphobie* geklärt. Hier begegnen wir dem Symptom überwiegend als vegetatives Korrelat des Angstereignisses. War bei der Abwehr eines quälenden Affektes die Formel möglich gewesen, daß der Schwindel an die Stelle der Angst trete, so läßt er sich hier überwiegend als ihre Folge erfassen. In seiner Erstbeschreibung der Angstneurose im Jahre 1895 schrieb Freud bereits, daß der Schwindel „eine hervorragende Stellung in der Symptomengruppe der Angstneurose" einnehme. Bei der bekanntesten abgrenzbaren Unterform der Angstneurose, dem als Herzneurose (s. Kap. 2.1.3) bezeichneten Krankheitsbild, wird deutlich, welche Bedeutung Schwindelzustände in diesem Zusammenhang haben.

Schließlich finden wir eine zahlenmäßig nennenswerte Anzahl von Schwindelerscheinungen bei dem von uns im Klinikjargon sogenannten *„regressiven Syndrom"*. Damit sind Zustände wie Rentenbegehren, Erschöpfungszustände, depressive Rückzüge, neurasthenische Erscheinungen und weitere gemeint. Der gemeinsame dynamische Nenner ist, daß die Patienten sich überfordert fühlen und seltener unbewußt, meist sogar ziemlich bewußt, einen eindeutigen Rückzug aus der Welt der Arbeit, Verantwortung und Anforderung erstreben. Dabei erleben sie das

Symptom des Schwindels subjektiv nicht selten als die stimmigste Begründung für ihren Wunsch: „Ich würde ja so gerne noch weiterarbeiten, aber ich kann ja einfach nicht mehr. Wie soll ich denn arbeiten, wenn ich dauernd umzukippen drohe!?". Uns liegt daran, zu betonen, daß auch im Zusammenhang eines offensichtlichen Rentenbegehrens dem Symptom Krankheitswert zukommt, denn der Patient leidet sicher darunter. Daß er das Symptom unbewußt erhält und im Rahmen seiner neurotischen Dynamik „braucht" kann man ihm schlecht zum Vorwurf machen.

Schließlich ist noch auf eine *somatopsychische Wechselwirkung* hinzuweisen, der wir auch bei den Schwindelphänomenen begegnen. Etwa nach langdauernden Verläufen der Menièreschen Erkrankung scheinen eindeutig psychogen ausgelöste Anfälle aufzutreten, wie dies in gleicher Weise von den zerebralen Anfallsleiden bekannt ist. Hier spielen natürlich soziale Prozesse eine entscheidende Rolle. Der Kranke lernt, daß sein Leiden ihm hilft, sich in bestimmten Situationen zu entziehen und andere sekundäre Vorteile zu erhalten. Fast immer sind Spannungs- und Belastungssituationen als Auslöser solcher sekundär psychosomatischen Anfälle erfaßbar. Bei den psychogenen Anteilen der Menièreschen Krankheit verhält es sich im Prinzip nicht anders.

Schwindelzustände können auch im Rahmen erheblicher Persönlichkeitsstörungen, vor allem bei Psychosen und bei Borderline-Patienten auftreten. Wegen der zentralen Betroffenheit der Ich-Struktur (Ich-Leistungen, Selbstgefühl) sind Schwindelphänomene hier regelmäßig zu erwarten. Die oben erwähnte Störung des Körperbildes, die Schilder bei allen Patienten mit weitergehenden Ich-Störungen voraussetzte, findet sich naturgemäß gerade hier regelmäßig. Die Körperbildstörung ist wohl in gleicher Weise Basis und Folge des chronischen psychogenen Schwindels.

Wir wollten hier am Beispiel des psychogenen Schwindels noch einmal exemplarisch verdeutlichen, daß unter dem Gesichtspunkt von Psychogenese und Psychodynamik sich das so ubiquitäre Symptom des Schwindels in eine Reihe pathogenetisch abgrenzbarer Unterformen aufgliedern läßt. Besonders deutlich

Tab. 7. Psychogene Schwindelformen
– Pathogenetische Übersicht –

A. Schwindel als Symptom sui generis
(oft monosymptomatisch)
1. Konversionsneurotische Genese
   („Ausdrucksgehalt", „Sinnhaftigkeit", „Symbolisierung" im Symptom)
2. Abwehr eines quälenden Affektes
   (meist von Angst, Schuld, Trauer; „Schwindel *anstelle* von Angst";
   Affektäquivalent)

B. Schwindel im Rahmen eines Symptomenkomplexes
1. Psychovegetatives bzw. funktionelles Syndrom sui generis
   (Schwindel neben anderen psychovegetativen Dysfunktionen)
2. Angstneurose, Agoraphobie und weitere Formen
   („Schwindel als *Folge* von Angst"; Affektkorrelat)
3. „Regressives Syndrom"
   (Erschöpfungszustände, Rentenbegehren, Neurasthenie,
   depressiver Rückzug)
4. Erlebnishafte Wahrnehmung der „Brüchigkeit des Ichs"
   (Borderline-Zustände, Psychosen)

C. Schwindel im Rahmen einer somatopsychischen Wechselwirkung
(zur Automatisierung neigend)

werden an diesem Beispiel auch die im Detail schwierigen Abgrenzungsmöglichkeiten von Konversionssymptom und funktionellem Symptom. Dies verdeutlicht noch einmal die nachstehende pathogenetische Übersicht.

4.2.3. Sexuelle Funktionsstörungen und Deviationen

Bei der Darstellung der hysterischen Konversionsneurose war bereits auf das Vorkommen von sexuellen Funktionsstörungen, dort vorzugsweise im Sinne der Einschränkung der sexuellen Erlebnisfähigkeit, gesprochen worden. Die Störanfälligkeit der menschlichen Sexualität reicht jedoch weiter als die Störungen im Rahmen der Konversionsneurose. Wenn es zutrifft, daß psychovegetative Störungen generell bei Neurosen häufiger sind (ein bekanntes Beispiel sind hier die Schlafstörungen), dann wird man auch im Bereich der sexuellen Funktionen, die ja auf umschriebenen vegetativen Abläufen basieren, vermehrt Störungen erwarten. Tatsächlich haben sehr viele Patienten (nach unseren Schätzungen fast die Hälfte der Patienten, die einen Psychotherapeuten oder eine Beratungsstelle wegen seelischer Probleme aufsuchen) auch sexuelle Probleme. Freud, der die Neurosen in der ursprünglichen Form seiner Theorie als Folgen von Problemen der psychosexuellen Entwicklung auffaßte, erweist sich hier als unverändert aktuell. Die Mehrzahl der Patienten klagt über Funktionsstörungen im Sinne der Einschränkung des Genußerlebens. Die völlige sexuelle Unerregbarkeit, bei der auch das sexuelle Interesse fehlt, wird als *Frigidität* bezeichnet. Demgegenüber ist bei der *Anorgasmie* ein sexuelles Interesse erhalten, jedoch kommt es beim Verkehr nicht zu einem Befriedigungserlebnis. Schmerzen beim Geschlechtsverkehr werden als *Dyspareunie* (vorzugsweise bei Frauen) bezeichnet. Schon in dieser Aufzählung zeigt sich, daß die sexuellen Einschränkungen ein weites Spektrum darstellen, das von einer psychogenen Unlust oder Abneigung gegen den Sexualverkehr einerseits, über einen Verkehr mit teilweisen Befriedigungserlebnissen, der aber von Schmerzen und Ängsten gestört wird, bis hin zu leichteren Einschränkungen reicht. Die Erfahrung vieler berufstätiger Menschen, insbesondere von Frauen zeigt, daß unter starker Belastung (z. B. Beruf und Haushalt!) oft ein reduziertes sexuelles Interesse besteht, das bei äußerer Entlastung (etwa im Urlaub) sofort wieder da ist. Zu einer befriedigenden Sexualität ist beim Menschen offensichtlich ein bestimmtes Maß innerer und äußerer Entspanntheit erforderlich. Eine Verkrampfung bei Frauen – meist mit großen Erwartungsängsten gekoppelt –, die den Verkehr unmöglich macht, bezeichnet man als *Vaginismus*. Die männliche Sexualstörung wird als *Impotenz* bezeichnet, wobei man eine Impotenz zum Verkehr überhaupt (Impotentia coeundi, erektive Impotenz), eine Zeugungsimpotenz (Impotentia generandi) und eine Befriedigungsimpotenz (Impotentia satisfactionis) unterscheidet. Eine häufige Sexualstörung bei Männern ist der vorzeitige Samenerguß, die sogenannte *Ejaculatio praecox*. Alle diese Formen können psychogener Natur sein und insbesondere die Unfähigkeit, bei der Sexualität eine Befriedigung zu empfinden, trotz intakter erektiver Potenz, dürfte sehr viel häufiger sein als gewöhnlich angenommen wird. Einschränkungen des Selbstwertgefühls verleiten solche Männer oft, die mangelnde Qualität der Befriedigung durch eine renommierende Quantität auszugleichen. Diesen Vorgang kann man als Reaktionsbildung oder Überkompensation auffassen.

Überkompensation wird wohl in den meisten Fällen die Ursache der psychogenen *Hypersexualität* oder *Erotomanie* darstellen. Durch das Erlebnis gesteigerter Triebhaftigkeit und ständig neuer „Erfolge" wird versucht, Selbstzweifel, Depressionen oder andere Probleme abzuwehren und zu einem ausgeglichenen Selbstgefühl zu kommen. Bei Frauen nennt man diese Erscheinung *Nymphomanie,* bei Männern *Don-Juanismus.* Manche Menschen können ihren Gefühlshaushalt durch erotomane Aktivität in erstaunlichem Maße equilibrieren. Die Krise kommt meist mit fortschreitendem Alter. Wahrscheinlich nehmen depressive Verstimmungen dann zu. Ein eindrucksvolles Beispiel ist die verbittert-morose Verstimmung des alternden Casanova, von der seine Zeitgenossen berichten und die aus den letzten Bänden seiner Autobiographie spricht. Sexualität als „Selbstwert-Tonikum" ist auf die Dauer offensichtlich so unbefriedigend wie alle Reaktionsbildungen.

Hinter der *Psychogenese* oder der psychischen Mitverursachung der sexuellen Funktionseinschränkungen können die verschiedensten Konfliktkonstellationen stehen, die jeweils für den Einzelfall verstanden werden müssen. Bei den hysterischen Funktionsstörungen beruht die Hemmung der Befriedigung oft auf der unbewußten Gleichsetzung von Mann = Vater und Frau = Mutter. Da für den männlichen oder weiblichen Hysteriker somit beim anderen Geschlecht unbewußt automatisch das Inzesttabu mit seinen Drohungen und Ängsten auftaucht, ist leicht nachvollziehbar, daß die sexuelle Erlebnisfähigkeit leiden muß. Eine strenge Gewissensbildung kann sich natürlich auch gegen den sexuellen Genuß richten und so das Befriedigungserlebnis beeinträchtigen. Von großer Wichtigkeit sind Konflikte, die direkt mit dem Selbstwertgefühl (narzißtische Konflikte) zu tun haben. Hier kann ein weitgestreutes Spektrum von Hemmungen auftreten, das von dem Gefühl, minderwertig zu sein und sich dem anderen nicht zumuten zu können, bis hin zu einer generellen Unfähigkeit, sich emotional auf einen anderen einzulassen, sich ihm hinzugeben – in des Wortes alter Bedeutung –, reicht. Eine gewisse Wahrscheinlichkeit spricht dafür, daß zwar die sexuelle Li-

beralität heutzutage sich sehr durchgesetzt, daß aber die Hingabe-
und emotionale Bindungsfähigkeit abgenommen hat. Folge davon
ist ein Auseinanderfallen von Trieb und Zärtlichkeit, während gerade die Verbindung dieser beiden Aspekte die menschliche Sexualität von den allgemeinbiologischen Vorgängen abhebt. Daß eine
Störung der Geschlechtsidentität als Frau oder als Mann natürlich
Auswirkungen auf das sexuelle Erleben haben wird, ist leicht
nachvollziehbar.

Als *sexuelle Deviationen* oder *Perversionen* werden nennenswerte
Abweichungen von der heterosexuellen Partnerwahl bezeichnet.
Epidemiologisch überwiegen sie stark auf seiten der Männer; bis
auf die einfache Homosexualität sind Perversionen bei Frauen
sehr selten. Die häufigste sexuelle Verhaltensdeviation ist die
Homosexualität, also die überwiegende erotische Anziehung zwischen Personen des gleichen Geschlechts mit oder ohne manife-
sten sexuellen Handlungen. Bei der *Pädophilie* gilt das sexuelle
Interesse der Erwachsenen Kindern des gleichen oder des anderen Geschlechts. Die Übergänge zur Homosexualität mit Jugendlichen sind hier fließend. Das sexuelle Interesse an und der Sexualverkehr mit Tieren wird als *Sodomie* bezeichnet. Im Gegensatz etwa zur Homosexualität findet sich diese Verhaltensabweichung gehäuft bei intelligenzgeminderten Personen. Als *Transve-
stitismus* wird die sexuelle Lust beim Anlegen von Kleidern des
Gegengeschlechts bezeichnet. Wenn der Mensch sexuelle Erregung am Demonstrieren der eigenen Genitalien gegenüber Personen des anderen Geschlechts verspürt, spricht man von *Exhibitionismus.* Ist die sexuelle Befriedigung überwiegend mit phantasierten oder aktiven Mißhandlungen des Partners verbunden, so
spricht man von *Sadismus.* Die sexuelle Lust beim Erleiden von
Quälereien wird demgegenüber als *Masochismus* benannt. Diese
beiden Varianten kommen oft kombiniert vor, d. h. die gleichen
Personen genießen das eine Mal den aktiven, das andere Mal
den passiven Vorgang. *Fetischismus* ist die sexuelle Erregung,
welche an bestimmte auslösende Gegenstände gekoppelt ist.
Auffallend häufig handelt es sich dabei um Schuhe, Lederartikel
und Gummigegenstände.

Ob der sexuell Deviante unter seinem Verhalten leidet oder
nicht, ist im wesentlichen eine Frage der Toleranz der Gesellschaft, in welcher er lebt. Vom Verhalten selbst her besteht nur

wenig Leidensgefühl oder Therapiebedürfnis. Manche deviante Tendenzen werden von der herrschenden Kultur geradezu gefördert: etwa der weibliche Exhibitionismus tritt als Symptom so gut wie gar nicht auf – wahrscheinlich weil er sich in der westlichen Gesellschaft voll entfalten kann, ja geradezu kommerziell gefördert wird. Um als Krankheiten aufgefaßt zu werden, fehlt den sexuellen Deviationen also das wesentliche Element des subjektiven Leidens. Freud sah in der Perversion aufgrund der direkten Triebbefriedigung geradezu das Negativ der Neurose.

Bei der Neurose kann, wie oben dargestellt, die Triebbefriedigung immer nur indirekt oder verstellt, im typischen Fall in der Form einer Symbolisierung stattfinden. Freud hatte allerdings als erster die Möglichkeit einer Psychogenese der sexuellen Deviationen konzipiert. Sein Verständnis geht von einer anfänglich sehr undifferenzierten Ausprägung des menschlichen Sexualtriebes aus. Er prägte den berühmten Satz von der „polymorph perversen" Anlage des Säuglings. Konstant am menschlichen Sexualtrieb sei nur das Ziel, die Befriedigung, während das Objekt, auf das sich der Trieb richtet, in hohem Maße variabel sei und durch die Entwicklung bestimmt werde. Auf diese Weise gewinnt Freud eine Möglichkeit, sexuelle Deviationen aus Prägungen und Fixierungen an bestimmte Vorstellungen innerhalb der Entwicklung zu erklären. Die in der Deviation sich darstellenden Triebformen nennt er dann Partialtriebe; es sind dies sozusagen die Nebenziele, die neben dem Trieb der am anderen Geschlecht orientierten sexuellen Befriedigung weiterbestehen, auch wenn sich die genitale Sexualität beim Erwachsenen bereits durchgesetzt hat. Bei der Perversion würden dann diese Nebenziele (Partialtriebe) durch Entwicklungseinflüsse zu den Hauptzielen, bzw. der Erwachsene regrediert wieder auf die älteren Partialtriebe, und das heterosexuelle Triebziel träte in den Hintergrund. Gegenüber dieser dynamischen Theorie nimmt sich die jüngere Triebtheorie von K. Leonhard sehr viel starrer aus. Dieser Autor geht von archaischen instinktiven Mustern („Urinstinkt") aus, die er als irgendwie genetisch verankert auffaßt. Er kommt so zu einer relativ statischen Theorie von Triebvariationen. Von Freud abgegrenzt haben sich neuere Erklärungsversuche, die der Psychoanalyse entstammen. Hier werden die sexuellen Deviationen im Prinzip als Lösungsversuche innerer unbewußter Konflikte erklärt, wie dies in gleicher Weise für die Neurosen gilt. Dieses Verständnis sieht also die sexuellen Deviationen als Parallele zur Neurosenentstehung an und nicht als ihr entgegengesetzt. Vom Leiden wird angenommen, daß es tief verdrängt sei. Hauptvertreter dieser Richtung ist gegenwärtig Socarides. Neuere deutsche Autoren wie Dannecker und Reiche haben zu Recht kritisiert, daß die meisten Psychotherapeuten letztlich nur geringe Erfahrungen mit sexuellen Deviationen hätten und diese dann unzulässig verallgemeinerten. Diese Autoren tendieren wie viele neuere Sexualwissenschaftler zu einer Annahme von Triebvariationen sui generis.

Von den sexuellen Deviationen abzugrenzen ist die sogenannte *Transsexualität*. Bei dieser Ausprägung besteht die nicht korrigierbare Vorstellung, daß das äußerlich wahrnehmbare Geschlecht „falsch" sei, daß man eigentlich dem anderen Geschlecht angehöre. Hier handelt es sich um eine sehr weitgehende Störung der Geschlechtsidentität, für die sich bis heute kein sicheres körperliches Korrelat hat finden lassen. Hormonell, chromosomal usw. sind diese Menschen in Übereinstimmung mit ihrem äußeren Geschlecht, das sie ablehnen. Einem Teil dieser Patienten kann durch eine operative Geschlechtsumwandlung (die in der Richtung Mann zu Frau natürlich sehr viel besser durchführbar ist) in der Tat geholfen werden; andererseits ist vor der unkritischen Anwendung solcher Operationen sehr nachdrücklich zu warnen, da nach unseren eigenen Erfahrungen ausgesprochen unterbegabte Menschen mit polymorph-perversen Neigungen plötzlich auf geschlechtsumwandelnde Operationen drängen und diesen Wunsch oft mit sehr großer Beharrlichkeit und Intensität vortragen. Durch entsprechende Kommunikation in der „Szene" wissen diese Patienten nur zu gut, wie sie sich darstellen müssen, um operiert zu werden. Sie verleiten daher manche wohlmeinende Ärzte zu unverantwortlichen Eingriffen. Die unabdingbare Voraussetzung solch operativer Eingriffe, nämlich die Sicherheit des Arztes, daß sich der Wunsch nie mehr ändern wird, und die Möglichkeit des Patienten, alle Konsequenzen der Operation zu überblicken, sind hier aber nicht gegeben. Diese zunehmend häufiger werdenden Patienten sollte man als *Pseudo-Transsexuelle* bezeichnen. In den von uns selbst untersuchten Fällen kamen sie *mehrfach häufiger als die genuinen Transsexuellen* vor. Bei den Pseudo-Transsexuellen ist auch oft der Wunsch nach Geschlechtsumwandlung psychodynamisch gut ableitbar, während man für die Gruppe der genuinen Transsexuellen wahrscheinlich von einer primären und nicht mehr beeinflußbaren Identitätsstörung ausgehen muß, wie etwa Stoller dies tut. Während in den USA die Bereitschaft, diese Patienten kritiklos zu operieren, nach drastischen Mißerfolgen stark zurückgegangen ist, ist in der BRD von seiten der operativen Fächer hier noch manche Naivität zu verzeichnen.

Psychotherapie in verschiedenen Formen, von der analytischen Psychotherapie bis zu den verhaltensmodifizierenden Ansätzen von Masters und Johnson, ist für viele Arten von Einschränkung der sexuellen Funktion indiziert. Die sexuellen Deviationen sind auf diese Weise nur schwer zu behandeln und meist an einer Psychotherapie auch nicht interessiert. Die gerichtliche Auflage von Psychotherapie, – z. B. bei Exhibitionisten – ändert daran leider grundsätzlich wenig, so sehr zu begrüßen ist, daß im Bereich der Rechtsprechung auch psychosoziale Gesichtspunkte zunehmend berücksichtigt werden.

4.3. Psychosomatische Erkrankungen i.e.S. (Bereitstellungskrankheiten)

Auf die allgemeinen Bedingungen dieser Gruppe von Erkrankungen wurde im Versuch einer Einteilung der psychosomatischen Krankheitsbilder (3.4.) bereits eingegangen. Wir verstehen die psychosomatischen Krankheiten i.e.S. *nicht* als somatisierte Folgen primär psychischer Konflikte. Vielmehr scheinen sie *Folgezustände anhaltender, oft antagonistischer* („fight and flight") *vegetativer Spannungen* zu sein. Entwicklungsmäßig gehören Vegetativum und Emotionen eng zusammen. Im Krankheitsbild der „Psychosomatosen" vertritt das Vegetativum gewissermaßen die ursprünglichen Emotionen.

Die Spannungen entstehen in Form vegetativer „Als-ob-Reaktionen" (Flucht, Aggression), weshalb von Uexküll die glückliche Bezeichnung der *Bereitstellungserkrankungen* für diese Gruppe vorgeschlagen hat. Wir neigen heute zur Ansicht, daß es grundlegende „präverbale" (vor der Sprachentwicklung stattfindende) Störungen sind, die oft in einer „Körpersprache" eine stabile, wenig beeinflußbare Antwort auf einen schweren Entwicklungskonflikt darstellen. Im Gegensatz zur Konversionsneurose, bei der wir das körperliche Symptom als sekundäre Somatisierung eines Entwicklungskonfliktes auffassen, handelt es sich bei den Psychosomatosen um eine *primär somatische Reaktion* auf konflikthaftes Erleben. Weiter im Gegensatz zur Konversionsneurose oder zum funktionellen psychovegetativen Syndrom ist bei der Psychosomatose oft ein *organdestruktiver Befund* zu erheben. Nach Alexander schließlich manifestieren sich Psychosomatosen an *Organen mit glatter Muskulatur,* während die Konversionsneurosen an den Organen mit quergestreifter Muskulatur beobachtet werden. Die Prognose der Psychosomatosen ist ungleich schlechter als die der funktionellen Syndrome. Um die Psychosomatosen eng abzugrenzen, spricht Engel auch von „*somatopsychisch-psychosomatischen Erkrankungen",* abgekürzt *Somato-Psychosomatosen.* Ein anderer Begriff, der von Fenichel stammt, ist der der *Organ-Neurose.* Ebenso wie Alexanders Begriff der *vegetativen Neurose* reicht dieser allerdings noch in den Bereich der funktionellen Störungen hinüber.

Die klassischen Psychosomatosen sind die schon von Alexander benannten Krankheitsbilder („holy seven"): das Asthma bronchiale, das Ulcus pepticum ventriculi et duodeni, die Colitis ulcerosa, die essentielle Hypertonie, die rheumatoide Arthritis, das atopische Ekzem und die Hyperthyreose. Trotz mancher Hinweise konnten psychische Faktoren in der Entstehung der *Hyperthyreose* nicht befriedigend gesichert werden; wir stellen deshalb das Krankheitsbild nicht dar. Darüberhinaus behandeln wir die Crohnsche Krankheit, die Anorexie, die Bulimie und die Fettsucht – auch wenn sie, worüber wir uns im klaren sind, sich hier teilweise nicht gut einordnen lassen.

4.3.1. Das Ulcus ventriculi und duodeni

Als Ulcus pepticum bezeichnet man eine benigne unspezifische Ulzeration in den Abschnitten des Verdauungstraktes, welche mit Magensaft in Berührung kommen. Es handelt sich um einen umschriebenen Gewebedefekt, dessen Tiefe wechselt; er umfaßt entweder nur die Schleimhaut oder auch die Submucosa und die

Muscularis eventuell bis zur Serosa. Duodenalgeschwüre verhalten sich zahlenmäßig zu den Magengeschwüren etwa 2:1; Frauen zu Männern 1:2. Die Gesamtinzidenz sinkt beständig seit Jahren.

Symptomatik: Krampfartige, drückende, kneifende Schmerzen im Epigastrium, oftmals mit einem Hungergefühl verbunden. Der Ulkusschmerz beginnt nicht plötzlich, sondern steigert sich im Verlauf von etwa 15 Minuten. Schmerzlinderung durch Nahrungsaufnahme, Antazida und Erbrechen. Die Schmerzen treten sofort oder bis zu 2 Stunden nach den Mahlzeiten auf. Typisch ist der Nachtschmerz zwischen 24 und 3 Uhr als Ausdruck einer hohen nächtlichen Nüchternsekretion. Die Beschwerden treten periodisch auf in Schüben von 3 bis 5 Wochen Dauer. Der Schmerz ist streng lokalisierbar und tritt meist im Epigastrium in der Medianlinie oder links davon auf. Der Appetit ist gewöhnlich gut. Bei vielen Patienten fehlt aber dieses typische Ulkussyndrom.

Psychische Auslösungssituationen: Überblickt man eine große Zahl von Krankheitsfällen, so gibt es Häufungen bei zwei auslösenden Situationen:

1. Situationen, die einen Geborgenheitsverlust beinhalten.
2. Situationen, die einen Zuwachs an Verantwortung, an Reifungsanforderung bedeuten, sei es durch Aufgaben, welche von außen kommen, sei es durch eigene Ansprüche, die aus dem Leistungs- und Ehrgeizbereich stammen. Sie können auch in Anforderungen der genital-sexuellen Reifungsstufe liegen, welche die oral-symbiotischen Bindungen in Frage stellen.

Die anschaulichste Darstellung des *psychodynamischen Konfliktes* der Ulkuskranken stammt von F. Alexander. Nach ihm leiden diese Patienten an einem spezifischen Konflikt zwischen unbewußten infantilen Abhängigkeitswünschen auf der einen Seite, und bewußtem Kampf um Unabhängigkeit und Erfolg auf der anderen Seite. Bei allen Kranken soll der verdrängte Wunsch nach Befriedigung der infantilen oral-rezeptiven Bestrebungen nachweisbar sein. Es ist der Wunsch, so mit Liebe gefüttert und umsorgt zu werden, wie es der Säugling auf der oralen Stufe seiner Entwicklung erlebt hat. Diese infantilen Wünsche sind mit den Motiven des erwachsenen Ichs unvereinbar und werden verdrängt, was, über eine Reihe heute bekannter psychophysiologischer Zwischenschritte (s. Schema), eine dauernde Hypermotilität und Hypersekretion des Magens zur Folge hat. Für den Magenkranken ist die Gleichung „Nahrung = Liebe" bestehen geblieben. Die Vorstellungen lassen sich etwa so formulieren: „Mein Ideal ist die Unabhängigkeit. Es ist für mich unmöglich zu akzeptieren, daß ich in bezug auf meine geheimsten Wünsche ein Kleinkind bin." In Gegenreaktion auf diese Ahnung kann Unabhängigkeit agiert und zur Schau getragen werden.

Als Ausgangspunkt der Psychodynamik wird eine frühzeitige Hemmung und Verformung der oralen Bedürfnisse beschrieben. Der Magenkranke ist innerlich ratlos. „Darf ich etwas wünschen, fordern, Ansprüche stellen? Nein!" Frühkindliche Versagungen und Enttäuschungen haben ihn gelehrt, daß er das nicht darf, aber er hat sich mit dieser Situation nicht abgefunden, sondern bleibt in einer ständigen Ambivalenz (vgl. Abb. 11).

Zwei Reaktionstypen der *Persönlichkeitsstruktur* werden unterschieden, ohne als ulkusspezifisch gesichert zu sein.

1. Der aktive Ulkustyp:
   Hier werden die Abhängigkeitswünsche durch Pseudounabhängigkeit abgewehrt. Es ist der Typ des erfolgreichen, ehrgeizigen, aufstrebenden Geschäftsmannes, Vorarbeiters, Akademikers, der Typ des empfindlichen, leicht erregbaren „Strebers". Es ist der Mensch, der keine Hilfe annehmen will und sich alle möglichen Verantwortlichkeiten auflädt, der sich in Ehrgeiz verzehrt und von seinen Mitmenschen als unangenehmer Konkurrent empfunden wird.
2. Der passive Ulkustyp:
   Hier sind die oral rezeptiven Wünsche weniger stark verdrängt und gleichsam verbunden mit einer Stimmung der Hilf- und Hoffnungslosigkeit. Die Patienten stellen ungehemmt und direkt ihre regressiven Wünsche dar und werden dann oftmals von der rauhen Wirklichkeit enttäuscht.
   Beide Grundeinstellungen sind uns bei der Darstellung anderer psychosomatischer Bilder, wie z.B. der Herzangstneurose (2.1.4.), bereits begegnet.

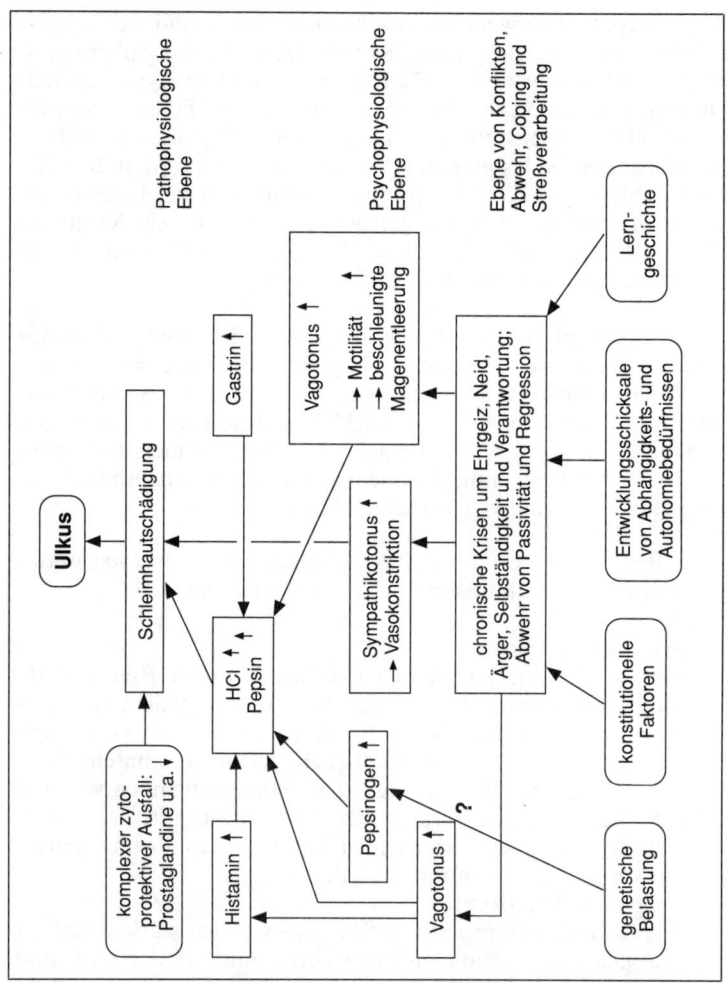

Abb. 11. Modell der Entstehung von Duodenalulzera.

Das vorstehende Schema orientiert sich an Alexanders klassischem Modell des Ulkuskranken. Es berücksichtigt jedoch das heutige pathogenetische Wissen, auch wenn es vorläufig bleiben muß. Unklar ist z.B. wie der Vorgang der Ulkusentstehung bei der kleineren Zahl von Patienten *ohne* Übersäuerung

Probleme der Therapie: Die Kenntnis des psychodynamischen Hintergrundes dieser Patienten kann es dem Kliniker bzw. dem Hausarzt ermöglichen, die Verhaltensweisen des jeweiligen Patienten besser zu verstehen. Er ist besser ausgerüstet, das zu tun, was dem Patienten hilft und das zu vermeiden, was dem Patienten schadet. Er wird im akuten Stadium das Bedürfnis des Patienten nach Rückzug und Abhängigkeit annehmen und versuchen, in dieser Zeit eine Beziehung zu dem Patienten aufzubauen. Im Rekonvaleszenzstadium ist es dann eher möglich, mit dem Patienten Gespräche zu führen, in denen man ihm vorsichtig und schrittweise sein Verhalten näherzubringen versucht. So kann dem Patienten vielleicht geholfen werden, mit seinen verdrängten Bedürfnissen anders umzugehen. Da die Mehrzahl dieser Patienten unbewußt die Bewußtmachung ihrer Abhängigkeitswünsche durch psychotherapeutische Interventionen befürchtet, entziehen sie sich dem Arbeitsbündnis mit dem Therapeuten. Die passiven Ulkuskranken neigen dazu, den Arzt durch ihre Abhängigkeitsbedürfnisse zu überfordern, mit dem pseudounabhängigen Patienten gerät der Arzt leicht in eine Situation der Konkurrenz und des Kampfes. Wegen des Grundkonfliktes kommt es nur in einem recht niedrigen Prozentsatz zu längerfristigen psychotherapeutischen Maßnahmen. Hinzu kommt, daß diesen Patienten heute symptomatisch gut zu helfen ist (Anticholinergika, H_2-Rezeptorenblocker). Dadurch fühlen sich Arzt und Patient – natürlich auch zu Recht – entlastet; und die Frage nach den emotionalen Faktoren entfällt weitgehend.

4.3.2. Die Colitis ulcerosa

Die Colitis ulcerosa ist eine unspezifische, häufig chronisch rezidivierende, entzündliche Erkrankung des Rektums (85 %), des Kolons und eventuell auch des Ileums.

---

erfolgt. Der bei 50 % der Patienten erhöhte Serumpepsinogenspiegel ist wahrscheinlich erblich bedingt. Beim *Magenulkus* gibt es deutliche Unterschiede: U.a. ist hier die Entleerung eher verzögert und die pathogenetische Bedeutung des endogenen Histamins und Gastrins tritt zurück. Auch bestehen meist normale, manchmal sogar erniedrigte Säurewerte.

Symptomatik: Die Symptomatik ist sehr unterschiedlich, je nach der Schwere der Erkrankung, der Ausdehnung des Befalls und je nach dem Erscheinungsbild des Krankheitsverlaufes.

1. Durchfälle von blutig-schleimigem Charakter.
2. Verstärkter Stuhldrang, die Stühle werden häufig unter heftigen Tenesmen entleert (bis zu 30mal pro Tag), sie enthalten Schleim, Blut und Eiter, wobei die Anteile der einzelnen Komponenten wechseln können.
3. Krämpfe im Unterbauch, meteoristisch aufgetriebenes Abdomen mit diffuser Druckschmerzhaftigkeit.
4. Appetitlosigkeit, Übelkeit, Erbrechen, Gewichtsverlust, allgemeine Schwäche.
5. Fieber.
6. Unverträglichkeit bestimmter Nahrungsmittel (Milch, Eier).

Eine übereinstimmende Beobachtung der meisten Autoren, die auch psychische Phänomene im Krankheitsverlauf zu berücksichtigen bereit waren, war, daß den jeweiligen Krankheitsrezidiven oder dem Ausbruch der Erkrankung auffallende emotionale Belastung vorausging. Meist handelt es sich um eine wirkliche oder phantasierte oder drohende Unterbrechung einer Schlüsselbeziehung zu anderen Menschen. Weitere *auslösende Faktoren* liegen in Lebenssituationen, die eine äußere oder innere Leistungsanforderung, häufig in Richtung einer Verselbständigung, beinhalten, denen sich der Patient nicht gewachsen fühlt. Auch die Bedrohung oder Mißbilligung durch eine elterliche Figur kommen als auslösende Faktoren in Betracht.

Psychodynamik: Schon die Auslösungssituation weist auf den Stellenwert der Verletzbarkeit der sozialen Beziehungen (Objektbeziehungen) für die Psychodynamik hin. Passive Erwartungen an die Umwelt, Abhängigkeit von einer dominierenden Bezugsperson und Schwierigkeiten im Aufbau reifer und tragfähiger Beziehungen zur sozialen Umwelt wurden bei diesen Patienten von vielen Autoren beobachtet. Die Kranken verfügen offensichtlich nicht über stabile Innenbilder der sozialen Bezugspersonen (internalisierte Objekte), die ihnen Freiheit und Distanz gegenüber den Bezugspersonen in der Realität vermitteln. Selbständigkeit und Verantwortung werden eher vermieden, aggressive Äußerungen sind in der Regel starkt gehemmt und werden unterdrückt. Stattdessen stellen sich die Patienten als sozial angepaßt, gefällig, konfliktvermeidend und kompromißbereit dar. In psychoanalytischem Verständnis läßt sich am ehesten ein rigides, in seinen Bestandteilen oft verdrängtes Gewissen als Ursache der starken aggressiven Gehemmtheit und affektiven Kontrolliertheit annehmen. Im Rahmen der aufkommenden Narzißmuß-Theorie sind auch die Selbstkonzepte der Kolitis-Kranken untersucht worden. Obwohl kein Zweifel besteht, daß die Patienten ausgeprägte Selbstwertprobleme haben und auch (abgewehrte) Omnipotenzphantasien, Neigung zu Idealisierung und Identifizierung sowie symbiotische Verschmelzungswünsche sich oft beobachten lassen, warnt Feiereis (1986) aufgrund seiner sehr großen klinischen Erfahrung vor einer Überbewertung dieses Punktes.

Allgemeiner formuliert werden diese Patienten in charakteristischer Weise von Ängsten vor Verlusten beherrscht, bleiben deswegen abhängig, müssen den Ärger und die Wut, die wegen dieser Abhängigkeit in ihnen entstehen, jedoch unterdrücken. Enger am Zusammenhang von intrapsychischer Dynamik und den Vorgängen am Darm hatten Karush et al. mit direkten volumetrischen Messungen im Sigmoid und Rektum bei Kolitis-Patienten einen Zusammenhang von Emotionen und segmentaler Kolonmotilität gesichert. Diese Autoren wiesen der Furcht („man macht sich vor Angst in die Hose") die Rolle des entscheidenden Affektes zu. Auch die Münchner Arbeitsgruppe um Zander hatte in psychophysiologischen Experimenten bei spezifischen konflikthaften Belastungen eine Veränderung der Darmmotalität nachweisen können: Beim Ansprechen von Abhängigkeits- und Unabhängigkeitskonflikten im privaten Leben und persönlichen Partnerbereich kam es gegenüber 2 Kontrollgruppen (Ulkuspatienten und eine gemischte Gruppe) zu einem signifikanten Motalitätsanstieg. Damit wird eine direkte Linie von den Emotionen und Konflikten über die Motilitäts- und Zirkulationsstörungen bis hin zu den morphologischen Veränderungen der Darmschleimhaut wahrscheinlich gemacht. (Literatur bei Weiner 1977, Meynig 1986, Zander 1989).

Persönlichkeitsstruktur: Ein Großteil von Charaktereigenschaften, welche bei Colitis ulcerosa-Patienten genannt werden, fällt unter den Begriff der Zwanghaftigkeit: Ordentlichkeit, Pünktlichkeit, Gewissenhaftigkeit, Unentschlossenheit, Hartnäckigkeit und Überanpassung. Auch die Verhaltenheit des Gefühlsausdrucks,

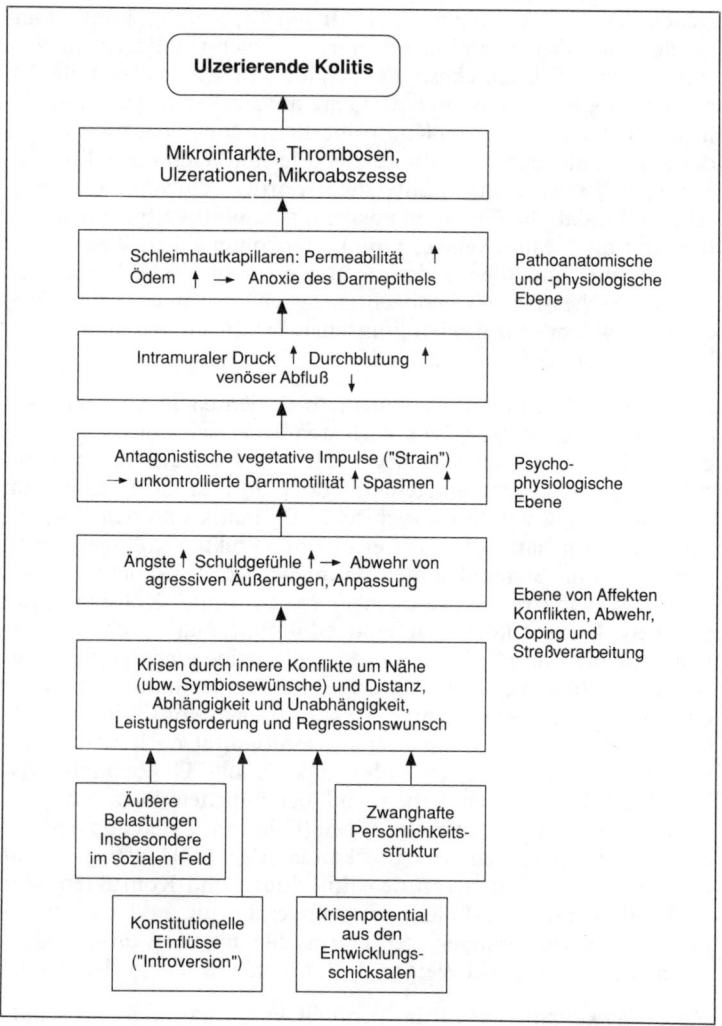

Abb. 12. Der „psychosomatische Strang" in der Ätiologie der Colitis ulcerosa.
Dieses Modell basiert auf den Ergebnissen zahlreicher Arbeitsgruppen. Hier
seien vor allem die von Karush und Zander genannt. Trotz seiner Plausibilität

die bei solchen Patienten oft beobachtet wurde, läßt sich hier einordnen. Manche Patienten sind versteckt aggressiv, querulierend, anspruchsvoll und herausfordernd. Insgesamt scheint dies jedoch häufiger bei Morbus Crohn-Patienten zuzutreffen, während die Kolitis-Patienten eher überangepaßt wirken. Viele Autoren waren von der extremen Sensibilität der Patienten beeindruckt. Sie sind eher verletzlich und prüfen aufmerksam das Verhalten und Benehmen anderer ihnen gegenüber. Es gibt Patienten, die äußerlich energisch und tüchtig wirken. Auch bei ihnen scheint die sekundäre Verarbeitung von Minderwertigkeitsgefühlen und Selbstzweifeln im Sinne der Pseudounabhängigkeit ein Motiv für solche Aktivität und Initiative zu sein.

Testpsychologisch sind diese klinischen Beobachtungen über weite Strecken gut zu belegen. Fast alle psychometrischen Untersuchungen brachten für Colitis ulcerosa-Patienten deutlich gesteigerte Werte für Depressivität, Introvertiertheit, Selbstbeobachtung, Zwanghaftigkeit und aggressive Gehemmtheit. Dabei besteht kein Zweifel, daß zumindest die Depressivität, aber wahrscheinlich auch andere Persönlichkeitszüge, wohl auch als sekundäre Reaktion auf die meist chronischen Krankheitsverläufe interpretiert werden müssen.

Auch das *Muster der zwischenmenschlichen Beziehung* ist nicht ohne Verbindung zur charakterlichen Basis. Einerseits scheint der Kolitis-Patient eine abhängige Beziehung zu einer oder zwei Schlüsselfiguren zu besitzen, andererseits verfügt er auch über Fähigkeiten, warme und feste Freundschaften mit anderen Personen zu schließen. Die genauere Betrachtung der Beziehung zur Schlüsselfigur zeigt oft, daß der Patient durch diese lebt, daß aber auch gleichzeitig solche Personen oft durch den Patienten leben. Mütterliche Figuren, häufig noch die realen Mütter, überwiegen hier. G. L. Engel, der besonders die Zwanghaftigkeit als Basisstruktur des Kolitikers herausgearbeitet hatte, versteht die Schlüsselbeziehung als einen Versuch, die Probleme der sozialen Welt zu bewältigen. Nach ihm ist diese Beziehung gleichzeitig eine ambivalente,

---

läßt das Schema vieles offen. Nicht einbezogen sind eine Reihe wahrscheinlicher anderer, vor allem immunologischer Faktoren in der Pathogenese.

in der der manifeste Ausdruck von Aggression mit großen Gefahren verbunden ist. Die Zurückweisung könnte nämlich unbewältigte Gefühle der Hilflosigkeit auslösen. Und solche Gefühle der Hilflosigkeit und des *ohnmächtigen Überwältigtseins* („giving up") sind es, die nach Engel ihrerseits wieder die Schübe der Kolitis fördern und auslösen. Mit anderen Worten: Der typische Kolitis-Patient ist beziehungsfähig, bevorzugt aber ein symbiotisches Beziehungsmuster mit all seinen Problemen oder, wenn sich seine Ansprüche nicht realisieren lassen, zieht sich enttäuscht zurück.

Dieses Muster kann auch auf die *Beziehung zum Arzt* übertragen werden. Normalerweise wird der Patient entweder sehr abhängig vom Arzt, oder er wird überhaupt nicht fähig, eine Beziehung zu ihm aufzubauen. Wenn es dem Arzt gelingt, eine Beziehung zum Patienten herzustellen, muß er sich darüber klar sein, daß er dadurch zumindest zum Teil die Rolle einer Schlüsselfigur übernimmt. Das bedeutet, daß diese Beziehung einerseits einen wichtigen Faktor darstellt, der die Genesung in Gang bringt, andererseits, daß Enttäuschungen in dieser Beziehung bzw. ein Abbruch die Gefahr eines erneuten Rückfalles in sich bergen. Der Patient erwartet von seinem Arzt, daß dieser mehr von seinen Wünschen wisse, als er selber zeigt. Deshalb muß der Arzt aufmerksam auf das Signalisieren von Bedürfnissen und von Unbehagen achten und darauf entsprechend reagieren. Dies verlangt Geduld, die Bereitschaft, dem Patienten Zeit zu widmen und vor allem die Fähigkeit, auf die Bedürfnisse des Patienten zu achten und zu akzeptieren, daß der Patient ständig Beweise von der Zuverlässigkeit des Arztes braucht, insbesondere für Aspekte wie Pünktlichkeit, Einhalten von Versprechungen und Verfügbarkeit.

Im akuten Stadium steht die internistisch-somatische Betreuung ganz im Vordergrund, eine stützende psychotherapeutische Behandlung kann sinnvoll sein. Auch im weiteren Verlauf ist eine gleichzeitige internistische Mitbetreuung unbedingt notwendig. Betrachtet man die Rolle der Psychotherapie in der Behandlung, so sollte man sich klar sein, was Psychotherapie hier überhaupt erreichen kann. Bisher liegen keine Hinweise dafür vor, daß Psychotherapie die biologische Störung ausschalten kann, die der Kolitis zugrundeliegt. Deutliche Besserung und Verringerung der Rezidivrate ist durch kontrollierte Studien nachgewiesen, hingegen kann eine Psychotherapie nicht gegen Rückfälle bei genügend großen

Belastungen versichern. Der Hauptbeitrag besteht darin, daß die grundlegende psychische Struktur so verändert wird, daß das Individuum weniger verletzlich wird für die typischen Situationen, in denen die Krankheit bisher manifest wurde. Diese Modifizierungen betreffen vor allem die Fähigkeiten des Patienten, zwischenmenschliche Beziehungen herzustellen und ihren Verlust oder ihren drohenden Verlust auszuhalten. Aufdeckende psychotherapeutische Techniken sind jedoch nur für eine Minderheit der Kolitis-Patienten (nicht über 20 % der Gesamtgruppe) geeignet, die dann meist zu der Gruppe der pseudo-unabhängigen Patienten gehören.

Wie jeder depressive Patient ist der Patient mit Colitis ulcerosa im Stadium nach dem Objektverlust zurückgezogen und überangepaßt, um dann wieder in ein larviert quengelndes Verhalten überzugehen. Bewußt sieht er sich als einen äußerst fügsamen Patienten. Unbewußt überträgt er die symbiotischen, gegenüber seiner Mutter gehegten Wünsche vielfach auf den Arzt und stellt somit sehr hohe Anforderungen an dessen Entgegenkommen. Gleichzeitig sieht der Patient analog der Verhaltensweise seiner Mutter dessen Hilfsbereitschaft immer wieder als fragwürdig und nicht verläßlich an.

4.3.3. Die Crohnsche Krankheit (Ileitis terminalis)

Der Crohnschen Krankheit entspricht eine unspezifische, chronische, granulomatös entzündliche, segmentale Erkrankung, die gewöhnlich das untere Ileum befällt, jedoch in 50% der Fälle auf das Kolon und seltener auf andere Abschnitte des Gastrointestinaltraktes übergreift.

Die häufigsten *klinischen Symptome* sind chronische weiche bis dünnflüssige Durchfälle, häufig ohne Schleim und Blutbeimengungen, Bauchschmerzen, Fieber, starke Ermüdbarkeit, Appetitlosigkeit, Gewichtsverlust und oft eine tastbare Resistenz im Abdomen. Bei langfristigem Verlauf kommt es fast immer zu verschiedensten Fistelbildungen im Abdominalbereich. Die Rückfallquote nach Operationen liegt über 50%.

Die Ursachen der Crohnschen Erkrankung sind bis heute weitgehend unbekannt. Es werden familiäre, genetische, infektiöse,

immunologische und psychische Faktoren als Ursache der Erkrankung diskutiert. Dabei steigt die Erkrankungsrate weiterhin
ständig an.

Psychodynamik und psychische Struktur: Im Gegensatz zur Colitis ulcerosa, die wegen ihrer psychischen Komponente in Entstehung und Verlauf seit langem zu den psychosomatischen Krankheiten gezählt wird, ist der Morbus Crohn erst seit etwa 1975 in
das Zentrum der Aufmerksamkeit gerückt.

Die Bedeutung psychischer Faktoren für die Ursache der Erkrankung bzw. für die Auslösung eines Schubes ist noch *umstritten.* Von vielen Autoren wird ein enger zeitlicher Zusammenhang zwischen Konflikt und Krankheitsbeginn bzw. Krankheits-
schub beschrieben. Während bei der Colitis ulcerosa eher Verlustängste im Vordergrund stehen sollen, seien es beim Morbus
Crohn meist Trennungsängste, drohende oder erlebte Trennungen und die damit verbundenen Konflikte. Damit rückt die Ab-
hängigkeitsproblematik mehr in den Vordergrund. Die Patienten
sind aktiver als Kolitiker und zeigen häufig ein „pseudounab-
hängiges" Verhalten, das jedoch meist der Abwehr der eigentlichen passiven Wünsche und dem Schutz vor Enttäuschungen
dient. Übereinstimmend sind von vielen die Aggressionsge-
hemmtheit sowie emotionale Unreife und Labilität festgestellt
worden. Verglichen mit den Kolitis-Patienten sind die Crohn-
Kranken jedoch deutlich auseinandersetzungsbereiter und damit
für die ärztliche Betreuung insgesamt „schwieriger". Charakteristisch ist die Tendenz, die Probleme und Konflikte durch einfache Distanzierung loszuwerden, auch wenn das mit Schaden und
Verlust abgeht. So gesehen, erscheinen Crohn-Patienten noch
unreifer und gegenüber primären Bezugspersonen abhängiger als
die Gruppe der Colitis ulcerosa-Kranken.

Bei etwa der Hälfte der Patienten bestehen Ambivalenzkonflikte,
Überforderungsthematiken und traumatische Trennungserlebnisse. Viele Autoren fanden keinen Unterschied zwischen Morbus Crohn und Colitis ulcerosa in der Struktur der prämorbiden
Persönlichkeit. Andere fanden, daß die Patienten mit Morbus
Crohn auskunftsbereiter, depressiver, ängstlicher und rigider
sein sollen. Hier sind noch Klärungen abzuwarten.

Von Wirsching und Stierlin wird eine besondere Familienkonstellation bei diesen Patienten beschrieben: Der Zusammenhalt
ist besonders ausgeprägt, die psychologischen Grenzen zwischen
den Familienmitgliedern und Generationen scheinen weitgehend
aufgehoben, die Familie grenzt sich stark gegen die Umwelt ab,
Äußerungen von Gefühlen werden tabuisiert, Gefühle von Hilf-
und Hoffnungslosigkeit sind vorherrschend.

Die Mütter dieser Patienten werden als sehr ängstlich, zwanghaft
kontrollierend, unfähig, die Kinder mit Geborgenheit und
Wärme zu umgeben, beschrieben. Wie bei der Colitis ulcerosa
sind sie dominierende Figuren, entweder mehr kühl zurückweisend oder überfürsorglich. Ähnlich wie bei der Colitis ulcerosa
sollen starke Abhängigkeits- und Anklammerungswünsche bei
gleichzeitiger Unterdrückung der aggressiven Regungen bestehen. Dies ist als Resultat einer sehr früh gestörten, engen symbiotischen Mutter-Kind-Beziehung aufzufassen. Nach Engel
sind die Morbus-Crohn-Patienten jedoch insgesamt anpassungs-
fähiger, sie können Objektverluste besser verarbeiten und haben
gegenüber Colitis-ulcerosa-Patienten gesteigerte Unabhängig-
keitsbestrebungen. Nach unseren eigenen Beobachtungen neigen
sie zu deutlich aggressiverem Agieren. Dies mag auch der Grund
sein, warum diese Patienten für längerdauernde psychotherapeutische Verfahren schlechter motivierbar sind, obwohl sie vordergründig darauf „ansprechbar" erscheinen. In Fortführung von
Überlegungen Paulleys hat Paar (1988) ein erstes bio-psycho-so-
ziales Modell der Crohnschen Krankheit entworfen, das vor allem
auf Ergebnissen der Psychoimmunologie beruht. Biografisch-ge-
netisch entnimmt Paar seiner umfassenden Literaturübersicht,
daß „prospektive Crohn-Patienten gehäuft frühen Deprivationen
und Traumata ausgesetzt waren."

Therapie: Ähnlich wie bei der Colitis ulcerosa ist eine Therapie
nur über einen mehrdimensionalen Ansatz sinnvoll, der eine
enge Zusammenarbeit zwischen psychotherapeutischen, internistischen und chirurgischen Verfahren voraussetzt. Neben medi-
kamentöser Therapie und Diät kommen entspannende Verfahren in Betracht. Daneben sind stützende und konfliktzentrierte
psychotherapeutische Gespräche sinnvoll, in erster Linie, um die
Belastungen durch die häufig notwendigen Operationen und die
sozialen Folgen, die die Krankheit mit sich bringt, zu bearbeiten.

Auch eine Familientherapie kommt als zusätzliche Maßnahme in Betracht. Über den Erfolg von analytischen Therapien liegen bisher noch zu wenige Erfahrungen vor, als daß darüber etwas Abschließendes gesagt werden könnte.

4.3.4. Das Asthma bronchiale

Asthma ist eine Erkrankung der Atemwege, die durch eine erhöhte Ansprechbarkeit des Tracheobronchialbaumes auf eine Vielzahl von Reizen charakterisiert ist. *Klinisch* imponiert das Asthma durch Anfälle von exspiratorischer Atemnot, begleitet von den Zeichen einer Bronchialobstruktion. Den Anfällen entspricht ein akuter Anstieg des Atemwegswiderstandes. Die Krankheit verläuft schubweise, akute Exazerbationen wechseln mit symptomfreien Perioden ab. In den anfallsfreien Zeiten können die Patienten ganz beschwerdefrei sein oder es bestehen Zeichen einer chronischen obstruktiven Bronchitis. Als Ursache wird ein multifaktorelles Geschehen angenommen, bei dem genetische, allergische, entzündliche und psychische Faktoren eine individuell unterschiedlich bedeutsame Rolle spielen. Die *epidemiologischen Angaben* sind widersprüchlich. Im Erwachsenenalter sind Frauen anscheinend mehr betroffen. Ein Zivilisations-(Umwelt-?)Faktor beginnt sich abzuzeichnen.

Die allgemeine Basis des Asthmas ist eine Hyperreagibilität des Bronchialsystems, die sich auch bei Menschen ohne klinisch manifestes Asthma findet. Traditionell wird unterschieden

1. das extrinsische Asthma, welches auf der Basis einer Allergie zu verstehen ist, und
2. das intrinsische Asthma, welches die infektiösen und überwiegend psychogenene Faktoren erfaßt.

Für die Bedeutung beider Faktoren ergeben sich unterschiedliche Einschätzungen. Während im Bewußtsein der Öffentlichkeit und der Ärzte dem allergischen Asthma die größere Bedeutung zukommt, kommt cin so erfahrener Psychosomatiker wie Weiner (1977) nach Sichtung der Gesamtliteratur zu einer eindeutigen Höhergewichtung der intrinsischen Faktoren. Sicher überschneiden sich beide Formen beträchtlich und die Rolle psychischer Faktoren in der Entstehung und vor allem der Erhaltung von Allergien ist wenig untersucht. Z.B. wurde zumindest für Einzelfälle gesichert, daß Heuschnupfen bereits durch das Foto (!) blühender Pflanzen ausgelöst werden kann. Dieser Vorgang ist ausschließlich über eine konditionierte Reaktion erklärbar. Klinisch ist auch seit langem die Beobachtung bekannt, daß zwischen Anwesenheit und Abwesenheit des Allergens einerseits sowie der Krankheitsmanifestation andererseits keine einfache Korrelation, sondern manchmal geradezu erstaunliche Diskrepanzen bestehen.

Der *psychodynamische Basiskonflikt* ist vor allem von Alexander bearbeitet worden und in der Folge wurde sein Modell (oft unkritisch) von psychodynamisch orientierten Ärzten übernommen. Nach Alexander besteht das Basisproblem des Asthmatikers häufig in einer nicht gelösten Mutterbindung. Alle inneren Impulse, welche die Zuneigung zur Mutter oder zum Mutterersatz bedrohen könnten, lösen den zentralen Konflikt aus. Reichen die Möglichkeiten zur Abwehr des Konfliktes nicht aus, so kommt es zum Asthma-Anfall. Dabei hat die bei Asthmatikern gefundene Abhängigkeit eine andere Tönung als z.B. die beim Ulkuskranken. Ihr Inhalt ist nicht so sehr der orale Wunsch, gefüttert zu werden, es ist vielmehr der Wunsch, beschützt zu werden, von der Mutter „unter die Fittiche" genommen zu werden. Die Mütter von Asthmatikern werden als überprotektiv und dominierend oder offen zurückweisend beschrieben. Ihre versagende oder überfürsorgliche Haltung gegenüber dem Patienten schafft in der Kindheit die Voraussetzung zur besonderen Bindung an sie, die durch Anklammerungs- und gleichzeitige Distanzierungstendenzen gekennzeichnet ist. (Diese Annahmen konnten durch eine Reihe von Studien empirisch in Teilen belegt werden; Zusammenfassung bei Petzold und Reindell 1980.) Die Patienten stehen im Konflikt zwischen dem Wunsch, sich anzuvertrauen, und der Angst davor. Der asthmatische Anfall tritt in diesem Verständnis an die Stelle frühkindlicher präverbaler Kommunikationsformen. Er wurde häufig als unterdrücktes Weinen oder als unterdrückte Wut oder als Angstschrei gegen die Mutter interpretiert.

Gründlicher als bei anderen psychosomatischen Erkrankungen haben sich Verhaltenstheoretiker mit der Genese des Asthmas auseinandergesetzt, wobei die bekannteste Theorie auf einer Konditionierung interkurrenter Asthma-Anfälle bei Infektionen im Kindesalter basiert. Das Verstärkerverhalten der Mutter (besorgte Zuwendung bei Atemwegsbehinderung) spielt dabei genauso eine Rolle wie die Regression auf solche Muster, wenn es im Erwachsenenalter zu Frustrationen kommt. (Siehe hierzu Köhler 1989, der auch die übrige Literatur kritisch referiert.)

Die *Grundpersönlichkeit* des Asthmatikers ist vielfach klinisch beschrieben worden. Im Vordergrund steht dabei die Abwehr emotionaler, vor allem zärtlicher und aggressiver Regungen. Die Patienten werden gewöhnlich als egozentrisch, mit einer Neigung zum Dominieren, mit einer großen emotionalen Überempfindlichkeit, einem starken Bedürfnis nach Liebe und Zuwendung, das hinter indifferentem oder sogar aggressivem Verhalten verborgen wird, beschrieben. Die Grundstimmung sei unsicher, bedrückt, lebensunlustig, unzufrieden und depressiv. Trotz solcher Versuche, ein für die Asthmatiker *typisches Persönlichkeitsprofil* zu finden, müssen diese Ansätze heute insgesamt als *gescheitert* betrachtet werden. Noch die meiste Übereinstimmung besteht bei fast allen Studien hinsichtlich der aggressiven Hemmung von Asthmatikern. Sie sind in charakteristischer Weise schlecht fähig, Äußerungen von Ärger und Zorn herauszulassen. Dabei handelt es sich jedoch sicher nicht um einen Persönlichkeitszug, der für das Asthma charakteristisch ist, da wir das gleiche Verhalten bei Kolitikern und vor allem bei Patienten mit einem Hypertonus finden. Dennoch kann man sich gut vorstellen, daß die ständige Unterdrückung aggressiver Impulse der ungehinderten Ausatmung (exspiratorischer Stridor beim Asthma!) und dem „Aushusten" nicht förderlich ist. An spezifischen Theorien hierzu fehlt es derzeit. Zander konnte immerhin zeigen, daß es bei Asthma-Patienten zu einem signifikanten Anstieg des Atemwiderstandes kommt, wenn in einem strukturierten Gespräch vorher aggressive Konflikte angesprochen wurden. Dies könnte als Hinweis verstanden werden, daß es konfliktspezifische Organreaktionsmuster gibt, die dann zur Ausbildung der Krankheit führen. Ähnliche Untersuchungsergebnisse wurden bei Patienten mit Ulcus duodeni, Colitis ulcerosa und Morbus Crohn sowie Hypertonikern von der gleichen Arbeitsgruppe gewonnen.

Der *akute Anfall* hat eine starke *appellative Wirkung* auf Ärzte und Schwestern. Eindrucksvoll ist die Erfahrung, die jeder Arzt am Krankenbett machen kann, wenn er es versteht zuzuhören.

Asthmatiker sind einem Gesprächsangebot gegenüber häufig aufgeschlossen. Selbst die schwerste Atemnot kann sich unter Umständen erstaunlich bessern, wenn es im Gespräch gelingt, sie zur Mitteilung ihrer Wünsche und Bedürfnisse zu bewegen. Im Laufe der Behandlung treten nach ersten symptombessernden und symptombeseitigenden Erfolgen durch Gespräche jedoch bald Rückfälle und Enttäuschungen auf. Es setzen sich das Distanzbedürfnis und die Abwehr gegenüber den symbiotischen Verschmelzungswünschen durch. Wie bei den wichtigsten Beziehungspersonen hat der Asthmatiker gegenüber dem Übertragungsobjekt Arzt Angst vor zu großer Nähe, vor Verschmelzung, Phantasien, dabei erdrückt zu werden, wie früher von der häufig übermächtig phantasierten Mutter. Man muß diese Tendenz kennen, um dem Patienten eine feste und gleichmäßige Zuwendung zu bieten, die nicht durch übergroße Erwartungen, Enttäuschungen und Gegenübertragungsgefühle beeinträchtigt wird.

Therapie: Der Arzt muß versuchen, sich auf den Ambivalenzkonflikt des Patienten einzustellen, also sowohl auf die Wünsche nach Geborgenheit, Zuwendung und Verschmelzung mit dem idealisierten Objekt, wie auf die Wünsche nach Trennung und die Ängste vor den eigenen aggressiven Impulsen, die der Patient in sich spürt, eingehen. Insbesondere im Umgang mit den Distanzierungswünschen und den abgewehrt bestrafenden Impulsen, die der Patient gegenüber dem Arzt zeigt, kann der Patient im günstigen Falle erleben, daß er nach deren Äußerung nicht fallengelassen wird, was für die Langzeitführung des Patienten äußerst wichtig ist. Die Stärke der den Asthmaanfall begleitenden *Angst* spielt offenbar eine bedeutsame Rolle für die Art, wie Patienten mit ihren Medikamenten umgehen bzw. wie sie medikamentös von ihren Ärzten versorgt werden. Besonders ängstliche Patienten dosieren ihre Medikamente unabhängig vom Schweregrad der Symptome, nehmen also meist zuviel Medikamente. Patienten, die ihre Beschwerden kaum beachten und auf Atemnot eher gleichgültig reagieren, dosieren ihre Medikamente häufig zu niedrig. Die unterschiedliche Form der Angstwahrnehmung und -bewältigung wirkt sich auch korrespondierend auf die medikamentöse Behandlung durch den Arzt aus.

Neben einer internistischen Therapie kommen übende Verfahren wie Atemtherapie und Autogenes Training, Verhaltensmodifikation, eine unterstützende Psychotherapie und psychoanalytische Verfahren in Betracht. Ein besonderes Problem der „aufdeckenden" (psychoanalytischen) Therapie ist, daß sich der Patient der subjektiven Belastung durch dieses Vorgehen jederzeit entziehen kann, indem er einen Asthmaanfall „produziert". Deswegen werden Asthmatiker oft nur ungern in ambulante Psychotherapie genommen.

Die Kenntnis und das Eingehen auf die spezifische Konfliktsituation des Patienten ermöglichen es dem Arzt, die Anfallshäufigkeit und den Medikamentenverbrauch (insbesondere die Cortisoneinnahme) deutlich zu senken. Nur so ist der Patient zu einer langfristigen Mitarbeit an seiner Krankheit zu gewinnen. Die Überlegenheit der Kombination internistischer und psychosomatischer Therapie, auch hinsichtlich der Kosten, kann mittlerweile als belegt angesehen werden (Deter 1986).

4.3.5. Die essentielle Hypertonie

Nach den Empfehlungen der WHO ist eine Hypertonie anzunehmen, wenn bei mehrfachen Blutdruckmessungen über längere Zeit die Werte 160 mm Hg systolisch und 95 mm Hg diastolisch übersteigen. Die Diagnose der essentiellen Hypertonie wird per exclusionem gestellt, das heißt, die Diagnose setzt den Ausschluß nephrogener, endokriner und kardiovaskulärer Hyptertonie-Formen voraus.

Symptomatik: Die Blutdruckerhöhung kann über Jahre bestehen, ohne Symptome zu verursachen. Sie wird häufig anläßlich einer Durchuntersuchung festgestellt. – Folgende subjektive Beschwerden werden von Patienten mit essentieller Hypertonie angegeben (diese Beschwerden sind jedoch nur bedingt auf die Hypertonie zurückzuführen): Kopfschmerz, Angina pectoris, verstärktes Herzklopfen, Belastungsdyspnoe, Ruhedyspnoe, Nasenbluten, Enzephalopathie. Jugendliche Patienten klagen häufig über funktionelle Beschwerden wie Schwitzen, Frieren, leichte Erregbarkeit, Schlafstörungen, kalte Hände und Füße sowie unbestimmte Druck- und Schmerzgefühle in der Herzgegend.

Die *Auslösungssituation* ist nur schwer rekonstruierbar, da der erhöhte Blutdruck oft schon mehrere Jahre besteht, bis er durch Zufall entdeckt wird. Nach Grace und Graham beginnt eine Hypertonie häufig dann, wenn ein Individuum in einer chronischen Erwartungsspannung lebt. Auslösende Situationen sind häufig Zeiten vermehrter und lang anhaltender Angst, Zeitnot und wachsender Anspannung, jedoch wurde nie nachgewiesen, daß allein Streßbelastungen einen stabilen Hypertonus bewirken können.

Nach Alexander steht im Mittelpunkt der *Psychodynamik* der ständige Kampf dieser Patienten gegen emporkommende feindselige Gefühle. Die Patienten fürchten, die Zuneigung der anderen zu verlieren und kontrollieren die Äußerungen ihrer Feindseligkeit. In ihrer Kindheit neigten diese Patienten zu Anfällen von Wut und Aggression. Die Erfahrung, die Zuneigung der Eltern durch eine aggressive Haltung zu verlieren, veranlaßt diese Patienten bereits als Kinder, ihre feindseligen Impulse zu kontrollieren und abzuschirmen. Das ehemals aggressive Kind verwandelt sich später in einen überbetont fügsamen Menschen, der sich nicht behaupten kann. Im zwischenmenschlichen Umgang zeigen sie sich betont kontrolliert im Sinne einer ausgesprochenen Verhaltensnormalität, die mit Leistungsstreben verknüpft ist. Dieses Verhalten dient erstens der Abwehr von Abhängigkeitswünschen, zweitens der Verhinderung des Zutagetretens von aggressiven Triebwünschen und feindseligen Umweltauseinandersetzungen. Drittens müssen feindselige Umweltauseinandersetzungen vermieden werden, um einen Verlust von Bezugspersonen zu verhindern, der dann zur Versagung von unbewußten Abhängigkeitswünschen, zu narzißtischer Kränkung und Depression führen würde.

Dieser *zentrale Mechanismus einer Umsetzung von unterdrücktem Ärger und Wut* in eine erhöhte vegetative (Gefäß-)Spannung hat sich sehr weitgehend empirisch bestätigen lassen, auch da, wo auf das psychodynamische Verständnis F. Alexanders verzichtet wurde. Eine Übersicht, die 48 empirische Arbeiten zu den psychischen Faktoren des Bluthochdrucks zusammenfaßt, findet überzeugende Zusammenhänge zwischen der Wahrnehmung und Äußerung von Ärger und Wut, der stärkeren Verwendung hemmender Abwehrmechanismen (vor allem Verdrängung und Verleugnung) sowie Angstgefühlen im interpersonalen Feld einerseits und der Tendenz zu einem arteriellen Hochdruck andererseits. „Auch wenn man die ältere Literatur kritisch sieht, zeigt sich eine erstaunliche Übereinstimmung der aktuellen Ergebnisse mit den älteren theore-

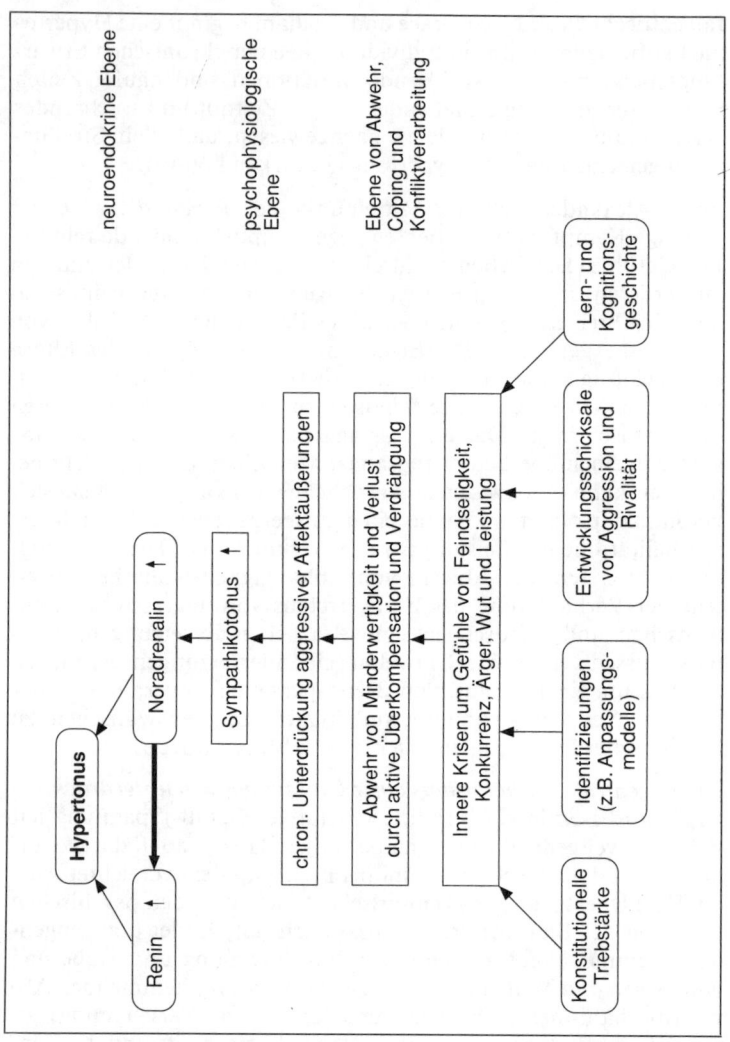

Abb. 13. Modell der Entstehung der essentiellen Hypertonie (stark modifiziert nach Alexander 1950 und Müller 1988).

Dieses Schema folgt ebenfalls dem weiterhin aktuellen Modell von F. Alexan-

tischen Anmerkungen zur Persönlichkeit des Hypertonikers" (Sommers-Flanagan u. Greenberg 1989).

Möglicherweise ergeben sich 2 psychophysiologische Typen der Hypertonie; die eine Gruppe hätte einen erhöhten Serum-Renin-Spiegel und die andere nicht. Ein Modell könnte nach derzeitigem Stand wie unten ausgeführt aussehen (s. Abb. 13).

Hypertoniker werden in ihrer *Persönlichkeit* als leistungswillig, pflichtbewußt, gesellschaftlich überangepaßt, mit hohem Anspruchsniveau an sich selbst beschrieben. In einer spezifischen Bescheidenheitseinstellung werden alle eigenen Bedürfnisse zurückgestellt gegenüber dem Wunsch, durch Leistung von anderen Annahme zu erreichen, ohne dadurch Aggressionen und Abneigungen auf sich zu ziehen.

Die Persönlichkeitszüge machen den Hypertoniker scheinbar zu einem angenehmen, ja gefügigen Patienten. Man muß jedoch immer daran denken, daß diese Patienten ihre Aggressionen, ihre Ehrgeiz- und Konkurrenzbedürfnisse zwar nicht verbalisieren können, daß sie trotzdem latent vorhanden sind. Das bekommt man zu spüren, wenn man versucht, dauernden Einfluß auf die Lebensgestaltung zu gewinnen. Die *Arzt-Patient-Beziehung* wird häufig dadurch getrübt, daß der Patient seine Kritik an der Therapie, seine eigenen Bedürfnisse, die oftmals im Gegensatz zu den langfristigen und zum Teil einschränkenden Therapieprogrammen stehen, nicht artikulieren kann. Für die Gegenübertragung des Arztes ist es wichtig, daß er diese latenten Oppositionstendenzen des Patienten kennt und zur Sprache bringt, ihm auch hilft, mit seinen Schuldgefühlen beim Wegbleiben oder bei Spannungen in der Behandlungssituation fertig zu werden. Eine akzeptierende Haltung, bei der der Arzt sich nicht selbst gekränkt zurückzieht oder unnötige Vorwürfe macht, ist für den Erfolg der Therapie entscheidend.

---

der (unter Einbeziehung einer Grafik von Müller). So sicher ist, daß Streß in jeder Form adrenerg wirkt, so wenig kann davon ausgegangen werden, daß Streßfaktoren allein die Entstehung der essentiellen Hypertonie begründen.

Hinsichtlich der Indikation zu einer *Psychotherapie* zeigen die Erfahrungen, daß bei den wenigsten Patienten ein genügendes Konfliktbewußtsein vorliegt. Nach dem derzeitigen Wissensstand empfiehlt sich die Kombination von antihypertensiver Medikation und kontinuierlicher psychologischer Führung, sofern bei dem Patienten eine psychische Mitverursachung der Hypertonie nachweisbar und er bereit ist, auf lange Sicht mit dem Arzt zu kooperieren. Letzteres ist wegen der anfänglich kaum störenden hypertensiven Symptome und den dafür aber umso mehr spürbaren Nebenwirkungen der Medikamente oft nicht der Fall. Die Herstellung einer tragfähigen, vertrauensvollen Arzt-Patient-Beziehung ist deshalb als äußerst wichtig anzusehen. Diese kann nicht nur für die subjektiven Beschwerden, sondern auf die Dauer auch für die Langzeitprognose der Krankheit von Bedeutung sein. Neuerdings wird gerade hier das *Biofeedback* empfohlen; auch das Autogene Training als bewährtes Entspannungsverfahren ist angezeigt.

4.3.6. Die rheumatische Arthritis

Es handelt sich um eine chronische Systemerkrankung, die sich klinisch vorwiegend an den Gelenken manifestiert und bei der sich charakteristische, unspezifische histopathologische Veränderungen an der Synovia, am Knorpel und an den Skelettmuskeln finden. Epidemiologisch ist das Überwiegen von Frauen (3:1) gesichert und ein Nord-Süd-Gefälle wahrscheinlich. „Seropositiv" (auf ein bestimmtes Immunglobulin) sind etwa 70 % der gesicherten Fälle. Bei diesen scheint auch ein genetischer Faktor vorzuliegen. Allgemein wird die Störung heute als *Autoimmunkrankheit* aufgefaßt.

Symptomatik: Der Krankheitsbeginn ist im allgemeinen schleichend. In charakteristischer Weise kommt es zu morgendlicher Steifigkeit und Schmerzhaftigkeit bestimmter Gelenke und der Muskulatur. Die Gelenke sind meist symmetrisch befallen in Form einer teigigen Schwellung, meist über den Fingergrundgelenken. Daneben bestehen Bewegungsschmerz und Druckschmerzhaftigkeit vor allem im Bereich der kleinen Gelenke, also der Finger-, Hand-, Zehen- und Sprunggelenke, oftmals ist auch das Kniegelenk mit befallen. Während des subakuten Stadiums können die Gelenke eine erhöhte Hauttemperatur, Rötung und einen Erguß aufweisen. Daneben bestehen Allgemeinsymptome wie Müdigkeit, Schwächegefühl, Appetitlosigkeit, Gewichtsverlust und subfebrile Temperaturen. Mit fortschreitendem Verlauf kommt es zur Deformierung und Bewegungseinschränkung der Gelenke mit Verkrüppelung. Der Verlauf geht in Schüben vonstatten, und das Tempo des Fortschreitens variiert sehr.

Es ist immer wieder beobachtet worden, daß *emotionell belastende akute Geschehnisse* einen Einfluß auf die rheumatoide Arthritis haben. Die psychischen Belastungen umfassen vor allem Krisen in zwischenmenschlichen Beziehungen. Die äußeren Belastungen können auf der einen Seite bisher abgewehrte Aggressionen mobilisieren, oder sie können die bisherigen Formen der überkompensierten Abwehr durchbrechen. Alexander nimmt an, daß die chronische Polyarthritis sich oft dann entwickelt, wenn die Kanalisierung der feindlichen Impulse durch eine Änderung der äußeren Lebensweise behindert wird.

Das Gegensatzpaar Spannung und Lösung im Bereich unserer Gefühlserlebnisse ist aufs engste gekoppelt mit Spannungs- und Lösungszuständen in der willkürlichen Muskulatur. Es ist das retentive oder das hingebungsvolle Verhalten, das unsere willkürliche Muskulatur in Spannung oder Lösung versetzt.

Diese Konzeption Alexanders gleicht also in großen Zügen seinem Verständnis des essentiellen Hypertonus, erweist sich aber bei der empirischen Prüfung wesentlich schwächer als jenes. So gibt es keine Hinweise, daß die rheumatische Arthritis als *Folgezustand* erhöhter Muskelanspannungen verstanden werden kann. Auch ließen sich experimentell – wiederum im Gegensatz zu Hypertonikern – unter Streß keine erhöhten Muskelanspannungen nachweisen. Wenn man aus heutiger Sicht einen psychogenetischen Zugang zum Gelenkrheuma sucht, muß wohl der Weg über die *Psychoimmunologie* beschritten werden (siehe Kap. 3.3.8.). Es ist eine für die Zukunft offene und sehr interessante Frage, in welchem Maße psychische Faktoren zur Immunitätslage der rheumatischen Arthritis beitragen.

Die *Psychodynamik* des Rheumakranken scheint in erster Linie durch den Zusammenhang von Schmerz und Rheuma gegeben zu sein. Rheumakranke leiden unter erheblichen chronischen Schmerzen. Der Gedanke liegt nahe, daß der Patient mit den aus-

gedehntesten Gelenkveränderungen, der mit der größten Schmerzbeschwerde sein müßte. Wie jeder Rheumathologe weiß, ist dem
aber nicht so. Eine sehr gründliche Studie von Lichtenberg et al.
(1986) bestätigt natürlich die Rolle des Ausmaßes der arthritischen
Gelenkveränderung als Prädiktor für die Schmerzbeschwerde, findet aber, daß psychische Faktoren für die Voraussage des subjektiven Leidens an Schmerzen ein dreimal größeres Gewicht haben.
Patienten mit körperbezogenen Ängsten haben vielmehr Schmerzen als solche, die sozial aktiv und materiell zufrieden sind. Auch
der Zusammenhang von Schmerzintensität und psychischer Verstimmung ist nicht so einfach, wie man ihn zunächst annehmen
würde. Moldofsky und Chester arbeiteten einen differenzierbaren
Schmerz-Stimmungszusammenhang bei Arthritikern heraus. Die
eine Patientengruppe zeigte die zu erwartende positive Korrelation
zwischen Stimmungsveränderung und Schmerzintensität. Die andere Gruppe hingegen bot ein paradoxes Verhalten. Ihnen ging es
seelisch besser, wenn die Schmerzintensität hoch war und umgekehrt. Diese Patientengruppe hatte objektiv eindeutig schlechtere
Krankheitsverläufe als die erstgenannte Gruppe. Nachdem was im
Kapitel 2.2.2. über den psychischen Masochismus ausgeführt wurde, erstaunt dieser Verlauf nicht. Wenn körperliche Krankheit
psychisches Leiden mindert, wählt der Patient unbewußt den Weg
der Krankheitsverschlechterung. Solche Befunde werden auch dadurch gestützt, daß Rheumaerkrankungen junger Kinder nach
verschiedenen Studien insgesamt weniger schmerzhaft verlaufen
und sich erst mit zunehmendem Alter dem Schmerzerleben und
der Stimmungsbeeinflussung von Erwachsenen annähern. Wir
verstehen diese Befunde so, daß es sich hier um den sekundären
Erwerb von negativer Bedeutungshaltigkeit der Schmerzen handelt. (Literaturhinweise finden sich in der Übersichtsstudie von
Andersson et al. 1985.)

Das ursprüngliche Thema der psychorheumatischen Forschung
war die Suche nach einer sogenannten *Arthritispersönlichkeit* mit
spezifischen Konfliktverarbeitungen gewesen. Einem solchen
Konstrukt gegenüber zeigt die Mehrzahl der heutigen Autoren Zurückhaltung. In den älteren klinischen Studien waren es vor allem
3 Charakterzüge gewesen, die immer wieder herausgestellt wurden: (a) Eine zwanghafte Persönlichkeit mit Unterdrückung aggressiver und feindseliger Impulse, (b) ein masochistisch-depressi-

ver Zug mit starkem Bedürfnis nach Selbstaufopferung und übertriebenem Helferwillen und (c) ein starkes Bedürfnis nach körperlicher Aktivität vor Ausbruch der Erkrankung. Schon deskriptiv gleichen diese Züge denen, die wir in unseren eigenen Untersuchungen bei chronischen Schmerzpatienten (siehe 4.2.1.) fanden, was u.e. als Hinweis auf die persönlichkeitsprägende Rolle des chronischen Schmerzerlebens interpretiert werden muß (Hoffmann u. Egle 1989b). Das mag an einem einzelnen Beispiel noch verdeutlicht werden. Alexanders Arbeitsgruppe hatte ausschließlich Frauen untersucht und in der Beschreibung der Psychodynamik besonderes Gewicht auf die Verweigerung der weiblichen Geschlechtsrolle und der Sexualität gelegt. Die gestörte Sexualität der Rheumatikerinnen muß heute als ausreichend gesichert angesehen werden. In allen späteren Untersuchungen waren diese Einschränkungen jedoch erst *nach* Beginn des Rheumaleidens aufgetreten, was angesichts eines mit starken Schmerzen und Bewegungseinschränkungen einhergehenden Krankheitsbildes gar nicht so verwunderlich ist. Solche Befunde müssen nicht der Konzeption eines „männlichen Protestes", wie Alexander ihn beschrieb, widersprechen, sie können allerdings eine solche Annahme auch nicht stützen.

Die ärztliche und therapeutische Führung dieser Patienten ist nicht einfach. Sie geben den Ärzten zu verstehen, daß es sich eigentlich nicht lohnt, wegen ihrer Krankheit viel Aufhebens zu machen. Von Bedeutung für die *Arzt-Patient-Beziehung* ist auch hier der Versuch des Arztes, zunächst eine tragfähige Beziehung zu dem Patienten herzustellen. Erst später kann man versuchen, die Aktivität, die Selbstlosigkeit und die Ideale des Patienten vorsichtig in Frage zu stellen. Besserungen im therapeutischen Prozeß entstehen stets dann, wenn die Patienten es lernen, aus ihrer retentiven Haltung herauszugehen, zur Welt Vertrauen zu fassen, Forderungen zu stellen, offen aggressiv zu sein und Hilfe anzunehmen.

Neben internistischen, operativen und physiotherapeutischen Maßnahmen kommt ebenfalls eine psychotherapeutische Behandlung in Frage. Hilfreich können auch die Heranziehung von entspannenden Therapien sein, die den Bewegungsapparat im ganzen ansprechen, wie z.B. konzentrative Bewegungsübungen. Angesichts der Verbreitung der Volkskrankheit „Rheuma" und der großen Therapiefortschritte auf operativem und medikamentösem

Gebiet erstaunt es, wie wenig sich insgesamt an Verlauf und Prognose geändert hat. Wir führen dies unter anderem auf die so gut wie überhaupt nicht stattfindende Berücksichtigung psychischer Faktoren in Therapie und Rehabilitation zurück. Die Einstellung eines „Psychologen" für 300 Patienten einer Kurklinik ist offensichtlich nicht ausreichend!

4.3.7. Das atopische Ekzem (Neurodermitis)

Es handelt sich um eine chronische, juckende, oberflächliche Entzündung der Haut, die man in der Regel bei Patienten antrifft, in deren persönlicher oder Familienanamnese allergische Leiden vorkommen. Insbesondere die Komorbidität mit und Krankheitssukzession durch Asthma bronchiale ist nicht selten. Ätiologisch werden vor allem allergologische und immunologische Faktoren diskutiert.

Symptomatik: Die Krankheit beginnt meist mit Juckreiz. Durch Kratzen und Reiben kommt es zu Exkoriationen und zu einer Verdickung und Verhärtung der Haut. Meistens tritt bald eine rautenförmige, mosaikartige Veränderung der verdickten Haut auf, die man als Lichenifizierung bezeichnet. Durch Kratzen und Sekundärinfektion kommt es bisweilen zu Krustenbildungen und zu Exsudation. Betroffen sind vorwiegend Gesicht, Hals, Ellenbeugen, Kniekehlen, Hände und Handgelenke.

Die Versuche zur *Erfassung der Psychodynamik* des atopischen Ekzems spiegeln den unzureichenden Kenntnisstand, der weiterhin besteht, wider. In der Vergangenheit wurde von ganz wenigen Fällen generalisierend und unkritisch ausgegangen. Eine dermatologisch und psychoanalytisch gleich erfahrene Autorin wie I. Rechenberger (1979) schreibt, daß die dermatologische Psychosomatik sich weiterhin im Stadium der Grundlagenforschung befinde. In diesem Sinne geht auch derBeitrag im von Uexküllschen Handbuch mehr auf Fragen der Krankheitsverarbeitung und der Arzt-Patient-Beziehung als auf die eigentlich psychogenetischen und psychodynamischen Faktoren ein. Einiges scheint sich indessen abzuzeichnen.

So berichtet Bosse (1990) zur *auslösenden Situation* der Ekzemschübe bei den oft noch jungen Patienten, daß sich bei sorgfältiger

Anamnese regelmäßig psychosoziale Belastungen wie Wechsel von Bezugspersonen, Krisen in Freundschaften, Spannungen in der Familie, besonders zwischen den Eltern, Reisen, Umzüge usw. finden. Später treten berufliche Probleme und Spannungen in den Partnerbeziehungen in den Vordergrund. Im Krankenhaus – so ist die Erfahrung vieler Dermatologen – heilt das Ekzem gut ab, um bei gleicher Medikation rasch nach Entlassung wieder zu exazerbieren. Rechenberger geht für die *psychogene Komponente* der Neurodermitis von einer Störung der primären Mutter-Kind-Beziehung aus. Sie meint, im morphologischen Bild des Ekzems unterscheiden zu können, ob die Bindung nach außen harmonisch wirke (die Patienten kommen dann auch mit den Bezugspersonen in die Sprechstunde) oder eine gespannte Partner- oder Familienbeziehung rasch geäußert werde. Der typische Befund der Lichenifizierung bei Lokalisation des Ekzems vorwiegend an den Beugeseiten finde sich häufiger bei der ersten Gruppe, während papulöse Veränderungen mit tiefen ausgeschaufelten Kratzeffekten an Oberkörper, Streckseiten und Hüften bei der zweiten Gruppe überwögen. Soweit Rechenberger die Mütter der Patienten selbst untersuchen konnte, fand sie diese in sehr unterschiedlicher Weise psychisch auffällig. Damit wird zwar eine spezifische psychogene Komponente in der Genese des atopischen Ekzems eher unwahrscheinlich, aber der primär oder sekundär (z.B. durch die Reaktion auf das Kind und seine Krankheit) gestörten dyadischen Beziehung kommt wohl eine gewisse Bedeutung zu. Alexanders Hypothese (fehlende mütterliche Zuwendung – Exhibition des Körpers, der Haut, um Aufmerksamkeit zu erregen – Schuldgefühle – Autoaggression) scheint zu global und so kaum belegbar. Trotz der Weitsicht, die Alexander insgesamt im psychosomatischen Feld bewiesen hat, scheint er hier, und mit ihm viele andere, der klischeehaften Verkürzung von intakter Haut und intakter Mutter-Kind-Beziehung erlegen zu sein. Einzelne Aspekte, insbesondere der Zusammenhang von Scham, Schuldgefühlen und masochistischer Autodestruktion durch das in manchen Fällen exzessive Kratzen, sind klinisch besser zu belegen. Sie könnten allerdings auch in der Psychodynamik des Krankheitsverlaufs entstehen, denn der Hautkranke ist sichtbar „gezeichnet" und hat eine sozial schwierige Position, wobei z.B. das Verbot der Ordnungsämter, öffentliche Bäder zu benutzen, noch die geringste Belastung darstellt. Die Partnersuche von Menschen mit ausgeprägten Hautveränderungen ist sicher erheblich erschwert und die Rückwirkungen auf das Selbstbild naheliegend. Vielleicht bringt auch hier in Zukunft die Psychoimmunologie für die Pathogenese des atopischen Ekzems weitere Aufklärung. Erste Hinweise auf Zusammenhänge von Hautkontakten in der frühen Entwicklung und Veränderung der Immunitätslage im Tierexperiment berechtigen zu solchen Hoffnungen.

Eine einheitliche *Persönlichkeitsstruktur* wurde nie beschrieben. Es ist zu vermuten, daß die Zeichen von Gespanntheit und Reizbarkeit einerseits sowie Bedürfnisse nach Anerkennung und Erfolg andererseits etwas mit der Verarbeitung der Krankheit selbst zu tun haben. Dennoch können sich in der *Arzt-Patient-Beziehung* oft aus solchen Haltungen Konflikte ergeben. Neben einer medikamentösen *Behandlung*, die z.T. auch in lokalen Anwendungen besteht, kommt durchaus auch eine Psychotherapie, in seltenen Fällen eine analytische Psychotherapie in Frage. Aufgrund der starken subjektiven Betroffenheit erscheinen die Patienten teilweise psychotherapeutisch motivierbar. Verhaltenstherapeutische Settings haben sich als erfolgreich im Umgang mit dem Krankheitsverhalten gezeigt. So wurde beispielsweise ein gezieltes Training zum Ersatz der Kratzrituale durch alternative Entlastungshandlungen entwickelt.

4.3.9. Die Anorexia nervosa

Unter Anorexia nervosa versteht man ein Krankheitsbild, das als Ausdruck eines seelischen Konfliktes zu einem extremen Gewichtsverlust führt. Essen bzw. Erbrechen sind nicht nur physiologische Vorgänge, sondern bereits in der frühesten Entwicklung sich ausbildende Kommunikationsabläufe zwischen Mutter und Kind. Sie können verschiedensten Störungen unterworfen sein. Bei der Anorexie bestehen ein breites Spektrum und viele Übergänge von kurzzeitigen, oft spontan heilenden *anorektischen Reaktionen* über *anorektische Phasen* als Ausdruck eines Konversionsgeschehens bis hin zu den bekannten schweren, oft kaum beeinflußbar verlaufenden, chronischen Formen. *Pathognomonisch* ist die idealisierte Vorstellung von einem reduzierten Körpergewicht, die der oft panischen Befürchtung, zu dick oder auch nur normgewichtig zu sein, entspricht.

Vorkommen und Verlauf: Anorexie-Kranke sind zu 95 % Frauen. Während früher angenommen wurde, daß die Krankheit fast ausschließlich in der Pubertät beginne und nach dem 25. Lebensjahr selten werde, ist ein Auftreten auch über dieses Alter hinaus heute des öfteren beobachtet worden. Ebenfalls gesichert ist eine ständige epidemiologische Zunahme der Erkrankung in den letzten 15 Jahren. Die Erkrankungsinzidenz liegt zwischen 1 und 2 % der Mädchen in der Adoleszenz. In bis zu 10 % der Fälle kommt es auf verschiedene Weise zum Tod der Patientinnen. Der Verlauf ist wechselhaft. Viele Anorexien heilen gut aus, aber Langzeitbeobachtungen weisen auf eine Tendenz zur Chronifizierung hin.

Nach dem Vorschlag von Halmi für die DSM-III-Kriterien unterscheiden wir zwei hauptsächliche Formen:

1. Der passiv-restriktive Typ
   Es handelt sich dabei um Patientinnen, die ihr Gewicht ausschließlich durch Hungern reduzieren. Sie sind die im engeren Sinne „echten" Anorexien, auch wenn sie gar nicht, wie der Krankheitsname mißdeutet, an Appetitlosigkeit (Anorexie) leiden, sondern zumindest anfangs unter starken Hungergefühlen. Später schwinden diese allerdings. Im englischen Klinikjargon werden sie als „Restricter", nach dem Vorschlag von Willenberg als Patientinnen vom „Anorexie-Typ" bezeichnet.

2. Der aktive Typ
   Er ist gekennzeichnet durch absichtliche Reduktion der Nahrungsaufnahme, Selektion kalorienarmer Speisen, unterstüzt durch phasenhaftes oder regelmäßiges Erbrechen, Einnahme von Laxantien und/oder Diuretika und motorische Überaktivität. Diese Patientinnen nehmen das Hungergefühl wahr, mitunter als quälend, so daß Heißhungeranfälle auftreten können; sie werden unterdrückt oder sind am Beginn der Magersucht mit der Aufnahme großer Nahrungsmengen und anschließendem Erbrechen verbunden. Im Unterschied zur Bulimie, die im nächsten Kapitel beschrieben wird, steht bei diesen Patientinnen die Sucht mager zu werden, konstant im Vordergrund, auch wenn das Eßverhalten dem der Bulimikerinnen gleicht. Man hat wegen dieser Überschneidung auch von „Bulimarexie" gesprochen.

Prognosefaktoren: Ein Krankheitsbeginn vor dem 16. Lebensjahr
weist auf eine eher gute Prognose hin. Für einen ungünstigen Verlauf sprechen die Kombination der Anorexie mit Bulimie, Laxan-
tienabusus, prämorbide Fettsucht und schlechte soziale und berufliche Anpassung. Auch das nicht erfolgende Ansprechen auf Behandlung nach 1jährigem Krankheitsverlauf gilt als eher schlechtes Vorzeichen. Übergänge in schizophrene Psychosen wurden
wiederholt beschrieben.

Symptomatik:

1. Extreme Gewichtsabnahme, Untergewicht bis zur Kachexie.
2. Amenorrhoe; fast regelmäßig besteht eine sekundäre Amenorrhoe, selten eine primäre. Die Amenorrhoe kann vor Beginn der Erkrankung auftreten, meist tritt sie zusammen mit
   dem Beginn der Krankheit, selten nach Beginn auf. Sie ist als
   physiologische Reaktion auf die psychische Belastung zu verstehen.
3. Chronische Obstipation.
4. Sekundäre Folgen des Hungerzustandes: Der Gesamtstoff-
   wechsel ist subnormal, der Grundumsatz reduziert, die Kör-
   pertemperatur erniedrigt, Haut und Haare sind trocken und
   brüchig, es tritt Lanugobehaarung, oft auch eine Akrozyanose
   auf, daneben Hypokaliämie und ab und zu Magenbeschwerden.
5. Störungen des Eßverhaltens: Die Gewichtsabnahme wird erreicht durch Nahrungsverweigerung, durch spontanes oder in-
   duziertes Erbrechen und durch Abführmittelabusus, bisweilen
   durch Diuretika. Neben der Nahrungsverweigerung sind in
   vielen Fällen „Freßphasen" (Hyperorexie) zu beobachten und
   Nahrungsmitteldiebstähle.
6. Motorische Überaktivität: Die körperlich hinfälligen Patientinnen verleugnen ihre Schwäche und Müdigkeit, sind kaum
   im Bett zu halten, unternehmen stattdessen anstrengende
   sportliche Trainingsprogramme oder weite Wanderungen etc.
7. Verleugnung des Krankheitswertes der Kachexie: Die Patientinnen erleben ihren kachektischen Zustand nicht als krankhaft, sondern verteidigen ihn als normal.
8. Körperbildstörung: Die Wahrnehmung des eigenen Körpers
   ist bei diesen Patientinnen regelmäßig gestört.

9. Verleugnung des Hungers: Die Patientinnen tragen eine völlige Unabhängigkeit von körperlichen Bedürfnissen, insbesondere von Hunger, zur Schau. „Ich brauche nichts zu essen".

10. Depressive Verstimmungen: Sie sind bei 50 % der Patientinnen beobachtet worden und stellen die häufigste psychische Komplikation des Krankheitsbildes dar. Manche Autoren fassen – unseres Erachtens irrtümlich – das Krankheitsbild als eine Art von larvierter Depression auf.

11. Kontaktstörung: Die Patientinnen sind meist sozial sehr isoliert, leben in einer Art „splendid isolation". Ihre Fähigkeiten zu intensiverem Kontakt, zu emotionalem Austausch sind stark eingeschränkt.

12. Die *Störungen der Hormonmuster* bei der Anorexie sind seit langem bekannt. Sie waren es, die immer wieder die Forschung nach einer primär doch organisch verursachten Erkrankung suchen ließen.

Garfinkel et al. (1986), die die gesamte Literatur hierzu referieren, fassen ihr Votum zu den hypophysär-hypothalamischen Funktionsabweichungen folgendermaßen zusammen: „Heute lassen sich diese Veränderungen entweder als Ausdruck der emotionellen Störungen, die dem Krankheitsbeginn vorangehen, fassen, oder auf den Gewichtsverlust bzw. die reduzierte Nahrungsaufnahme beziehen."

Zur auslösenden Situation: Die Krankheit tritt, wie oben erwähnt, überwiegend in der Pubertät auf. In dieser Entwicklungsphase stehen nach Anna Freud die Triebangst (erotische bzw. sexuelle Versuchungssituation) und die damit verbundene Triebfeindlichkeit, die Intellektualisierung, die Umgestaltungen der Objektbeziehungen (tatsächliche oder phantasierte Trennung von den Eltern) und die Entwicklung neuer Identitätsgefühle (anstatt Mädchen: Frau, Mutter) im Vordergrund. Die Adoleszente muß sich von Bindungen an Personen, die größte Bedeutung in der Kindheit für sie hatten, d.h. von ihren infantilen Liebesobjekten lösen und muß Beziehungen anderer Art eingehen. Dies hat eine Umwandlung der gesamten psychischen Organisation zur Folge: Umgestaltung von Ich-, Über-Ich- und Ich-Ideal-Repräsentanzen. Bei Patientinnen, die an Anorexie leiden, können die Konflikte, die mit diesen Themen verbunden sind, aufgrund einer früheren Störung nicht gelöst werden. Die frühere Störung wird durch die Probleme

in dieser Phase aktualisiert und führt, da keine anderen Lösungs-
möglichkeiten vorhanden, zum Ausbruch der Krankheit. Es sind
in der Mehrzahl der Fälle nicht äußere „Gefahren", sondern die
Entwicklungsprozesse als solche, die den Konflikt auslösen. Die
Umgestaltungen der Pubertät sind es, die zu Angst und Abwehr
führen, und zwar dann, wenn die sexuelle Reifung zur psychischen
Realität geworden ist oder zu werden droht. Die seelische Krise
wird dadurch ausgelöst, daß die Vorstellungen vom eigenen Ich
(Ich-Ideal) und die Wahrnehmung von Veränderungen im Bereich
des Körpers und von Veränderungen im Bereich von triebhaften
Bedürfnissen nicht mehr übereinstimmen (Körper-Ich). Als Abwehr wird das Ideal, ein geschlechtsloses, reines und autonomes
Wesen zu sein, aufgebaut. Banaler *äußerer Anlaß* können Bemerkungen von Außenstehenden über ihre runden Körperformen sein
oder spielerische Manipulationen mit der Nahrungsaufnahme. Gewöhnlich gehen ein erster Kontakt mit dem anderen Geschlecht,
eine körperliche Berührung, Zärtlichkeiten, die als gefährlich oder
bedrohlich abgelehnt werden, der Erkrankung voraus. Durch solche Erlebnisse wird der zentrale Konflikt verstärkt, der in der tief-
liegenden Ablehnung der weiblichen Geschlechtsrolle liegt.

Psychodynamik und Psychogenese

1. Abwehr der weiblichen Identität

Die Abwehr richtet sich gegen die Übernahme der weiblichen Rolle (Frau, Mutter) als solcher, besonders aber gegen die weibliche
Sexualität (weibliche Körperformen), weibliche sexuelle Regungen. Die weibliche Sexualität zeigt im unbewußten Erleben der
Patientinnen deutliche Parallelen zum Essen in Form des Insich-
hineinnehmens von Glied und Samen und des Dickwerdens durch
Schwangerschaft. Über die Abwehrmechanismen Regression und
Verschiebung werden die genital-sexuellen Triebimpulse auf die
orale Ebene geschoben. Die Ängste, die andere Frauen davor haben, sexuell penetriert zu werden oder schwanger zu werden, bestehen hier gegenüber der Nahrungsaufnahme. Die Mädchen, die
sich zum Zeitpunkt der Adoleszenz mit der Rolle der Frau bzw.
der Mutter identifizieren müßten, wären gezwungen, die symbiotische Beziehung zur Mutter aufzugeben, wozu sie jedoch nicht in
der Lage sind, da sie aufgrund der gestörten Entwicklung (s.u.)

nicht fähig sind, sich als ein „Selbst" zu erleben und als ein „Selbst" zu handeln. Jeder Versuch, sich von der Mutter zu trennen, ruft bei den Patientinnen Depressionen, Angst und Verzweiflung hervor.

2. Die Abwehr des Essens als Kampf gegen den Wunsch nach Verschmelzung mit der Mutterfigur oder als Möglichkeit der Trennung von der Mutterfigur

Im Hunger wird die Abhängigkeit des Ich von der Natur, vom eigenen Körper und insbesondere von der Fürsorge der Mutter in charakteristischer Weise erlebt. Unbewußt liegen Erinnerungen zugrunde, übermäßige Wünsche an die Mutter zu haben, und die infantile Enttäuschung, von der Mutter nicht genug bekommen zu haben. Die Nahrungsabstinenz steht aus dieser Sicht im Dienste der Selbstbestrafung und stellt den vergeblichen Versuch dar, Schuldgefühlen zu entgehen. Das manifeste Bild wird bestimmt durch ein Verhalten, das der unbewußten Sehnsucht nach dem Einssein mit der Mutter entgegengesetzt ist. Eine unbewußte Formel könnte man nennen: Nahrung = Mutter. Die ambivalente Beziehung zur Mutter bringt es dann mit sich, daß die Nahrungsaufnahme als eine Aufhebung der Grenzen zwischen Patientin und Mutter, als ein gefährlicher Vorgang erlebt wird. Bei der Einverleibung der Nahrung wird für die Patientinnen die Grenze zwischen Ich und Objekt aufgehoben. Durch die Nahrungsabstinenz wird diese Gefahr vermieden. Mit großer Wahrscheinlichkeit liegt eine primäre Störung der dualen Beziehung von Mutter und Kind vor. Oft wird die Mutter als dominierend, als versagend und als sexualfeindlich beschrieben, die überaktiv, tüchtig und meist berufstätig ist. Sie ist Mann und Frau zugleich. Zärtlichkeit, Gefühle und Sexualität werden von ihr wie von der ganzen Familie abgelehnt. Durch das Erbrechen haben es die Patientinnen in der Hand, die Befriedigung des Hungers wieder rückgängig zu machen. Das Erbrechen folgt dem Essen wie die Strafe und Sühne dem Vergehen. Bei der Entscheidung „Das will ich essen oder das will ich ausspukken", entscheiden sich die Patientinnen für das letztere. In dieser Verneinung und diesem Negativismus werden negative Impulse gebunden. Die Wünsche nach Verschmelzung bzw. nach Trennung sind den Patientinnen in derRegel unbewußt und werden erst in der psychoanalytischen Behandlung wieder deutlich.

3. Der Kampf um die Autonomie

Nach H. Bruch und H. Thomä haben die Patientinnen eine tiefe
Resignation gegenüber der Möglichkeit zur Realisierung autonomer Ansprüche und autonomer Selbstverwirklichung. Das allge-
genwärtige Erleben einer „invasiven" Mutter, die alles beherrscht
und alles kontrolliert, führt zu einem Gefühl, das sich etwa so beschreiben läßt: „Alles, was ich tue, ist sinnlos. Nie tue ich etwas
selbst. Nie bin ich ich selbst." Aus dieser Sicht ist die Nahrungsverweigerung der unbewußte Versuch, sich als autonomes Subjekt
zu erleben. Nur noch diese Autoaggression vermittelt das Gefühl,
ein Selbst zu haben, Individuum zu sein. Das Ich kann sich nur als
begrenzt erleben, wenn es sich selbst schädigt. Hinter dieser Störung des Erlebens steht eine unzureichende Abgrenzung von Selbst
und Objektrepräsentanzen, d.h. eine unzureichende Unterschei-
dungsmöglichkeit der psychischen Bereiche, die das Selbsterleben
auf der einen Seite und das Bild des anderen Menschen in einem
selbst auf der anderen Seite begründen. Das Verständnis der Anorexie als fehlgeleiteter Regulationsversuch zur Aufrechterhaltung
eines Selbstwerterlebnisses ist für die Therapie von entscheidender
Bedeutung. Es ermöglicht dem Therapeuten jenen notwendigen
„Respekt" vor der Erkrankung, der der Patientin das Gefühl vermittelt, verstanden zu werden.

Magersuchtpatientinnen haben sich als Kinder häufig überstark an
die Forderungen ihrer Umgebung angepaßt, erscheinen als Mu-
sterkinder. Diese übermäßigen Anpassungsprozesse können als
vorzeitige Ich-Entwicklung verstanden werden, um mit der gefühls-
armen, wenig empathischen Umwelt fertig zu werden. Das über-
angepaßte Verhalten bis zur Kindlichkeit entspräche nach Winnicott mehr der Leistung einer „Als-ob-Persönlichkeit", eines „falschen Selbst", als derjenigen eines autonomen Ich. Auch das
Krankheitsbild der Anorexie würde dann der Ausgestaltung eines
falschen Selbst entsprechen, welches das „wahre Selbst" zu schützen versucht. Das wahre Selbst könnte bei diesen Patientinnen in
der abgespaltenen körperlichen Symptomatik gesehen werden. –
In H. Bruchs Verständnis der Anorexie sind neben dem oben geschilderten Gefühl des Ausgeliefertseins und der Ineffektivität
noch 2 Faktoren von entscheidender Bedeutung: das gestörte Körperbild (s.o.) und die Fehlinterpretation innerer und äußerer Reize.

Persönlichkeitsstruktur: Meist handelt es sich bei diesen Patientinnen um überdurchschnittlich intelligente Menschen. Gewöhnlich sind sie autistisch in einer trotzig-oppositionellen und eigensinnigen Haltung verfangen. Dabei erscheinen sie nach außen in der ersten Annäherung oftmals auch übergefügig.

Zur familiären Situation: Im Umgang mit Magersüchtigen fallen dem Untersucher die massiven Spannungen zwischen der Patientin und den übrigen Familienmitgliedern immer wieder auf, aber auch die Spannungen der Familienmitglieder untereinander. Die ausgeprägten pathologischen Beziehungsmuster können nicht nur als Krankheitsfolge aufgefaßt werden. Inwieweit man jedoch berechtigt ist, in einem spezifischen Sinne von einer Magersuchtfamilie zu sprechen, möchten wir offenlassen. Depressionen, Alkoholismus und die Anorexie selbst sind in der Herkunftsfamilie der Kranken gehäuft anzutreffen (Garfinkel et al, 1986). Ob es sich hierbei um biologische oder psychologische Faktoren handelt, ist noch unklar.

Arzt-Patient-Beziehung: Die Patientinnen üben einen massiven Appell aus und verstehen es, Ärzte und Pflegepersonal durch ihr kindliches, hilfloses und dabei differenziertes und „vernünftiges" Wesen für sich einzunehmen. Alle Versuche jedoch, wirklich Einfluß zu nehmen und eine Gemeinsamkeit herzustellen, prallen ab. Sie sehen eine Behandlung bei ihrer fehlenden Krankheitseinsicht als völlig unnötig an, insbesondere eine stationäre Behandlung, die ihre Nahrungsrituale aufdecken muß. Wenn die stationäre Aufnahme nicht zu umgehen ist, wollen sie selbst den Gang der Behandlung bestimmen, handeln Privilegien aus. Nach einigen Wochen treten dann regelmäßig Enttäuschungen auf. Insbesondere dann, wenn die Gewichtskurve, obwohl die Patientinnen angeblich Unmengen zu sich genommen haben, gleichbleibt oder abfällt, und die anhaltende Nahrungsverweigerung, das heimliche Erbrechen, entdeckt werden und spätestens dann, wenn Diebstähle in der Küche oder Anzeigen aus benachbarten Warenhäusern die Geduld der Ärzte und Schwestern strapazieren. Ein Arbeitsbündnis herzustellen und gleichzeitig die schweren psychopathologischen Verhaltensstörungen der Patientinnen zu ertragen, ist eine schwierige Aufgabe für Ärzte und Schwestern. Die Behandlungstechnik muß danach ausgerichtet sein, den Kampf der Patientin um ihre Autonomie zu verstehen.

Therapie

Die *Probleme der Behandlung* sind erhebliche. An erster Stelle steht das Therapie-Arrangement überhaupt, das der Reflektion bedarf. Wenn man sich das, was oben über den Kampf der Patientinnen um Autonomie und Selbstbestimmung gesagt wurde, vergegenwärtigt, dann ergibt sich für den Therapeuten eine geradezu *paradoxe Situation:* Auf der einen Seite ist die Patientin lebensbedrohlich krank. Der Arzt muß helfen, er muß gegen den Willen der Patientin etwas tun, was diese nicht möchte. Er *will* etwas von der Patientin – muß sie zu etwas bringen, zu einem Verhalten drängen, das für diese Unterwerfung bedeutet. In psychodynamischer Konsequenz ist für die Patientin anfangs die Einwilligung in die Therapie mit einer *Unterwerfung unter den Willen der dominierenden Mutter* identisch. Die Therapie wird zur (so erlebten) Selbstaufgabe. Nur so ist der hinhaltende Widerstand gegen jede Form der Therapie zu verstehen. Meist sind es auch die Angehörgen selbst, die die Kranke zum Arzt oder in die Klinik bringen. Aktiv helfen heißt für den Arzt in den Augen der Patientin, zum Helfershelfer der Angehörigen zu werden. Ein Vertrauensverhältnis erscheint anfangs kaum erreichbar. Alle Vertreter einer „nur" somatischen Therapie (Sondenernährung; Dauerschlafbehandlung, wo nur zum Essen geweckt wird) sind für die Kranken keine Verbündeten, sondern Gegner. Aus diesem Verständnis der Patientin heraus ist die Zwangsernährung mit der Sonde kritisch als „orale Vergewaltigung" bezeichnet worden.

Aber die Situation des Arztes, der es mit einer Patientin mit einem Gewicht von oft unter 30 kg zu tun hat, ist in der Tat paradox. Der Zustand ist lebensbedrohlich. Erste Aufgabe ist es daher, der Patientin *gleichzeitig* das Gefühl zu vermitteln, daß man sie in ihrem Widerstand und ohnmächtigen Trotz *versteht* und sie trotz dieses Verständnisses *nicht sterben lassen will.* Man muß der Patientin vermitteln – und das ist eine echt dialektische Aufgabe –, daß man ihr helfen will, jenen inneren Kampf um ihre Autonomie zu ihren Gunsten zu entscheiden, daß man aber die gewählten autoaggressiven Mittel für völlig verfehlt hält. Man muß versuchen, das zu etablieren, was man eine therapeutische Ich-Spaltung nennt. Dies ist bei kaum einer Neurose so problematisch wie bei der Anorexie. Eine Patientin sagt während der Psychoanalyse zu ihrem Therapeuten: „Sie sagten immer, daß Sie nichts von mir wollen. Aber natürlich wollen Sie etwas von mir: Sie wollen mich gesund machen. Wenn Sie mich soweit haben, dann werden Sie triumphieren und denken: Die habe ich geschafft. Aber seien Sie gewarnt: Mich schaffen Sie nicht." Diese Patientin kann in sehr charakteristischer Weise ein sogenanntes „Arbeitsbündnis" in der Therapie nicht eingehen, sondern sie erlebt die Therapie in der Übertragung als ein ständiges Ringen mit der dominierenden Mutter. Die Auflösung solch eines gordischen Knotens stellt erhebliche Anforderungen an Geduld und Können des Therapeuten. Dazu gehört es auch, alle Versuche der Verwandten, sich in die Therapie einzumischen, freundlich, aber bestimmt zurückzuweisen. Wiederholt beobachten wir, wie aus psychotherapeutischer Sicht „gut laufende" Therapien von den Familienangehörigen minderjähriger Patientinnen beendet wurden. Wenn das, was oben über die psychische Struktur der Mütter gesagt wurde, zutrifft, dann ist diese Einmischung nur konsequent. Denn ein Autonomwerden der Tochter in der Psychotherapie *muß* Ablösung von der Mutter und damit Schmerz und Betroffenheit für diese bedeuten.

Die „Behandlungstechnik" bei *erheblichem Untergewicht* muß anfangs bei allem Veständnis strikt und entschlossen sein: Zimmeraufenthalt, notfalls Bettruhe, Besuchsverbot, Kontrolle der Ein- und Ausfuhr von Kalorien; Kontrolle der „Zufuhr" von Medikamenten (Laxantien, Diuretika). Man muß der Patientin zu verstehen geben, daß man sie akzeptiert, aber nicht ihre Autodestruktion. Erst wenn die Gewichtskurve ansteigt, wird gewöhnlich mit psychotherapeutischen Gesprächen begonnen, und man kann dann zunehmend die strengen äußeren Bedingungen lockern. Anfangs sind diese aber unumgänglich, wenn man die Patientin nicht vital gefährden will. Es versteht sich, daß bei extremer Kachexie die Sondenernährung nicht zu umgehen ist. Tatsächlich ist dies aber ausgesprochen selten der Fall; zudem setzt die Sondenernährung ein geschultes Team voraus und ist nach unseren Beobachtungen im normalen internistischen Stationsbetrieb kaum einmal sinnvoll durchzuführen. Garfinkel enpfiehlt Sedierung und anxiolytische Behandlung (Diazepam-Derivate) vor dem Essen, wenn dieses phobisch besetzt ist. Die oft angewandte antidepressive Psychopharmakotherapie ist nach maßgeblichen Meinungen problematisch und umstritten.

Übersichtsschema zur Therapie:

1. Bei Patientinnen mit einer Gewichtsreduktion im tolerablen Bereich, insbesondere bei akuten und noch nicht chronifizierten Erkrankungen, sollte die Therapie mit psychotherapeutischen Maßnahmen begonnen werden. Wir selbst arbeiten mit einer modifizierten psychoanalytisch orientierten Therapie. Von vielen Autoren ist Verhaltenstherapie empfohlen worden. Die Kombination beider Verfahren könnte man sich gerade bei diesem Krankheitsbild als sinnvoll vorstellen, wird aber selten praktiziert. Stark gewichtsreduzierte Patientinnen sollten zumindest initial stationär behandelt werden.

2. Bei *kachektischen Patientinnen* führt kein Weg daran vorbei, das Körpergewicht *vor* jeder Form von Psychotherapie wieder herzustellen. Im Zustand des Hungerns kann niemand von konfliktzentrierten Gesprächen profitieren.

3. Die *Angst vor dem Essen* hat eine echt *phobische Dimension*. Die Patientinnen reagieren hier teilweise geradezu panisch und vermeiden phobisch den angstmachenden Reiz, das ist die Nahrungsaufnahme. Es ist eine gemeinsame Erkenntnis aller Psychotherapie-Richtungen, daß Phobien ohne aktive Auseinandersetzung mit dem angstmachenden Reiz nicht behandelbar sind. Deswegen ist es immer erforderlich, daß die Problematik der Nahrungsaufnahme in die Therapie einbezogen wird (z.B. durch verbindliche Absprachen).

4. Bei Patientinnen mit erwiesen chronischer Anorexie und längerdauernder Kachexie muß die Therapie nach dem *Muster einer Suchtbehandlung* aufgebaut werden. Eine entschlossene, nicht verhandlungswillige therapeutische Einstellung ist unumgänglich. Endokrinologische Untersuchungen haben die von manchen Autoren schon länger vermutete *Suchtstruktur* fortgeschrittener Anorexien bestätigt. Durch die Kachexie kommt es offenbar zu einer vermehrten Produktion körpereigener Opiate (Endorphine), die zu rauschhaftem Erleben führen (Weiner, 1985; Marrazzi u. Luby, 1986). Die Patientinnen schildern eine befriedigende Schwerelosigkeit, eine Leichtigkeit, einen freien Zustand, den sie um keinen Preis aufzugeben bereit sind. Ihre verleugnenden und rationalen Einlassungen sind die von strukturell Süchtigen. Sie als (noch) Neurosekranke mißzuverstehen, heißt, ihre Behandlungschancen drastisch zu verschlechtern.

Zusammenfassung und Bemerkungen zur nosologischen Klassifizierung

Wir rechnen die Anorexia nervosa nicht zu den klassischen Psychosomatosen. Stattdessen fassen wir sie als eine narzißtische Störung auf, die zum Teil von depressiven, hysterischen oder zwanghaften Komponenten begleitet ist. Der Prozeß zur Abgrenzung des Selbst, der mit der Pubertät abgeschlossen ist, ist bei diesen Patientinnen gestört. Meist besteht ein enger symbiotischer Kontakt zur Mutter. Anorexie-Mütter lassen ihren Kindern keinen Wunsch offen, sie erlauben keine Individuation, sie entlassen sie nicht aus ihrem eigenen Selbst. Die Mütter besetzen die Tochter als ihr narzißtisches Objekt, d.h. sie nehmen sie als Teil ihrer selbst wahr. Die Anorexie stellt den Versuch dar, sich aus der narzißtischen Umklammerung durch die Mutter loszureißen. Das Abnehmen wird als einzige Möglichkeit gesehen, sich von der Mutter zu trennen, selbständig zu werden. Das wäre sozusagen das *Modell* der klassischen Krankheitsentwicklung, das für den Einzelfall mit allen Einschränkungen zu sehen ist.

Das „psychosomatische" Krankheitsbild, nämlich der extreme körperliche Verfall, entsteht eigentlich erst sekundär als Folge einer psychischen Verweigerung. Dieses Krankheitsbild gehört damit unseres Erachtens nur „uneigentlich" in die Gruppe der Psychosomatosen und sollte besser als die Sonderform einer Psychoneurose aufgefaßt werden. Im Gegensatz zu der klassischen Psychosomatose lassen sich bei der Anorexia nervosa keine Organveränderungen nachweisen. Der primäre Konflikt und seine Darstellung liegen überwiegend im psychischen Bereich und erst sekundär im körperlichen.

Sobald sich das Krankheitsbild im körperlichen Bereich zu „etablieren" beginnt, entwickelt sich allerdings eine ausgeprägte *Eigengesetzlichkeit*, die der von Psychoneurosen nicht mehr gleicht und vor allem anders behandelt werden muß. Man kann dies als den Übergang von der *anorektischen Reaktion* in das Krankheitsbild der eigentlichen Anorexia nervosa auffassen. Die Erkrankung macht hier einen Qualitätswandel durch, der für viele Autoren Anlaß ist, von einer psychosomatischen Krankheit zu sprechen. Die Jahre bestehende, stark untergewichtige Anorexie zeigt eine Eigengesetzlichkeit, die mit dem deutschen Begriff der Mager-

sucht gut erfaßt wird. In diesem Stadium der Krankheit sind die Urteilskraft und die Fähigkeit zur freien Entscheidung deutlich eingeschränkt. Die Patientinnen gleichen hierin Süchtigen, und die Behandlung muß manche Elemente der Suchtbehandlung übernehmen. Im deutlichen Gegensatz dazu kann bei der anorektischen Reaktion oft in wenigen Gesprächen mit den Patientinnen und der Familie eine rasche Gewichtsnormalisierung erreicht werden. Da die Therapiewünsche in der Regel mehr bei den Angehörigen liegen, ist eine anschließende Psychotherapie, die auf die Konflikte und nicht auf das Gewichtsproblem eingeht, bei diesen Fällen meist nicht möglich. Man sollte den oft noch sehr jungen Mädchen aber glaubwürdig vermitteln, daß man in einer Psychotherapie zu einem späteren Zeitpunkt für sie eine echte Chance sähe – unabhängig davon, ob sie dann dick oder dünn seien.

4.3.10. Die Bulimia nervosa

Seit dem Beginn der 70er Jahre wird gehäuft ein Krankheitsbild beobachtet, das der Anorexia nervosa sehr ähnlich ist. Die Bulimie (= Stierhunger) ist gekennzeichnet als übersteigerte Angst vor einer Gewichtszunahme und durch Freßattacken mit anschließendem Erbrechen. Überraschenderweise ist das Krankheitsbild schon seit der Antike bekannt. Die Häufigkeit scheint jedoch in unserer Zeit deutlich zugenommen zu haben (BRD: 100 – 200 000 Fälle). Sie unterliegt offensichtlich auch Zeitströmungen, die mit den Folgen einer Überflußgesellschaft zusammenhängen. Betroffen sind fast ausschließlich junge Frauen. Die *Prävalenzrate* der Bulimia nervosa liegt nach verschiedenen Schätzungen bei etwa 2 – 4 % der Frauen zwischen 20 und 35 Jahren (Fichter), die besonders gefährdet sind. Das *Ersterkrankungsalter* liegt damit vergleichsweise später als das der Anorexie („Pubertätsmagersucht"). Die Bulimie ist typischerweise eine Erkrankung von Mädchen und jungen Frauen, die das Elternhaus bereits verlassen haben. Die Zahl der Patientinnen, die sich in ärztliche Behandlung begibt, entspricht in etwa der Zahl der Anorexia-nervosa-Fälle, obwohl deren Prävalenz ca. 10mal höher liegt. Die Charakteristika dieser Patientengruppe wurden erst in den letzten Jahren differenzierter erfaßt und klarer von der Anorexie und der Adipositas abgegrenzt.

Eine *Definition* des Krankheitsbildes müßte in Anlehnung an
G. Russell folgende Punkte umfassen:

1. Ein machtvoller und *unbeherrschbarer Drang zu übermäßigem
   Essen*, der sich in wiederkehrenden Episoden von „binge-
   eating" („Freßattacken") zeigt.
2. Eine *krankhafte Angst vor dem Dickwerden* (phobisch strukturiert!), verbunden mit der Psychopathologie der Anorexia
   nervosa, die dem Erscheinungsbild oft vorangeht.
3. *Vermeidung der dickmachenden Effekte* der Nahrung durch
   selbstinduziertes Erbrechen und/oder Mißbrauch von Laxantien, Diuretika oder beidem.

Deutlich wird in dieser Definition die nosologische Überschneidung mit dem Krankheitsbild der Anorexie. Im Gegensatz zu der
Anorexie steht die krankhafte Angst vor Gewichtszunahme (Ähnlichkeit mit den Phobien) jedoch im Vordergrund. Die damit verbundene zwanghafte gedankliche Beschäftigung mit dem Essen
führt zu Konzentrationsstörungen, Arbeitsstörungen und sozialem Rückzug. Im körperlichen Bereich entstehen bei der chronischen Störung Folgeschäden; so reichen die Konsequenzen des
ständigen Erbrechens von einer Zerstörung der Zähne (wegen der
Salzsäure des Magensaftes) bis zur Herzfunktionsstörung (durch
die Hypokaliämie) und weiteren Ausfällen. In Abgrenzung zur
Anorexie besteht immer ein starker *Leidensdruck*, das Bewußtsein
an einer schweren Eßstörung zu leiden und das Gefühl, den circulus vitiosus von Freßattacke und Erbrechen aus eigener Kraft nicht
durchbrechen zu können. Zudem haben diese Patienten zumeist
Ideal- bis Normgewicht, sind manchmal aber auch leicht übergewichtig.

Nach Halmi sind – wie bei der Anorexie – 2 Typen zu unterscheiden:

Typ 1: Bulimie ohne Phase einer Magersucht
Typ 2: Bulimie mit vorangehender oder intermittierender
      Anorexie („Bulimarexie").

Eine spezifische *Psychodynamik* der Bulimie, die sich deutlich von
der Anorexie-Problematik abgrenzen ließe, wurde bisher nicht
herausgearbeitet. Nach unserer Meinung handelt es sich um die
gleiche orale Grundstörung, die jedoch stärker durch die Bela-

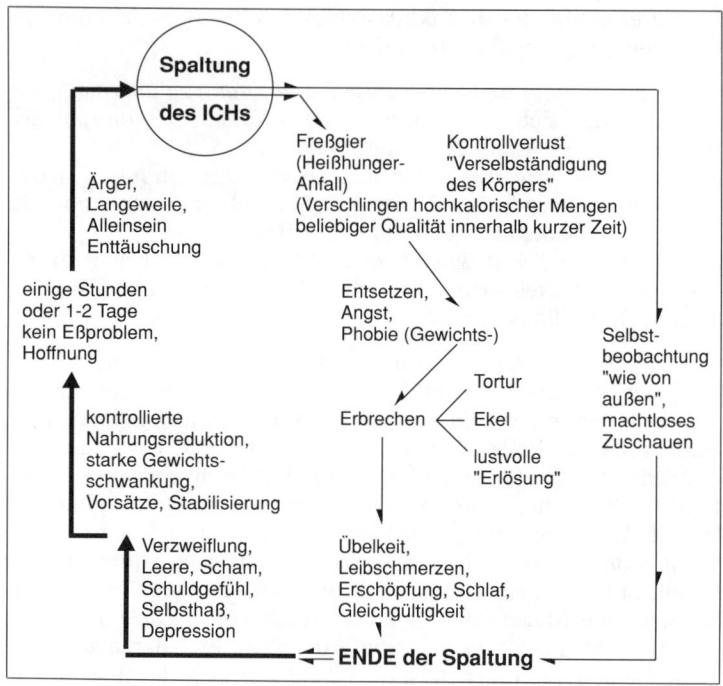

Abb. 14. Schema der Bulimie nach Feiereis.

Schema des circulus vitiosus in der Symptomatologie der Bulimie, entnommen bei Feiereis (1989). Ein ähnlicher Entwurf ist im Übersichtsreferat zu den somatischen Faktoren bei der Bulimie von Berger (1989) enthalten.

stungen, die mit dem Erwachsensein (nicht -werden) verbunden sind, zum Ausbruch kommt. Feiereis (1989) hat in seiner Monographie über beide Krankheitsbilder den jeweiligen Teufelskreis der Symptomdynamik bei Anorexie und Bulimie zu differenzieren versucht. Aus diesem sehr anschaulichen Werk bilden wir das Bulimie-Schema ab (s. Abb. 14).

Bei den *therapeutischen Überlegungen* möchten wir auf die Maßnahmen verweisen, die bei den Patientinnen mit Anorexie beschrieben sind. Neben dem analytisch orientierten psychotherapeutischen Vorgehen stehen verhaltenstherapeutische Ansätze, die auf eine Modifikation des Eßverhaltens im Sinne einer vermehrten Selbstkontrolle und auf ein Selbstsicherheitstraining abzielen, sowie ein Problemlöse- und Kommunikationstraining mit einschließen, im Vordergrund. Auch hier kann man sich die Kombination von beiden therapeutischen Verfahren als gewinnbringend für die Patienten vorstellen. Selbsthilfegruppen können insbesondere für leichtere Fälle von Bulimie hilfreich sein (ANAD, Cinderella, OA = Overeaters Anonymous).

4.3.11. Die Adipositas

Die Adipositas wird definiert als eine Einlagerung von Fett in verschiedene Teile des Körpers durch eine den Kalorienbedarf dauernd übersteigernde Kalorienzufuhr. Man spricht von Übergewicht, wenn das Idealgewicht um 30 % überschritten ist. Das Idealgewicht ist ein Begriff aus der Versicherungsmedizin und garantiert nach statistischen Untersuchungen amerikanischer Lebensversicherungsgesellschaften die größte Lebenserwartung. Die altersentsprechenden Werte können entsprechenden Tabellen entnommen werden (Documenta Geigy, 7. Aufl., 1969). Bei der Adipositas gibt es fließende Übergänge zur *übergewichtigen Bulimie* (s. das vorangehende Kapitel).

Symptomatik: Nur bei 5 % der Patienten mit Übergewicht sind endokrine Störungen für die Fettsucht verantwortlich. Die Beschwerden entstehen vorwiegend aus den Folgekrankheiten. Die Adipositas ist häufig mit degenerativen und Stoffwechselerkrankungen verbunden, die erhebliche Risikofaktoren darstellen: vorzeitige Sklerose des Gefäßsystems, Fettstoffwechselstörungen, Diabetes mellitus, Hyptertonie; häufig bestehen Bindegewebsschwächen: Leistenbruch, Varikosis, Hämorrhoiden, Senk-, Spreiz- und Knickfuß, Arthrosen und degenerative Beschwerden von seiten der Wirbelsäule. Daneben bestehen Allgemeinbeschwerden wie verminderte Leistungsfähigkeit und weitere.

Das Hunger- und das Sättigungsgefühl sind psychophysiologisch wichtige Signale für die Nahrungsaufnahmeregulation, d.h. für die Anpassung der Kalorienzufuhr an die Energieabgabe. Die zentrale Steuerung geht vom Hungerzentrum und vom Sättigungszentrum aus, die beide im Bereich des Hypothalamus liegen.

Bei Normalgewichtigen zeigt sich im Gegensatz zu Übergewichtigen eine hochsignifikante Korrelation zwischen den sogenannten Hungerkontraktionen des Magens und der Hungerempfindung. Dagegen darf man schließen, daß bei Adipösen das subjektive Gefühl des Hungerns nur geringe Bezüge zum objektiven energetischen Bedarf zeigt. Übergewichtige neigen vielmehr dazu, alles Angebotene aufzuessen. Sie *assoziieren fälschlicherweise die Beendigung der Nahrungsaufnahme mit dem Nicht-mehr-vorhanden-sein von Nahrung.* Dies ist eine Verhaltensweise, die zum Teil schon von Kindheit an vermittelt wird: Der Teller muß leergegessen werden. Die Übergewichtigen zeigen zudem eine gesteigerte Reagibilität gegenüber Geschmacksqualitäten. Nicht der Hunger, sondern das Auge und die Geschmacksqualität bestimmen die Menge der Nahrungszufuhr.

Freyberger teilt nach dem Eßverhalten die Adipösen in vier Hauptgruppen ein:

1. Der Rauschesser:
   Im Zusammenhang mit starker Appetitempfindung kommt es zu einem anfallsartig auftretenden, geradezu rauschartig ablaufenden Eßvorgang und zum Verzehr großer Nahrungsmengen. Die Abläufe wurden von amerikanischen Autoren mit dem Begriff „oraler Orgasmus" beschrieben. Rado sprach schon 1927 von „alimentärem Orgasmus" (in bezug auf die orale Problematik der Depressiven).

2. Der Daueresser:
   Es gibt Patienten, bei denen fast ständig merkliche Appetitempfindungen bestehen. Hier erfährt die erhöhte Nahrungszufuhr keine Konzentration auf die Mahlzeiten, sondern sie verteilt sich mehr auf den gesamten Tagesablauf.

3. Der Nimmersatte:
   Bei Fehlen einer vorangehenden, deutlich erfaßbaren Appetitempfindung kommt es erst unter dem Eßvorgang zum Verzehr von größeren Nahrungsmengen. Dieser Verzehr ist jedoch weniger die Folge einer erhöhten Appetenz, sondern resultiert vielmehr aus einer merklich herabgesetzten Sättigungsempfindung.

4. Der Nachtesser:
   Diesen äußerst unruhigen Typ überkommt der Hunger nur abends oder nachts. Gleichzeitig besteht das Unvermögen,

den Eßvorgang zeitig zu beenden. Ferner bestehen bei diesen Patienten Ein- und Durchschlafstörungen sowie morgendliche Appetitminderungen, was eng mit dem Eßverhalten zusammenhängt.

Als *auslösende Ursache* kommen in erster Linie Objektverlusterlebnisse, wie Trennung vom Elternhaus oder Tod des Ehepartners in Betracht. Auch Situationen, die länger andauernde Gefahren oder Leistungsanforderungen mit sich bringen, regen zu verstärktem Essen an. Weiterhin können depressive Verstimmungen, unbefriedigende Situationen am Arbeitsplatz oder in der Ehe Anlaß zu vermehrtem Essen geben. Die Häufung der Fettsucht bei Frauen im Klimakterium hat nur zu oft mit der abnehmenden körperlichen Attraktivität und dem sexuellen Desinteresse der Männer (die sich dann „nach etwas Jungem" umsehen) zu tun. Damit kommt ein Teufelskreis in Gang: Die Fettsucht stößt den Partner verstärkt ab, und diese Kränkungen ziehen erneute „Tröstung" in der Konditorei nach sich. Nur zu leicht wird vergessen, inwieweit die reaktive Fettsucht eine „soziogene" ist. Für all diese auslösenden Situationen hat das Essen die Bedeutung einer Ersatzbefriedigung. Essen wird zum Symbol der Liebe, der Geborgenheit, es entschädigt für Schmerzen, Verluste, Enttäuschungen – so wie das Kind von frühauf gelernt hat, daß ihm bei Schmerzen, bei Krankheit oder Verlusten Süßigkeiten als Trost angeboten werden. Es gibt Eltern, die sich bei Kindern keine anderen Unlustgefühle als Hunger vorstellen und auf jedes Beeinträchtigungszeichen nur mit „Stopfen" reagieren können.

Psychodynamik: Die vermehrte Kalorienzufuhr dient in erster Linie der *Abwehr von Unlustempfindungen.* Insbesondere handelt es sich um Abwehr von depressiven Gefühlen, Ängsten und um narzißtische Kränkungen (Kummerspeck). Die Dynamik ist beschreibbar mit den Stichworten: Infantilität mit starken Abhängigkeitswünschen, depressive Reaktionsbereitschaft im Sinne der Abwehr aggressiver Triebwünsche durch Wendung gegen die eigene Person sowie Überempfindlichkeit gegenüber Versagungen. Durch den Eßvorgang kommt es zur Verschiebung der unlustbetonten Empfindungen in Richtung auf lustvollere Empfindungen. Als Hinweis auf die Richtigkeit dieser Annahme kann angeführt werden, daß es im Verlauf von gewichtsreduzierenden Kuren gehäuft zum Auftreten von depressiven Gefühlen und Ängsten kommt. Die depressiven Stimmungen entstehen einesteils durch den Wegfall des Abwehrmechanismus „erhöhte Nahrungszufuhr", anderenteils auch durch die Vorstellung der Patienten, die den Rückgang des Fettgewebes als drohende Unterernährungssituation mit *drohendem Verlust der körperlichen und seelischen Integrität* erleben. Gleichzeitig entstehen Enttäuschungen darüber, daß die Gewichtsreduktion nicht automatisch mit der Lösung der persönlichen Probleme verbunden ist. Dies sind Hinweise auf das massiv *gestörte Körperbild* und Körpererleben des Adipösen.

Als psychodynamische Interpretation wird vor allem das Regressionskonzept mit Fixierung an orale Befriedigungen angeboten. Essen soll einen Ersatz für die fehlende Mutterliebe darstellen. H. Bruch beschrieb, daß sich die Mütter fettsüchtiger Kinder überprotektiv und überpossessiv verhalten. Sie verhätscheln, verzärteln, überwachen und kontrollieren ihr Kind, statt ihm die Welt zu schaffen, in der es sein eigenes Sein entfalten kann. Eltern, die verwöhnen müssen und nicht auch zu Versagungen, zum Nein-Sagen fähig sind, haben gewöhnlich ein schlechtes Gewissen und das Gefühl, daß sie dem Kind zu wenig geben. Diese orale Verwöhnung durch die Eltern wird auch von vielen anderen Autoren beschrieben. Sie ist meist motiviert durch Schuldentlastung für die emotionale Distanz zu den Kindern, für die Gleichgültigkeit und innere Ablehnung, die die Eltern empfinden. Das Füttern des Kindes ist das einzig mögliche Ausdrucksmittel für liebevolle Zuwendung, die auf den Wegen des Sprechens, Berührens, Spielens mit ihnen nicht zustande kommt. Viele dieser Kinder sind Einzelkinder, oft sind Schwierigkeiten zwischen den Eltern vorhanden, und die Eltern benützen die Kinder, um ihre Spannungen zu lösen.

Manchmal ist das Symptom des Übergewichts auch als unbewußtes Mittel zur Selbstdestruktion zu begreifen oder als regressive Befriedigungsform in Ermangelung nicht erreichbarer anderer Möglichkeiten der Liebeszuwendung. In vielen Fällen dient die Fettsucht jedoch auch der unbewußten Abwehr der weiblichen Rolle. Eine adipöse Patientin formuliert: „Ich mäste mich wie ein Schwein, damit den Männern bei meinem Anblick schier schlecht wird." Nach Alexander sind intensives Verlangen nach Geliebtwerden und aggressive Tendenzen, zu verschlingen oder zu besitzen, die unbewußte Grundlage des krankhaft gesteigerten Appetits.

Epidemiologie: Mehr als die Hälfte der über 40 Jahre alten Bewohner der Bundesrepublik Deutschland sind übergewichtig. Hierbei sind Frauen häufiger und stärker betroffen als Männer. In der westlichen Welt kommt die Übergewichtigkeit bei Frauen und Männern in den unteren sozialen Schichten häufiger vor. Im Gegensatz dazu gilt z. B. in Indien die Fettleibigkeit als Symbol des Wohlstandes und widerspricht weniger dem allgemeinen Schönheitsideal. Hier sind reiche Männer und Frauen dicker als ihre weniger begüterten Landsleute. 80% der Eltern von Fettsüchtigen sind übergewichtig. Dies kann für Anlagefaktoren sprechen, aber auch für eine besonders starke Übernahme eines Stils des Umgangs innerhalb der *Familie,* die direkte Liebesbezeigungen meidet und Gemeinsamkeit, Nähe und Gefühle untereinander in langen üppigen Mahlzeiten ausdrückt.

Es läßt sich kein einheitliches *Persönlichkeitsbild* des Fettsüchtigen beschreiben. Man findet antriebsarme, daneben aber auch lebendige und aktive Menschen. Viele von ihnen sind kontaktfreudig, extravertiert, dabei jedoch in Kontakten eher oberflächlich mit infantiler Anspruchshaltung. Sie verwöhnen andere gern und lassen sich selbst ebenfalls gerne verwöhnen. Oft leiden sie erstaunlich wenig unter der Fettsucht. Die dickste Patientin in unserer Ambulanz (jetzt 140 kg, früher 180 kg; 32 Jahre) litt bewußt überhaupt nicht, sondern war von den besorgten Internisten praktisch zu uns gezwungen worden. Unbewußt arbeitete sie mit massiven Verleugnungen.

Arzt-Patient-Beziehung: Fettsüchtige werden in ihren Schwierigkeiten häufig nicht ernstgenommen. Von allen Seiten werden sie gehänselt oder es werden ihnen Vorwürfe gemacht. Man erwartet, daß die einfache Vorsatzbildung und die Willensentscheidung ihnen erlaubt, mit dem Essen und Trinken aufzuhören, und man fordert sie auf, sich einfach zusammenzunehmen. Ihre Bemerkungen, daß sie den ganzen Tag kaum etwas essen, werden als Lügen oder bewußte Täuschung angesehen. In der Klinik zählen sie zu den nicht ernstlich Kranken. Zu diesen Gegenübertragungsreaktionen kommt das häufig ohnehin beeinträchtigte Selbstwertgefühl dieser Patienten, was ein Arbeitsbündnis erschwert und die Behandlungssituation kompliziert. Die Patienten reagieren bei kleinen Schwierigkeiten mit Resignation und Depression, was dann zu neuen anfallsweisen Eßanfällen führen kann. Der Übergewichtige versucht, das Thema Essen aus der Beziehung zum Arzt auszuklammern und diesen dazu zu bringen, nach anderen Ursachen, z. B. nach einer Störung der inneren Drüsen, zu fahnden, die für das Übergewicht verantwortlich zu machen ist. Er verleugnet die Tatsache der vermehrten Kalorienzufuhr ebenso wie die Schwere seiner dysplastischen Körperform.

Die *Therapie* hat von folgenden Punkten auszugehen:

1. Verminderung der Kalorienzufuhr. Erfahrungsgemäß läßt sich jedoch ärztlicherseits eine ambulante, kontinuierliche diätetische Überwachung nur selten verwirklichen (also Reduktionskost, bzw. Nulldiät unter stationären Bedingungen, Formuladiät).

2. Förderung der körperlichen Aktivität.

3. Einführung in die Probleme der Ernährungslehre (Kochkurse, Kalorientabellen).

4. Die Wirksamkeit psychotherapeutischer Maßnahmen ist begrenzt. Dies liegt in erster Linie daran, daß bei einem großen Teil der Patienten das gesteigerte Eßbedürfnis *suchtartigen Charakter* hat. Psychotherapeutische Maßnahmen sind nur dann indiziert, wenn ausgeprägte neurotische Symptome und ein deutlicher seelischer Leidensdruck vorliegt.

5. Selbsthilfegruppen: Sie existieren seit 1949 in den USA. Es handelt sich um Laiengruppen, die einmal wöchentlich 1½ Stunden zu Gruppendiskussionen zusammentreffen. Im Prinzip besteht eine ähnliche Organisation wie die der anonymen Alkoholiker. Die dort bisher erzielten Erfolge sind besser als die Resultate von ärztlichen Therapeuten bei Fettsuchtspatienten.

6. Verhaltenstherapie: Es wird versucht, eine bleibende Veränderung des pathologischen *Eßverhaltens* zu erreichen. Insbesondere werden Methoden angewandt, die dem Patienten eine Selbstkontrolle seines Eßverhaltens ermöglichen und ihn von seinen unmittelbaren Umweltbedingungen unabhängiger machen sollen, welche die gesteigerten Eßbedingungen stimulieren (Berücksichtigung des mangelnden Sättigungsgefühls, „Augenkontrolle" statt „Magenkontrolle").

4.4. Sekundär psychosomatische Erscheinungen und Krankheiten („somato-psychische" Störungen)

Während das Augenmerk der Psychosomatischen Medizin in den Jahrzehnten ihrer Pionierzeit fast ausschließlich Erkrankungen und hier naturgemäß den psychogen verursachten oder nennenswert mitverursachten galt, schieben sich heute zunehmend Aufgaben in das psychosomatische Feld, die mit psychogen verursachten Krankheiten weniger zu tun haben. In dem Maße, wie es der modernen Medizin gelingt, immer mehr „Überlebensfälle" zu sichern, tauchen Fragen nach dem *Wie* des Überlebens auf, zeigen sich neue Probleme, die durch die technische Sicherung des Weiterlebens überhaupt erst entstehen. Die wahrscheinlich wichtigsten Beispiele sind die *Karzinomkranken* und die Gruppe der *Dialysepflichtigen*. Im ersten Falle kann der Krebs oder sein Rezidiv um den Preis oft verstümmelnder Operationen und Bestrahlungen bleibend geheilt sein, aber der Patient sieht sich sekundär mit emotional weitreichenden Problemen konfrontiert. Wie lebt es sich mit einem Ileostoma (Anus praeternaturalis), wie fühlt sich eine möglicherweise noch junge Frau nach ein- oder doppelseitiger Brustamputation? Vor 1980, allerhöchstens 1970, machte sich kaum ein Operateur über solche Fragen Gedanken. Die Gewißheit, daß die Erhaltung des Lebens der Ziele höchstes sei, war und ist Basis aller ärztlichen Tätigkeit. Sie entlastete erstaunlich lange von der Verpflichtung für eine Nachsorge auch in Fragen emotional zentraler Probleme.

Seit den frühen 80er Jahren ist auch die erworbene Immunschwäche AIDS in den Kreis der Krankheitsbilder eingerückt, deren psychosoziale Konsequenzen erhebliche Probleme aufwerfen. Zur Zeit steht dieses Krankheitsbild quantitativ allerdings noch im Schatten der oben genannten, was sich wahrscheinlich ändern wird. Inhaltlich geht es in den Beispielen um das Problem der *Krankheitsverarbeitung* bzw. *Krankheitsbewältigung*. Für diese Prozesse spielen sowohl Vorgänge der Abwehr (s. Kap. 1.5.), vor allem aber das sog. *Coping* eine entscheidende Rolle. Damit sind die Verarbeitungsstrategien und -möglichkeiten akuter und chronischer (krankheitsbedingter) Belastungen gemeint. Die Bücher von Heim und Willi (1986) sowie Kächele und Steffens (1988) führen in diese Bereiche der Psychosomatischen Medizin ein.

Heutzutage sieht sich der Psychosomatiker in der Klinik auch mit noch anderen Fragen konfrontiert, Fragen, die auf den ersten Blick mehr mit Schicksal als mit Psychosomatischer Medizin zu tun haben. Dafür steht als Beispiel die folgende Kasuistik.

Klinisches Beispiel:

> Ein 19jähriges Mädchen fährt mit ihrem Freund und einem befreundeten Paar in einem alten Pkw nach einem Disko-Besuch nachts nach Hause. Durch einen Fahrfehler des Freundes kommt es zu einer Kollision, sie wird aus dem Wagen geschleudert und von einem entgegenkommenden Lastwagen überrollt. Trotz intensiver Bemühungen kompetenter Unfallchirurgen ist die doppelseitige Beinamputation in Oberschenkelhöhe unumgänglich. Einige Tage nach der Operation tritt eine depressive Verstimmung auf – die Patientin wünscht aber keinen Pfarrer, sondern lieber einen Psychotherapeuten zu sehen. In der Serie von etwa 6 Gesprächen, die sich anschließen, zeigen sich charakteristische Momente der Psychodynamik dieses Falles (die wohl auch für ähnliche Ereignisse gelten): Die Patientin kannte den Freund erst wenige Wochen, von „Zusammenbleiben" war noch nicht die Rede. Jetzt, unter dem lastenden Druck der Schuldgefühle des Freundes, wird die Beziehung unausweichlich. Er tut alles für das Mädchen, trägt sie (wortwörtlich) auf Händen und will „bei ihr bleiben". Die Freundesclique, die sich mitschuldig fühlt, organisiert mit bemerkenswertem Engagement einen täglichen Fahrdienst, der der Patientin die ambulante Behandlung in einer entfernten Rehabilitationsklinik ermöglicht. Die Patientin selbst „entschließt" sich angesichts dieser Angebote zur Verleugnung: Es wird schon alles gut werden. In den Gesprächen hatte sie das vorsichtige Angebot, weitergehende Konflikte aufzugreifen, nicht annehmen wollen.

> Dabei gibt es eine Reihe deutlicher Konsequenzen, die zu sehen sich die Patientin nicht leisten konnte. Wenn das Paar zusammen bleibt, dann braucht es bereits eine große Portion Glück, damit die bei der Patientin und ihrem Freund eingeengte Entscheidungsfreiheit zur festen Bindung sich nicht später als „Zeitbombe" in Ehekrisen niederschlägt. Natürlich kann die Beziehung sich gut entwickeln, aber die Chancen stehen der Wahrscheinlichkeit nach eher dagegen. Verpflichtungsgefühle des Mannes und reduzierte Wahlmöglichkeiten der Frau sind eine prekäre Basis für eine Beziehung. Aber auch wenn sich das Paar trennte, wenn die Patientin mit Hilfe von Prothesen vorzüglich laufen lernte, – immer bleibt ein gewisses Angewiesensein auf andere, immer

bleibt vor allem die massive Verstümmelung, die die Chancen der Patientin, einen gesunden Partner zu finden, deutlich einengen. Was die Patientin mit 19 Jahren noch verleugnend zur Seite schieben kann, könnte 10 Jahre später den Anlaß für eine ernste Lebenskrise darstellen und 20 Jahre später über ein Gefühl von „nicht gelebtem Leben" in erhebliche reaktiv-depressive Verstimmungen führen. Noch einmal: alles kann auch anders verlaufen, aber diese Möglichkeiten existieren leider auch.

Für die Psychosomatische Medizin heißt das, daß sie ein weites Feld versorgen müßte, das von einer akuten Krisenintervention – wie in diesem Falle – über eine längerfristige Betreuung – wie hier nicht gewünscht – bis hin zur Behandlung des Patienten wegen der psychoreaktiven Spätfolgen therapeutische Angebote erfordert. Davon sind wir heute noch weit entfernt. In erster Linie mangelt es vor allem an Institutionen oder an den hierfür erforderlichen personellen Ausstattungen. Es mangelt aber sicher auch an Kooperationswillen; dies sowohl auf psychosomatischer als auch auf organmedizinischer Seite. Und schließlich mangelt es an Konzepten, die auch diese Grenzbereiche des Faches mit Überschneidungen zur Seelsorge, zur medizinischen Psychologie und zur Sozialarbeit erfassen.

Das traditionelle Feld der sekundär psychosomatischen Erscheinungen sind psychogene Erkrankungen, die sich auf der Basis einer *organischen Krankheit sekundär entwickeln.* In der Medizin wird dieser Bereich gewöhnlich als „psychische Überlagerung" bezeichnet. Besser ist sicher der Begriff der *„sekundären Ausdruckskrankheit"* den von Uexküll vorgeschlagen hat. Wir bevorzugen die Termini der *„somato-psychischen"* oder der „sekundären psychosomatischen Erkrankung".

Für die *sekundär psychosomatische Erkrankung* sind einige Voraussetzungen zu fordern:

1. Es muß eine organisch verursachte Grunderkrankung vorliegen.
2. Diese Grunderkrankung muß von nennenswerter Schwere und Dauer sein oder/und sie muß gravierende und alterierende therapeutische Maßnahmen nach sich ziehen.
3. Die sekundäre psychogene Erkrankung muß in *Symptomwahl und Verlauf* in einer nachvollziehbaren Beziehung zur Grunderkrankung stehen.

Dieser Bezug von Grunderkrankung und sekundär psychosomatischem Bild kann sich aus zeitlichen (die eine Krankheit löst die andere quasi ab), inhaltlichen (beide Störungsbilder „bedeuten" subjektiv für den Patienten ähnliches) oder formalen (gleiche Lokalisation) Übereinstimmungen ergeben. Verzichtet man auf die Forderung einer solchen Stimmigkeit der primären organischen und der sekundären psychogenen Erkrankung, dann würde das Konzept der somato-psychischen Erkrankung beliebig und unsinnig. Schließlich ist festzustellen, daß die verwandte Unterscheidung von sekundär psychosomatischen Erscheinungen einerseits und Erkrankungen andererseits ein Kontinuum mit zahlreichen Übergangsformen darstellt.

Waren oben als Beispiel für sekundär psychosomatische *Erscheinungen* die Probleme von Karzinomkranken und Dialysepflichtigen genannt worden, so würden bei der Gruppe der im engeren Sinne sekundär psychosomatischen *Krankheiten* wahrscheinlich die psychischen Störungen nach Erkrankungen der Herzkranzgefäße und dem Herzinfarkt zu nennen sein. Auf eine leicht einfühlbare Weise gelingt es vielen Menschen, nach einem Herzinfarkt nicht mehr ihre alte Unbefangenheit zurückzugewinnen, und nicht wenige entwickeln eine ängstliche, dauerhafte Besorgnis um ihr Herz, die man korrekt als eine *sekundäre Herzhypochondrie* bezeichnen müßte. Auf gleiche Weise verläuft der Mechanismus bei geheilten Karzinompatienten, bei denen eine kleine Zahl auch viele Jahre nach dem Ereignis sich ständig in Lebensbedrohung fühlt, das ganze Erleben auf die ursprüngliche Krankheit zentriert und auf diese Weise eine *sekundäre Karzinophobie* entwickelt. Den Zusammenhang zwischen Grundkrankheit und sekundärer psychischer Ausgestaltung, die zu umschriebenen Krankheitsbildern führt, möchten wir zur Verdeutlichung an zwei Kasuistiken aufzeigen.

Klinisches Beispiel:

> Es handelt sich um einen 32jährigen Krankenpfleger, der seit dem 5. Lebensjahr an einem Diabetes mellitus leidet. Z. Zt. muß er sich viermal am Tage Insulin spritzen. Vor 2 Jahren traten erstmals Schmerzen in beiden Füßen auf, die neurologischerseits als diabetische Polyneuropathie aufgefaßt wurden. Seit einem Jahr (Patient gibt ein präzises Datum an) hat er nun einen Dauerschmerz im Fersenbereich beider Füße. Die Schmerzen belasten

ihn ständig, und der Patient hat einen entsprechenden Schongang entwickelt, um sie abzumildern. Dieser Schongang wirkt prima vista appellativ, ausdruckshaltig – im Sinne eines Konversionssymptoms.

Die Anamnese ergibt, daß der Patient den Vater früh verlor und als Einzelkind mit einer engsten Bindung an die Mutter aufwuchs. Heute lebt er mit ihr zusammen in einem von ihm erbauten Haus. Schwierigkeiten zwischen ihnen beiden bestünden überhaupt nicht. Einen Suizidversuch im vergangenen Jahr möchte er am liebsten nicht erwähnen. Als Ursache ist nur zu erfahren, daß er die Beete im Garten anders anlegen wollte als die Mutter, was zu einem Streit zwischen ihnen beiden führte.

Aus dieser Fallgeschichte wird deutlich, wie aus der Grundkrankheit Diabetes/Polyneuropathie die sekundäre Ausdruckskrankheit im Sinne der Psychalgie „sinnvoll" erwächst. Keiner der untersuchenden Neurologen konnte das Schmerzsyndrom in einen ätiologischen Zusammenhang mit der Grundkrankheit bringen. Im Rahmen der Psychoätiologie ordnete es sich problemlos ein. Da der Patient sehr defensiv war und über die Erstuntersuchung hinaus kein spezielles Hilfsangebot annehmen wollte, wissen wir nur wenig über die genaueren Zusammenhänge. Man kann aber vermuten, daß im Bereich der Konflikte um Abhängigkeit und Autonomie erheblicher „Zündstoff" bereitliegt. So verstärkte sicher der infantile Diabetes die reale Abhängigkeit von der Mutter auf ein viel größeres Ausmaß als dies naturgemäß der Fall ist. Das sekundäre psychosomatische Syndrom folgt jedoch sehr deutlich der primär organischen Bahnung. Ähnlich im Ergebnis, aber ganz anders in der Entstehung liegt der Sachverhalt beim nachstehenden Fall.

Klinisches Beispiel:

Die 60jährige Patientin war bereits zweimal wegen einer benignen Schilddrüsenhyperplasie operiert worden. Sie klagt wenige Monate nach der zweiten Operation über nächtliche Anfälle von Luftnot, Schluckbeschwerden und Schmerzen, die sie nur noch mit Analgetika beherrschen kann. Dabei drängt die Patientin energisch auf eine dritte Operation und ist bereit, die Gefahr einer doppelseitigen Rekurrensparese ohne zu zögern auf sich zu nehmen. Die Chirurgen sehen jedoch keine Indikation für eine erneute Operation und verweisen die Patientin, die mit ihren Klagen zunehmend belastend wird, an die Psychosomatische Abteilung. – Hier wird rasch deutlich, daß bei der Patientin eine massive *karzinophobe Angst* besteht, die sie selbst jedoch nicht benennen kann. Der Inhalt ihrer nächtlichen Paniken ist von ihr völlig verdrängt. Der psychodynamische Hintergrund dieser Angstsymptomatik wird nach unserem Verständnis aus der Betrachtung der Lebensgeschichte der Patientin ersichtlich, die eine besondere Fülle von traumatisierenden Erlebnissen aufweist, welche mit Verletzungen im Halsbereich, mit Krieg und Todesangst sowie mit dem Verlust des eigenen Sohnes durch ein Lymphosarkom in Verbindung stehen. Ihre eigene Erkrankung im Halsbereich erinnert die Patientin nicht nur an das Leiden des Sohnes, sondern führt zur Aktivierung von eigenen erlebten und gleichzeitig abgewehrten Todesängsten.

Bei dieser Krankengeschichte wird noch einmal das *richtungsweisende Element* der Grundkrankheit (Schilddrüsenhyperplasie) deutlich. Natürlich hätte die Patientin ihre Ängste auch anders „organisieren" können, aber sowohl ihre individuelle Lebensgeschichte als auch die zweifachen Operationen an der Schilddrüse sind eine deutliche „Spur", auf der sich die sekundär psychosomatische Erkrankung im Sinne einer phänomenal unbewußten Karzinophobie auflagert. Das ist deutlich mehr als der allgemeine Symbolwert von Luftnot, Einengung der Kehle und Unfähigkeit, noch weiteres zu schlucken.

4.4.1. Psychoonkologie

Zum wahrscheinlich größten Aufgabengebiet einer sekundär psychosomatischen Medizin entwickelt sich z. Zt. die Psychoonkologie. Als Psychoonkologie wird die Erfassung und Berücksichtigung der körperlich-seelischen Wechselwirkungen in der Entstehung, dem Verlauf und der Behandlung von malignen Erkrankungen – vom Tumor bis zur Systemerkrankung reichend – bezeichnet. Obwohl es seit Jahren Bemühungen gibt, eine Psychogenese oder nennenswert psychische Mitverursachung von malignen Erkrankungen aufzuweisen, ist dieser Sektor für das Gesamtgebiet jedoch zu vernachlässigen. Dennoch scheinen uns hier einige klärende Worte erforderlich.

Bis heute gibt es keinen gesicherten Hinweis dafür, daß psychische Bedingungen *abgrenzbar* zur Genese von Malignomen beitragen. Das ist das einheitliche Fazit aller kritischen Übersichten. Von diesem Erkenntnisstand muß man heute ausgehen, auch wenn die „aufgeklärte" Laienliteratur einer Psychogenese von Karzinomen offen gegenübersteht. (Dazu hat wahrscheinlich das menschlich ergreifende Buch von Fritz Zorn, „Mars", in welchem der Autor sein Karzinom der beschriebenen psychosozialen Umwelt anlastet, erheblich beigetragen). Die Monographien von Meerwein (1981), Ziegler (1982) und Becker (1986), an denen wir uns hier orientieren, weisen auf bestimmte Persönlichkeitszüge hin, die in einer Reihe von Studien bei Personen gefunden wurden, welche an Krebs erkrankt waren. Besonders fielen dabei die hohen ethischen Ansprüche an sich selbst, die Neigung zur Selbstaufopferung und Selbstverleugnung, das Zurückstellen der persönlichen Bedürfnisse, die Anpassungsneigung, Introvertiertheit und aggressive Gehemmtheit auf. Auch waren diese Patienten insgesamt weniger introspektiv, selbstkritisch und psychologischem Verstehen aufgeschlossen als andere. Die wiederholt diskutierte Frage einer chronischen depressiven Verstimmtheit wurde widersprüchlich beantwortet. Da es sich bei der Erfassung solcher Persönlichkeitszüge übereinstimmend um *retrospektive* Studien handelt, ist die Abgrenzung von den sekundär psychischen Auswirkungen durch den Krebs natürlich nur schwer möglich. Das ist, nebenbei bemerkt, eines der schwierigsten methodischen Probleme bei der Erfassung verursachender Faktoren. Immerhin überwiegen bei Krebskranken bestimmte Persönlichkeitszüge, deren *ätiologische* Rolle als z. Zt. ungeklärt offengelassen werden muß. Die Häufung von belastenden Lebensereignissen (life events) vor dem Ausbruch der Erkrankung läßt sich ebenfalls gut nachweisen; sie ist allerdings für Krebserkrankungen unspezifisch und wird in gleicher Weise bei anderen schweren Erkrankungen angetroffen. Für den *Verlauf* scheinen psychische Faktoren von nachweisbarer Relevanz zu sein. Patienten mit einer optimistischen (auch verleugnenden) Grundeinstellung zeigen generell einen günstigeren Verlauf als solche, die sich in Resignation, Hoffnungslosigkeit und Passivität fallen lassen. Auch wenn diese Regel ebenfalls nicht karzinomspezifisch ist, scheint sie doch ein wichtiger Teilaspekt in der psychosomatischen Wechselwirkung solcher Krankheitsverläufe zu sein. Ein Problem der Methodik dieser Studien ist, daß die onkologische Ausgangssituation (Stadien!) nicht sicher kontrolliert wurde; denn Optimismus oder Pessimismus hängen ja auch mit den realen Chancen zusammen, die zur Überwindung der Krankheit bestehen. Auch ist die prognostische Haltung des Arztes, die er averbal vermittelt, bei einem früh erkannten Tumor anders als bei einem im Stadium 3. Der Patient verspürt wohl ziemlich unmittelbar, wie der Arzt seine Krankheit einschätzt. Dies ist ein bei der Primärversorgung und Aufklärung über die Krankheit bis heute wenig beachteter Gesichtspunkt.

Der *heutige Stand* läßt sich so zusammenfassen, daß die Grundpersönlichkeit und die bevorzugten psychischen Verarbeitungsmuster mit einer gewissen Wahrscheinlichkeit den Verlauf der Krebserkrankung mitbestimmen, aber der ätiologische Einfluß dieser Faktoren muß weiterhin als nicht geklärt angesehen werden. Tierexperimentell liegen Ergebnisse vor, die für die Tumorgenese Streßfaktoren verschiedenster Art als mitverursachend belegen.

Das *praktische Problem* der Psychosomatischen Medizin ist auf diesem Felde zunehmend die Mitbetreuung von Karzinompatienten. Hier reicht die Bandbreite der auftretenden Komplikationen von depressiven Verstimmungen und Angstzuständen bis zu dauernder Furcht vor einem Rezidiv und weiterreichenden Problemen der Partnerschaft. Die Männer krebskranker Frauen haben eine gehäufte Neigung, sich emotional oder real „abzusetzen" (erhöhte Trennungsrate!), während die Frauen krebskranker Männer den Konflikten deutlich weniger ausweichen und sich in Betreuung und Pflege stärker engagieren. Am Ende der Krankheit steht die Auseinandersetzung mit Sterben und Tod, die allerdings nur noch wenig karzinomspezifisch ist – wenn man einmal davon absieht, daß der Tod an einer Urämie allem Anschein nach „gnädiger" ist als an einem Karzinom mit Knochenmetastasen. Folgende abschließende Feststellung erscheint uns wichtig: Die existentiellen Probleme der Auseinandersetzung mit dem individuellen Tod sind *keine* Aufgabe der Psychosomatischen Medizin. Wir sehen hier ein Humanum, das nicht durch die von einem Fachgebiet beanspruchten oder, was häufiger der Fall ist, ihm zugeschobenen Aufgaben zu ersetzen ist. Dabei ist es natürlich dem Psychotherapeuten unbenommen, einen Kranken bis zum Tode zu begleiten. Nur hat das, was er dann tut, weniger mit seinem Fach als mit allgemeiner menschlicher Solidarität zu tun.

Wie könnten demgegenüber die spezifischen Arbeitsmöglichkeiten für den Psychotherapeuten bzw. Psychosomatiker in der Onkologie aussehen? Wenn man sich überlegt, daß ein Drittel der Menschen in der Bundesrepublik an Krebserkrankungen stirbt und eine viel größere Anzahl im Laufe ihres Lebens eine Krebserkrankung durchmacht, dann ist festzuhalten, daß die Geldmittel für die Nachsorge von Krebskranken und speziell die psychosomatische Nachsorge im weitesten Sinne nur spärlich zur Verfügung gestellt werden. Dennoch erscheint es uns erlaubt, ein *Modell möglicher psychosomatischer Interventionsformen* in der Folge skizzenhaft zu entwickeln.

Im Vordergrund wird die Arbeit des Psychosomatikers direkt dem erkrankten Patienten gelten; es ist aber auch möglich, die Angehörigen einzubeziehen. Darüber hinaus gilt es, Ärzte, Pflegepersonal und andere professionelle Helfer für die spezifischen Aufgaben zu sensibilisieren und weiterzubilden. Schließlich ist an die Zusammenarbeit mit Selbsthilfegruppen und Öffentlichkeitsarbeit zu denken.

1. *Direkte psychotherapeutische Arbeit mit dem Patienten:*

Während der *Diagnostik* und *Primärtherapie* wäre es fraglos von Vorteil, frühzeitig psychologisch orientierte Beratungen und bei Bedarf auch modifizierte therapeutische Gespräche anzubieten, die die Möglichkeiten der Auseinandersetzung und Verarbeitung der Krankheit erhöhen. Dabei sind es nicht nur die oft umfangreichen und schweren Operationen und ihre Folgen, die dem Patienten zu schaffen machen, sondern die psychische Belastung kann z. B. bei einer Radiojodtherapie im „Strahlenbunker" oder überhaupt bei Bestrahlungsvorgängen, die wegen ihrer Undurchschaubarkeit vielen Patienten unheimlich sind, erheblich sein. Für depressiv dekompensierte oder hochängstliche Patienten wären bereits neben den breit eingesetzten Psychopharmaka speziellere psychotherapeutische Angebote zu fordern. Schließlich ist für viele Karzinompatienten die Erkrankung Anlaß, sich mit ihrem Leben auseinanderzusetzen. Manchmal wird auch hierbei eine psychotherapeutische Begleitung gewünscht.

In der *Phase der Metastasierung und des Sterbens* kommen weitere Probleme hinzu. Zentral wird hier oft die Frage, ob der Patient zur Fortführung der Therapie bereit ist (Compliance). In den Vordergrund treten gerade in diesem Stadium auch die Fragen nach den Ursachen der Erkrankung und der Schuld daran, Phänomene wie „Wunderglauben" und die Hinwendung zu alternativen Therapien. Auch die realistische Auseinandersetzung mit Tod und Sterben findet hier statt. Psychologische Hilfestellungen durch einen behandelnden Arzt, der über entsprechende Sensibilität und Kenntnisse verfügt, oder über eine Fachkraft wären hier von großer Bedeutung.

Beim *Langzeitüberleben mit Behinderung* tauchen nochmals andere Probleme auf. Es geht um die Verarbeitung von Verlusterlebnissen (vor allem Brust und Genitalorgane, Gliedmaßen, Enddarm und Kehlkopf), die Auseinandersetzung mit dem veränderten Körperbild und der sozialen Isolation, die Verarbeitung der herabgesetzten Leistungsfähigkeit und weitere.

2. Nach der oben bereits angeschnittenen Problematik der Paarbeziehung im Rahmen der onkologischen Erkrankung leuchtet ein, daß konfliktzentrierte *Gespräche mit Familien und Paaren* für die häusliche Kleingruppe, die ja ihrerseits auch die Krankheit verarbeiten muß, Entlastungen bringen können. Eine Vorsorge etwa im Sinne der psychotherapeutischen Betreuung von Kindern und Jugendlichen, die die Mutter verlieren, was ja bei vielen Genitalkarzinomen der Frau noch immer die Konsequenz ist, besteht in Deutschland allenfalls in ersten Anfängen. Obwohl die Bedeutung einer psychotherapeutischen Hilfe für die Überlebenden im Sinne einer *Prophylaxe* seelischer und körperlicher Erkrankungen gar nicht überschätzt werden kann, ist das öffentliche Bewußtsein für die Wichtigkeit dieser Fragen kaum erwacht.

Von großer Wichtigkeit erscheint uns auch die Warnung, daß durch die Berücksichtigung psychologischer Faktoren im Verlauf von Karzinomerkrankungen keine zusätzliche „Stigmatisierung" des Krebspatienten erfolgt. Gelegentlich sind hier „überschießende" Reaktionen gutwilliger, aber unerfahrener

Ärzte und Schwestern zu beobachten. Ebenfalls eine Belastung grundsätzlicher Art ist die Tendenz der modernen Medizin, auch und vielleicht gerade bei den onkologischen Erkrankungen zunehmend die psychische Betreuung aus der Station herauszunehmen und an einen Spezialisten zu delegieren.

3. Diesem letzten Problem kann durch eine *spezifische Weiterbildung* des ärztlichen und pflegenden Personals entgegengewirkt werden. Auf der einen Seite können dies die klassischen, fallzentrierten Balintgruppen sein; zunehmend beginnt aber an mehreren Orten auch die Arbeit des Psychosomatikers mit ganzen Stationsteams im Sinne von Team-Supervisionen, Stationsgesprächen, Fallbesprechungen u. ä. Schließlich wären auch noch wissensvermittelnde Fortbildungsveranstaltungen zu nennen.

Heute kommt auch den *Selbsthilfegruppen,* die sich im Bereich der Karzinomerkrankungen – wie für viele andere Krankheiten ebenfalls – gebildet haben, eine Bedeutung zu. Der Psychosomatiker kann hier bei der Initiierung und Beratung solcher Gruppen Hilfestellungen geben. Diese Entwicklung steht ebenfalls noch ganz an ihrem Beginn und hat z. Zt. in keiner Weise zahlenmäßig den Umfang erreicht, der ihr von ihrer Wichtigkeit her zukäme.

5. Die Diagnostik in der analytischen Psychotherapie und Psychosomatischen Medizin

Neben psychologischen Testuntersuchungen sind es drei Verfahren, die in der Psychoanalyse und Psychosomatischen Medizin routinemäßig zur Diagnostik eingesetzt werden:

a) das psychoanalytische Erstinterview,
b) die tiefenpsychologische Anamnese und
c) die Anamneseerhebung unter psychosomatischem Gesichtspunkt.

(Zur Information über psychologische Testverfahren verweisen wir auf die entsprechenden Lehrbücher, z. B. Meili/Steingrüber oder Hartmann.)

5.1. Das psychoanalytische Erstinterview und die tiefenpsychologische Anamnese

Das *psychoanalytische Erstinterview* wurde in den USA entwickelt. Der Art seiner Technik nach ist es ein unstrukturiertes Gespräch, in dem der Diagnostiker (Interviewer, häufig der zukünftige Therapeut) dem Patienten zu einem Großteil die Aktivität überläßt, um ihm ein möglichst freies Feld zur Entwicklung seiner persönlichen Problematik zu geben. Praktisch wird wenig gefragt, und das Hauptinteresse gilt der Frage, *wie* der Patient das Interview strukturiert.

Die *tiefenpsychologische Anamnese* wurde in Deutschland von Neo-Psychoanalytikern entwickelt. Es handelt sich um ein stärker strukturierendes Gesprächsinstrument, das durch eine Reihe in Jahren erprobter Fragen versucht, den Patienten zu einer für die analytische Diagnostik geeigneten Selbstdarstellung zu veranlassen.

Der Unterschied zwischen den beiden Verfahren besteht hauptsächlich in der methodischen Vorgehensweise. Die Art der Daten, um die es inhaltlich geht, ist weitgehend die gleiche. Die tiefenpsychologische Anamnese ist genaugenommen das eigentlich mehr diagnostische Instrument, während das psychoanalytische Erstinterview in sich immer bereits schon ein Stück Therapie beinhaltet und von manchen Autoren deswegen auch nur als eine Art Sonderform einer therapeutischen Sitzung angesehen wird. Gegen diese Auffassung sind allerdings Einwände zu machen, auf die nicht weiter eingegangen werden kann. Um zu verwertbaren Ergebnissen mit der Interviewtechnik zu kommen, bedarf es in der Regel einer mehrjährigen Erfahrung. Der Anfänger gewinnt zweifellos verläßlichere Daten über die tiefenpsychologische Anamnese. Die Praxis vieler Psychoanalytiker sieht so aus, daß im psychotherapeutischen Erstgespräch dem Patienten anfangs ein freierer Raum gewährt wird, wo er sein Problem entfalten kann, und daß in einem weiteren Teil des Gesprächs mit gezielten und weiterleitenden Fragen versucht wird, die Bereiche zu erfassen, die bis dahin unzureichend dargestellt blieben.

Was wird diagnostiziert? Um es mit einem Satz zu beantworten: Das Interesse liegt weniger auf der Diagnose deskriptiver Phänomene und nosologischer Einheiten als vielmehr auf der Diagnose von *Prozessen* (Trieb-Abwehr-Abläufen) und *Interaktionsmustern* (Subjekt-Objekt-Beziehungen). Das hat zu der bekannten Mißachtung von Psychotherapeuten gegenüber den nosologischen Einheiten geführt, was fraglos eine diagnostische Erkenntniseinschränkung bedeutet. Das beste wäre vielleicht, wenn deskriptives Phänomen und dynamischer Prozeß nicht im Sinne eines Entweder-Oder, sondern im Sinne eines Sowohl-als-Auch aufgefaßt würden. Wie schon erwähnt, versuchen wir die Diagnose 3fach zu stellen, a) *klinisch-symptomatisch* – das ist der traditionelle deskriptive Bereich, b) *dynamisch-strukturell* – hier liegt der Akzent auf der Diagnose von Konflikten, Wünschen, Abwehrmaßnahmen, Persönlichkeitsstrukturen und c) *sozial* – hier geht es um die Interaktion mit den sozialen Partnern, um die Art der zwischenmenschlichen Beziehungen und um den erreichten sozialen Status.

Eine der Besonderheiten des psychotherapeutischen Erstgesprächs ist die in allem mitschwingende Frage nach der Indikation zu einer Form der Psychotherapie. Über die rein diagnostische Funktion hinaus geht es daher in jeder Phase darum, dem Patienten – in einem Informationsmodus, der mehr als Worte aussagt – etwas vom Wesen der analytischen Psychotherapie zu vermitteln, beziehungsweise von der spezifischen Interaktion zwischen Therapeut und Patient innerhalb dieser Therapie. Man könnte von einer Information oder Aufklärung des Patienten sprechen. Der zweite Bezug zur Therapie besteht in der Frage, ob der Patient für die analytische Therapie geeignet ist. Das heißt, daß die Daten, die erhoben werden, praktisch alle irgendeine Relevanz für eine zukünftige Therapie haben, sei es im Sinne der generellen Indikationsstellung für analytische Psychotherapie, sei es im Sinne der Zuweisung zu einem modifizierten analytischen Verfahren oder zu einer andersartigen Form der Therapie (differentielle Indikation). Aus dieser Sicht interessieren (etwa in der Reihenfolge ihrer Wichtigkeit für die Indikation): die Motivation des Patienten zu einer Therapie, seine Fähigkeit zur Reflexion und Introspektion, seine psychische Flexibilität, die Art seiner speziellen Psychopathologie und die Art seiner speziellen Erwartungen an eine Therapie. Ein diagnostisches Instrument, das in dieser Fragestellung fast routinemäßig eingesetzt wird, ist die sogenannte *Probedeutung*. Man versucht im Erstgespräch, dem Patienten einen unbewußten Inhalt zu interpretieren und leitet aus seiner Reaktion prognostische Schlüsse für seine Therapierbarkeit mit analytischen Verfahren ab. Diese Vorgehensweise ist nicht unproblematisch: R. Langs etwa hält ihre Nachteile für bedeutend größer als ihre Vorteile. Die Wichtigkeit des Erstgespräches für eine spätere Therapie kann man allerdings kaum überschätzen. Wenn man als Therapeut in langen Therapien immer wieder vom Patienten mit den eigenen (richtig oder falsch verstandenen) Äußerungen im diagnostischen Erstgespräch konfrontiert wird, ist dies eine sehr gute Erziehung für den Therapeuten, auch die diagnostische Interaktion mit dem Patienten ausgesprochen ernst zu nehmen.

Was diagnostizieren wir nun, worum geht es eigentlich? Die eingangs gegebene Antwort („psychische Prozesse und Interaktionsmuster") läßt sich differenzieren. Nachstehend sollen Art und Inhalt der Daten unterschieden werden, für welche wir uns interessieren.

Die *Art der erhobenen Daten* läßt sich nach Argelander wie folgt untergliedern:

1. *Objektive Informationen*. Hierbei handelt es sich um persönliche Angaben, biographische Fakten, bestimmte Verhaltensweisen oder Persönlichkeitseigentümlichkeiten, die jederzeit nach-

prüfbar sind. Das Fachwissen des Diagnostikers stellt zwischen diesen objektiven Daten Zusammenhänge her. Die Verläßlichkeit der sich ergebenden psychologischen Aussage hängt letztlich vom Fachwissen und der überzeugenden logischen Kombinationsfähigkeit ab. Das Kriterium für den relativen Wahrheitsgehalt der Interpretation ist die logische Evidenz. Daten dieser Art sind weitgehend identisch mit denen, um die sich die psychiatrische Exploration bemüht.

2. Die *subjektiven Informationen*. Diese Daten können mehr oder weniger verläßlich sein. Entscheidend ist ausschließlich die Bedeutung, die der Patient ihnen verleiht. Die Information, die sich aus dem Bedeutungszusammenhang der Daten ergibt, kann nicht vom Diagnostiker allein erschlossen werden, sondern erst die gemeinsame Arbeit mit dem Patienten macht sie erfahrbar. Die einmal gewonnene Information ist absolut eindeutig, aber sehr schwer nachprüfbar. Das Kriterium für ihre Verläßlichkeit ist die situative Evidenz.

3. Die szenische oder *situative Information*. Sie unterscheidet sich von der subjektiven nur durch eine Akzentverschiebung, die allerdings von Wichtigkeit ist. Bei der subjektiven Information stehen noch die berichteten Daten im Vordergrund, denen der Patient eine subjektive Bedeutung verleiht. Die subjektive Bedeutung steht mit dem Geschehen der Situation in einem sekundären Zusammenhang und erhält von ihm seine Evidenz. Bei der szenischen Information dominiert das Erlebnis der Situation mit all seinen Gefühlsregungen und Vorstellungsabläufen – auch wenn der Patient schweigt. Die Verbindung mit Daten ist der sekundäre Akt. Eine solche Information ist praktisch niemals durch eine Wiederholung nachprüfbar und wird deshalb auch von den meisten Interviewern verworfen oder verschwiegen. Das Instrument der Wahrnehmung ist einzig und allein die Persönlichkeit des Interviewers, eingesetzt und abgestimmt auf das unbewußte Beziehungsfeld mit dem Patienten.

Bei dieser Art von Diagnostik nimmt das subjektive Erleben des Diagnostikers breiten Raum ein. Dies ist immer wieder Anlaß zur Kritik gewesen. Es stellt sich also die Frage nach der Kontrolle des subjektiven Erlebens. Diese Kontrolle kann nur in der geübten und disziplinierten Selbsteinschätzung und Selbstbeobachtung liegen. Basis ist der intensive Selbsterfahrungsprozeß in der eigenen Psychoanalyse, die sich von einer therapeutischen Analyse kaum unterscheidet, die man aber traditionell als „Lehranalyse" bezeichnet. Die Objektivierung der diagnostischen Wahrnehmung verläuft prinzipiell so, daß der Untersucher in seiner eigenen Reaktion auf die Verhaltensweisen des Patienten (Gegenübertragung und Übertragung) seine pathologischen Anteile kennt und sie quasi subtrahiert und nicht dem Patienten zuschreibt. Diese Kenntnis der eigenen Wahrnehmungsverzerrung nannte Freud die „persönliche Gleichung". Er stellte damit eine Analogie zum Astronomen her, der, um zu vergleichbaren Beobachtungen zu kommen, am Instrument seinen eigenen, ihm bekannten Sehfehler korrigieren muß.

Welches sind nun die *Daten, die im Erstgespräch erhoben* werden sollen? In Ergänzung von R. Waelder lassen sich die nachstehenden Fragen als jene beschreiben, die den Therapeuten im Erstinterview begleiten und auf die er sich eine Antwort aus dem Gespräch erhofft. Häufig wird ein Verstehen des Patienten in diesem Sinne nicht in einer Stunde möglich sein. Aber die Richtung der Intention des Untersuchers läßt sich so ganz gut umreißen:

- Woran leidet der Patient, was macht ihm innerlich zu schaffen?
- Was für Wünsche hat der Patient? Welche sind ihm bewußt, welche unbewußt?
- Was für Ängste hat er – bewußte, unbewußte?
- Wie geht der Patient mit seinen Ängsten um? (Abwehrstruktur). Werden bevorzugte Abwehrmechanismen erkennbar?
- Wie verhält er sich gegenüber dem Arzt? Sind bestimmte Haltungen, Erwartungen, Interaktionen erkennbar? (Übertragung).
- Wird eine bestimmte Haltung oder Einstellung beim Arzt dadurch induziert? (Gegenübertragung).
- Wie „erhält" der Patient seine Krankheit, ist etwas von der inneren Dynamik zu erkennen? (Primärer Krankheitsgewinn).
- Was tragen die anderen dazu bei, seine Krankheit zu erhalten? (Sekundärer Krankheitsgewinn).

In abstrakterer Sprache geht es um die Frage nach der Art der triebhaften Grundbedürfnisse des Menschen, nach der Art seiner Konflikte, nach der Art seiner Konfliktverarbeitung und nach der Art seiner sozialen Beziehungen. Das ist zweifellos die Quintessenz dessen, worüber jedes diagnostische Gespräch eine gewisse Klärung bringen sollte.

R. Langs, ein zeitgenössischer Autor aus den USA, hat die diagnostische Problemstellung in 4 Punkte gegliedert (die Fragen zur Therapieindikation sind hier nicht aufgeführt):

1. Definition des emotionalen Problems des Patienten und Stellung einer Diagnose,
2. Klärung des Hintergrunds dieser Probleme,
3. Feststellung, wie der Patient damit umgeht, und Einschätzung seiner Fähigkeiten und Leistungen und
4. Definition aller akuten Probleme.

Er führt diese Punkte folgendermaßen aus:

Zu 1:
Von entscheidender Wichtigkeit ist die initiale diagnostische Einschätzung. Der Therapeut achtet auf die Symptome des Patienten, seine Charakterstruktur („Aktivposten" und Pathologie), das Niveau seiner Ich-Funktionen und die durchgehende Dynamik. Es ist bedeutsam, ein Bild zu erhalten von der Art der bestehenden emotionalen Probleme des Patienten, der Streßsituationen, die seine bestehenden Symptome hervorbrachten, der Umwelt, in der er durchgehend funktioniert und der Art seiner intrapsychischen Konflikte. Da wir eine klinische und eine dynamische Diagnose stellen wollen, sind die Faktoren, die den Patienten zum gegenwärtigen Zeitpunkt eine Therapie suchen lassen, von besonderer Wichtigkeit.

Zu 2:
In dem Maße, wie es die Zeit gestattet, versucht der Therapeut, etwas über das aktuelle Leben des Patienten und seine Einflüsse auf seine emotionalen Probleme zu erfahren. Er versucht, die genetische Geschichte, die Untersuchung der Kindheit des Patienten zu erfassen. In diesem Bereich zentriert man am besten auf die Beziehung zwischen dem Patienten und seinen Eltern und Geschwistern. Man versucht vor allem, die Pathologie der Eltern-Kind-Beziehung zu verstehen – der entscheidende Schlüssel zur Pathologie des Patienten, seinen Objektbeziehungen und seinem Anpassungsniveau. Darüber hinaus versuchen wir, etwas über die frühe Anpassung des Patienten und – wenn vorhanden

– seine infantilen Symptome zu erfassen. Schließlich forschen wir nach jedem wichtigeren Trauma in Kindheit und Jugend. Wenn solche vorhanden sind, stellen diese, zusammen mit der auslösenden Situation, oft den ersten Fokus innerhalb der Therapie dar.

Zu 3:
Es ist von Wichtigkeit, eine Einschätzung vorzunehmen, wie der Patient mit seinen Konflikten und Ängsten fertig wird und wie er sich generell behauptet („funktioniert"). Internalisiert er seine Konflikte oder agiert er sie aus, fügt er anderen Schmerzen zu oder leidet er vorwiegend an sich selbst? Wie adäquat sind seine sozialen Objektbeziehungen und in welchem Niveau finden sie statt? Was ist seine Hauptabwehr und wie erfolgreich setzt er sie ein? Ist der Patient nennenswert angsthaft, deprimiert, gehemmt oder unkontrolliert? Im weitesten Sinne geht es um Einschätzung seiner Ich-Stärke und -Schwäche, der Intensität seiner Triebbedürfnisse und der Art seiner Über-Ich-Funktionen – das heißt seines Gewissens, seiner Werte und Ideale, seiner Selbstwertregulation, seiner Kontrollmechanismen, dem Ausmaß seiner selbstbestrafenden Tendenzen und seiner Schuldgefühle.

Zu 4:
Mit akuten Problemen sind vor allem suizidale oder homizide Impulse des Patienten gemeint. Es geht um den Ausschluß von psychotischen Depressionen oder der Möglichkeit einer schizophrenen Psychose.

Diese Punkte wurden etwas ausführlicher dargestellt, weil sie von besonderer Wichtigkeit für die Frage sind, in welche Richtung der dynamische Diagnoseanspruch geht. Einige Bemerkungen über Grenzen und Möglichkeiten der Interviewtechnik sollen den Abschluß bilden. Die zentrale Annahme bei der Interviewtechnik, die wir einmal explizit machen wollen, ist die folgende: Die Art der Interaktion zwischen Patient und Diagnostiker im Interview ist paradigmatisch für das sonstige Verhalten des Patienten. So wie er sich hier verhält, verhält er sich auch sonst. So wie er mit mir umgeht, geht er mit anderen Menschen um. Diese Annahme leitet sich aus der therapeutischen Situation ab und hat erhebliche Berechtigung auf ihrer Seite. Sie macht aber auch die Grenzen der Interviewtechnik sehr deutlich. Es ist unwahrscheinlich, daß jeder Patient *das* für ihn charakteristische Problem in der Interviewsituation dynamisch darstellt. Noch unwahrscheinlicher ist, daß jeder Patient *jedes* für ihn charakteristische Problem darstellt. Andererseits: Es ist auch unwahrscheinlich, daß ein generelles Problem des Patienten, welches für ihn von besonderer Bedeutung ist, in einem mit dieser Technik geführten einstündigen Gespräch *nicht* auftaucht. Es ist eine zweite Frage, ob der Diagnostiker es (auch richtig) erfaßt. In diesem Bereich erfolgt manche naive Überforderung der Interviewtechnik. Von einer szenischen Darstellung etwa können wir häufig gar nicht sagen, wie bedeutsam sie für das übrige Leben des Patienten ist. Und es ist auch sicher unzutreffend, wenn jede „Szene" automatisch in den Kern der Probleme des Patienten gerückt wird, wie das gelegentlich geschieht. Andererseits gibt uns gerade diese Diagnose von dynamischen Szenen eine diagnostische Möglichkeit, die wir mit keiner sonst verwandten Technik erfassen.

5.2. Die Anamneseerhebung in der Psychosomatischen Medizin (nach Morgan und Engel)

Die Interviewtechnik und auch die tiefenpsychologische Anamnese werden meist im psychotherapeutischen Feld angewandt – also dort, wo bereits eine Vorauswahl von Patienten in Richtung einer möglichen Psychotherapie stattgefunden hat. Fragen der Medizin im engeren Sinne, vor allem Diagnose und Behandlung körperlicher Beschwerden, sind hier meist „vorgeklärt". Das heißt in der Praxis, daß die Patienten meist fachärztlich durchuntersucht sind. Wie ist nun aber die Untersuchungstechnik für den psychosomatisch interessierten Arzt, der im „eigentlichen Felde" der Medizin arbeitet, bei dem keine selektierten Patienten eintreffen? Wie sollen Internisten, Gynäkologen und andere vorgehen, wenn sie Medizin nicht nur als Naturwissenschaft, sondern als Wissenschaft vom *kranken* (und ganzen) *Menschen* auffassen wollen („Patienten-zentrierte Medizin")? Hierzu stammen die gegenwärtig besten Vorschläge von den amerikanischen Autoren L. Morgan und G. Engel, die wir kurz referieren wollen. Diese Autoren verwenden Teilaspekte der psychoanalytischen Diagnostik, haben sie aber auf das klinische Feld bezogen und mit der Erhebung organischer Befunde verbunden.

Im Gegensatz zum psychoanalytischen Interview, das dem Patienten ein möglichst freies Feld zur Darstellung seiner persönlichen Problematik gibt und im wesentlichen unstrukturiert ist, dient die Erhebung der Anamnese in der psychosomatisch orientierten Medizin im wesentlichen drei Aufgaben:

1. Aufbau einer Beziehung zwischen Arzt und Patient im Sinne eines tragfähigen Arbeitsbündnisses. Der Patient muß zum Arzt Vertrauen fassen können, er muß spüren, daß der Arzt an seiner Person und Krankheit interessiert ist und daß er ihm mit seinem Fachwissen und seiner Person helfen will, seine Schwierigkeiten zu bewältigen.
2. Erarbeitung eines Verständnisses für die biographische Situation, in der die Erkrankung auftrat, einschließlich der Bedeutung der Krankheit für den Patienten und für dessen Umgebung.
3. Erfassung der Beschwerden des Patienten und Herausarbeiten des zugrundeliegenden Krankheitsbildes mit dem Ziel einer vorläufigen Diagnosestellung.

Die Anamnese spiegelt um so mehr die Wirklichkeit des Patienten, je weniger der Arzt unterbricht, je mehr er dem Patienten ermöglicht, seine Angaben in seinen Worten, in seiner Reihenfolge und zu dem ihm richtig erscheinenden Zeitpunkt zu machen. Hier bestehen viele Gemeinsamkeiten mit der Interviewtechnik. Die Anamnese soll nicht ein Abfragen von Symptomen, sondern zu einem Gespräch zwischen zwei Partnern, nämlich dem Patienten und dem Arzt werden. Dabei erfährt der Arzt, daß hinter den Symptomen oftmals subjektive Vorstellungen stehen, die mit der Realität nicht übereinstimmen, die jedoch mit den Ängsten und der Vorstellungswelt des Patienten in Zusammenhang stehen.

Die Angaben des Patienten werden bei Abfassung der Krankengeschichte nach folgender Einteilung geordnet:

1. Das *jetzige Leiden* umfaßt einen Überblick über den Gesundheitszustand des Patienten, der ihn veranlaßte, den Arzt aufzusuchen.
2. Die *persönliche Anamnese* umfaßt einen Überblick über den Gesundheitszustand des Patienten vor dem jetzigen Leiden.

Sie schließt die Beschreibung aller früheren Erkrankungen ein.

3. Die *Familienanamnese* umfaßt den Gesundheitszustand aller lebenden und verstorbenen Familienmitglieder.

4. Die *Entwicklungs- und Sozialanamnese* umfaßt Angaben über die Entwicklung und die Erfahrungen des Patienten und über seine Beziehungen zu seiner Umgebung.

5. Die *Systemübersicht* erfaßt Symptome der einzelnen Organe oder Organsysteme, welche beim jetzigen Leiden oder bei der persönlichen Anamnese noch nicht berührt worden sind.

Der Arzt hält sich bei der Erhebung der Anamnese nicht streng an diese Einteilung. Er weiß, daß er zu jedem dieser fünf Abschnitte Angaben braucht. Während der Anamnese folgt er dem Gedankenfluß des Patienten und geht jeder Äußerung nach. Der Arzt soll versuchen, offene Fragen zu stellen und solche zu vermeiden, die mit ja oder nein beantwortet werden können. Er soll direkte Fragen möglichst unterlassen, da er sonst in erster Linie Informationen erhält, die seinen in den Patienten hineingefragten Vorstellungen entsprechen und weniger Aussagen über die Überlegungen, Vorstellungen, Erlebnisse und Gefühle des Patienten ergeben.

Morgan und Engel schlagen folgenden Grundplan zur Erhebung einer Anamnese vor. Dieses Schema soll lediglich eine Orientierungshilfe oder Anleitung darstellen. Dabei sollte klar sein, daß jede Anamneseerhebung anders verläuft. Entscheidend wichtig erscheint, daß der Arzt versucht, seine eigenen Gedanken und Gefühle, die während der Anamneseerhebung auftreten, mitzuerfassen, da diese Wahrnehmungen wichtige diagnostische Kriterien zum Verständnis des Patienten darstellen („Gegenübertragung").

Wichtig erscheint weiterhin, daß der Arzt die Art des Händedrucks, die Körperhaltung, den Gesichtsausdruck und die Redeweise des Patienten mitbeobachtet und im Zusammenhang mit dem Gesprächsinhalt und der Persönlichkeit des Patienten zu verstehen versucht („averbale Kommunikation").

Erster Schritt: Der Arzt begrüßt den Patienten, stellt sich vor und erklärt ihm seine Rolle als Arzt.

Zweiter Schritt: Er erkundigt sich, wie sich der Patient jetzt fühlt. Bevor er weiterfährt, bemüht er sich, es dem Patienten so bequem wie möglich zu machen.

Dritter Schritt: Er fordert den Patienten auf, alle Beschwerden zu beschreiben, die ihn ins Krankenhaus geführt haben (jetziges Leiden).

Vierter Schritt: Er geht im einzelnen den Symptomen des jetzigen Leidens nach und berücksichtigt dabei besonders, in welcher Reihenfolge die einzelnen Symptome aufgetreten sind und achtet auf ihre Merkmale und ihre Wechselbeziehungen (jetziges Leiden). Zugleich verfolgt er genau die spontanen Äußerungen des Patienten über die begleitenden Lebensumstände, über frühere Krankheiten, über den Gesundheitszustand seiner Familie und über seine zwischenmenschlichen Beziehungen (persönliche Anamnese, Familienanamnese, Entwicklungs- und Sozialanamnese).

Fünfter Schritt: Er versucht, frühere Leiden des Patienten genau zu verstehen und knüpft dabei an bereits Erwähntes an (persönliche Anamnese).

Sechster Schritt: Er erkundigt sich genau nach den einzelnen Familienmitgliedern, zuerst nach den schon erwähnten. Er fragt nach ihrer Gesundheit sowie nach ihrer Beziehung zum Patienten (Familienanamnese, Entwicklungs- und Sozialanamnese).

Siebter Schritt: Er erforscht die jetzigen Lebensumstände und die frühere Entwicklung des Patienten. Dabei bezieht er sich wiederum auf Angaben, die der Patient bereits geäußert hat.

Achter Schritt: Er fragt systematisch nach Beschwerden in jeder Körperregion (Systemübersicht).

Neunter Schritt: Er erkundigt sich, ob der Patient noch etwas beifügen oder fragen möchte, vergewissert sich bei einzelnen wichtigen Angaben, daß er sie genau begriffen hat und setzt den Patienten über die folgenden Untersuchungen ins Bild.

Bei dem vierten Schritt, also der Erfassung des jetzigen Leidens, legen Morgan und Engel großen Wert auf die Charakterisierung der angegebenen Symptome. Sie schlagen vor, jedes Symptom nach folgenden sieben Kategorien zu untersuchen:

1. Die Lokalisation: Wo ist das Symptom lokalisiert?
2. Die Qualität: Wie, welcher Art ist das Symptom, etwa brennender oder stechender Schmerz?
3. Die Intensität: z. B. wie stark ist der Schmerz, erträglich, unerträglich?
4. Die zeitlichen Zusammenhänge: Wann ist das Symptom aufgetreten, wie war sein Verlauf? periodisch, wehenartig, Dauerschmerz?
5. Die Begleitumstände: Unter welchen Umständen ist das Symptom aufgetreten, unter körperlicher Anstrengung, unter Aufregung usw.?
6. Einflüsse, welche die Beschwerden verstärken oder erleichtern;
7. Die Begleitsymptome: Welche anderen Symptome begleiten das Symptom?

Vielfach wird behauptet, daß das Erheben einer solch ausführlichen Anamnese sehr zeitaufwendig sei. Hierzu möchten wir bemerken, daß durch das Erheben einer exakten Anamnese, in der eine Vertrauensbeziehung zu dem Patienten hergestellt werden kann, bei der weiteren Behandlung unter Umständen sehr viel Zeit gespart wird. Die oben dargestellte systematische Darstellung der Anamnesetechnik darf nicht darüber hinwegtäuschen, daß ihr intellektuelles Verstehen noch lange keine erfolgreiche Handhabung gewährleistet. Diese verlangt Kenntnisse der psychoanalytischen Neurosen-, vor allem der Entwicklungslehre, fundierte Kenntnisse in somatischer Medizin, wiederholte Übung unter Anleitung und weitere Kontrolle, z. B. in Balintgruppen. Dem Geübten fällt diese Vorgehensweise dann genauso leicht, wie sonst dem Arzt das übliche „Abfragen" des Patienten. Der Gewinn ist aber, daß man so Informationen über die somatischen *und* psychischen Bedingungen, auf verbalem *und* averbalem Wege erhält. Der ganzheitliche Zugang zum Patienten wird so durch das erste Gespräch mit ihm eröffnet und nicht verschlossen.

6. Psychotherapeutische Behandlungsmethoden

Unter dem Begriff der Psychotherapie wird heute eine Reihe von Behandlungsverfahren subsumiert. Deren Gemeinsamkeit besteht nur darin, daß sie allesamt pathologische Erscheinungen mit psychologischen Mitteln angehen. In den letzten zwei Jahrzehnten ist es zu einer Springflut von Verfahren gekommen, die teilweise über Nacht zu Illustriertenruhm gelangten und genauso schnell wieder fallengelassen wurden wie sie entstanden waren. Die größte Bedeutung als methodenorientierte Verfahren haben die psychoanalytische Psychotherapie, die klientzentrierte Gesprächstherapie und die Verhaltenstherapie gewonnen. Auf sie soll in der Folge vor allem eingegangen werden, wobei – wie schon in der Darstellung der Neurosenpsychologie – der Akzent auf der Psychoanalyse liegen wird. Eine gute (allerdings nicht billige!) Übersicht über fast alle gängigen und obskuren Verfahren bietet das Handbuch von Corsini (1983 in deutscher Sprache).

Die Zuordnung der verschiedenen Psychotherapieverfahren unter klassifizierende Oberbegriffe ist schwierig, weil einzelne Verfahren mit gleichem Recht der einen wie der anderen Kategorie eingereiht werden können. Mit einer gewissen Berechtigung und Übereinstimmung lassen sich jedoch konfliktzentrierte, suggestive, übende und erlebnisorientierte Verfahren voneinander unterscheiden. Im Anschluß soll eingegangen werden auf Fragen der Gruppenpsychotherapie und der stationären Psychotherapie. Am Beginn soll jedoch das traditionelle ärztliche Psychotherapie-Instrument stehen, das sogenannte ärztliche Gespräch.

6.1. Das ärztliche Gespräch

Als Psychotherapeut bekommt man in Diskussionen mit Ärzten aller Fachrichtungen immer wieder ein Argument vorgehalten, das sich etwa wie folgt formulieren läßt: „Das Fach Psychotherapie stellt in der Medizin doch nichts eigentlich Neues dar. Jeder Arzt praktiziert im Gespräch Psychotherapie. Psychotherapeuten sind wir doch alle." In dieser so oder ähnlich formulierten Position steckt einerseits viel unaufgeklärte Naivität, andererseits wird damit natürlich etwas völlig Zutreffendes ausgesagt.

Solange Medizin von Ärzten praktiziert wird, wird von den Ärzten mit den Patienten gesprochen. Früher eher mehr, heute eher weniger. Diese Form des Gespräches wird als „beratendes Gespräch" oder „ärztliches Gespräch" bezeichnet. Das ärztliche Gespräch hat so viele Erscheinungsformen wie Ärzte, die es praktizieren. Es kennt keine eigentliche Methodik, sondern es basiert mehr auf ungeschriebenen Traditionen. Erfahrung, Intuition und Persönlichkeit des jeweiligen Arztes prägen es in besonderer Weise. Wenn der durchführende Arzt in der Lage ist, Konflikte des Patienten zu verstehen, sie zu verbalisieren und mit dem Patienten eine gemeinsame Sprache zu finden, in der diese Konflikte auf eine Lösung hin bearbeitet werden, dann wird fraglos wichtige psychotherapeutische Arbeit in dieser Gesprächsform geleistet. M. Balint hat in London als erster versucht, das Sprechstundengespräch des Arztes psychotherapeutisch stärker wirksam werden zu lassen, indem er interessierte praktische Ärzte in Gruppen zusammenfaßte und dort ihre Fälle unter psychodynamischem Aspekt mit ihnen besprach. Dabei kam es zu einer deutlichen Sensibilisierung und Verbesserung der Wahrnehmungsfähigkeit der Mediziner für die Probleme ihrer Patienten, was wiederum ihre beratenden und behandelnden Fähigkeiten verbesserte. (Die Institution solcher fallzentrierter Gruppen von in der somatischen Medizin arbeitenden Ärzten wird seither als „Balint-Gruppe" bezeichnet.)

6.2. Konfliktzentrierte Verfahren

Das klassische konfliktzentrierte Psychotherapieverfahren, das während Jahrzehnten überhaupt mit dem Begriff Psychotherapie identisch war, ist die Psychoanalyse. Die Psychoanalyse als Therapieverfahren wurde von Sigmund Freud (1856–1939) entwickelt. Zentrum des Verfahrens ist die Arbeit am unbewußten Konflikt, den der Psychoanalytiker durch Interpretation (Deutung) zur Auflösung bringt.

6.2.1. Die psychoanalytischen Verfahren

Die psychoanalytischen Therapieformen sind durch folgende Charakteristika gekennzeichnet:

1. ein spezifisches äußeres Setting,
2. die freie Assoziation spielt bei der „Materialgewinnung" eine wichtige Rolle,
3. die Auflösung unbewußter Konflikte steht im Zentrum der therapeutischen Arbeit; dabei kommt
4. der Bearbeitung von Übertragung und Widerstand entscheidende Bedeutung zu;
5. der Verschränkung von Übertragung und Gegenübertragung wird eine zunehmend bedeutsame Rolle zugeschrieben.

Bei der klassischen Form des Verfahrens der *Psychoanalyse i. e. S.* finden die Sitzungen 4–5-(ursprünglich sogar 6-)mal pro Woche statt. Der Patient ruht auf einer Couch, der Therapeut sitzt außerhalb seines Gesichtsfeldes hinter oder seitlich neben ihm. Dieses Setting geht direkt auf die Hypnosepraxis zurück, mit der Freud seine Arbeit anfing, indirekt aber beruht es auf der alten ärztlichen Erfahrung, daß der liegende Patient besser entspannt ist und seine Aufmerksamkeit stärker sich selbst zuwendet. Was Freud anfangs nicht wissen konnte, wohl aber intuitiv erfaßt hatte, ist, daß dieses Arrangement in erstaunlichem Maße die therapeutisch notwendige „Regression" fördert. Regression meint hier emotionalen Rückschritt auf ontogenetisch früheres Verhalten, d. h. erneutes Erleben, Reaktivierung der alten Konflikte und – was therapeutisch am wichtigsten ist – der Versuch des Patienten, innerhalb der psychoanalytischen Situation die pathogene infantile Situation wiederherzustellen. An diesem Punkt setzt die eigentliche psychoanalytische Arbeit an. – Am Beginn der Behandlung fordert man den Patienten auf, alles auszusprechen, was ihm durch den Kopf geht und keine Auswahl zu treffen. Man gibt ihm damit die Anweisung für das, was technisch „freies Assoziieren" genannt wird. Dieses Verfahren liefert quasi das Material für die Eingriffe des Therapeuten. Er versucht, sich anhand des Chaos von Gedanken, Wünschen und Einfällen des Patienten Hypothesen über dessen spezielles Problem zu bilden und so das Material zu strukturieren.

Schweigt der Patient, erzählt er über Stunden Dinge, die offensichtlich den Zweck haben, von anderen abzulenken, stöhnt er, zeigt er Zeichen von Angst, steht er von der Couch auf, kommt er ständig zu spät usw., dann wird alles dies genauso als „Material" aufgefaßt, das es zu verstehen und dem Patienten (später) zu interpretieren gilt. In einem Satz: Wenn die Psychoanalyse einmal begonnen hat, dann wird alles, was sich in der therapeutischen Beziehung abspielt, einem psychologischen Verständnis zugeführt.

Ursprünglich hatte die Deutung der Träume des Patienten einen besonderen Stellenwert. Freud sprach von einem „Königsweg zum Unbewußten". Hier ist eine gewisse Wandlung eingetreten. Man fordert heute den Patienten nicht mehr besonders auf, Träume zu berichten und auch nicht, sie aufzuschreiben. Sie sind Material wie alles andere auch – freilich besonders interessantes. Die Es-Kräfte sind im Traum besser faßbar, und die „Zensur" des Über-Ichs scheint im Schlaf deutlich herabgesetzt. Berichtet der Patient einen Traum, so geht man nach dem vor, was er dazu assoziiert. Hat er keine Einfälle dazu, dann verzichtet man in der Regel auf eine Interpretation des Traumes. (Symboldeutungen, die in der Laienvorstellung eine so wichtige Stellung einnehmen, haben in der Psychoanalyse eine zweitrangige Bedeutung und dienen mehr der Hypothesenbildung des Therapeuten.) Die verschiedenen *Interventionsformen* des Psychoanalytikers lassen sich am Beispiel des Umgangs mit Träumen aufzeigen: Macht man den Patienten z. B. darauf aufmerksam, daß ihm „absolut nichts" zu seinen Träumen einfällt, dann handelt es sich um die einfachste Form einer Intervention – um die sogenannte „Konfrontation". Man stellt den Patienten gleichsam sich selbst gegenüber, man beschreibt ihm seinen Umgang mit sich selbst. Etwas weitergehend ist die „Klärung". Etwa wenn der Patient behauptet, er habe sehr wohl zu dem Traum etwas gesagt, tatsächlich aber das Thema sofort gewechselt und über etwas anderes weitergesprochen hat. Man geht dann mit ihm die Situation noch einmal durch, zeigt ihm, wo er das Thema wechselte, und daß er tatsächlich zu dem eigentlichen Traum nichts gesagt hatte. Die dritte Möglichkeit des therapeutischen Eingriffs, das eigentliche Vehikel der analytischen Therapie ist die „Deutung" (Greenson: confrontation, clarification, interpretation). Das heißt, man sagt dem Patienten, was man für die Ursache seines Verhaltens hält. Im genannten Falle: „Sie haben große Angst, daß der Traum Ihnen etwas Unangenehmes sagen könnte, und deshalb war es leichter für Sie, daß Ihnen zu diesem Thema überhaupt nichts in den Sinn kam". Der in diesem Beispiel sehr allgemein gehaltene

Charakter der Deutung zeigt, daß auch innerhalb dieses Mittels eine Reihe von sehr unterschiedlichen Nuancen möglich sind. Wichtig ist der rechte Zeitpunkt einer Deutung. Eine „zu frühe" Deutung kann den Ablauf der Behandlung erheblich stören. Sie wird unweigerlich den „Widerstand" des Patienten verstärken.

Das Konzept vom *Widerstand* ist eines der wichtigsten der Psychoanalyse. Theoretisch gesehen läuft folgendes ab: Das Ich, das wegen der Aufdeckung von unbewußtem Material in der Behandlung ständig mit dem Über-Ich, das diese Inhalte verwirft, in Konflikte zu kommen droht – dieses Ich setzt der ganzen Behandlung einen höchst polymorphen Widerstand entgegen. Obwohl die Therapie das Ich erstarken lassen soll, wehrt es sich mit seinen unbewußten Anteilen verzweifelt gegen diese Hilfe, während gleichzeitig die bewußten Anteile des Ichs, mit denen sich der Therapeut verbündet (das sogenannte Arbeitsbündnis), stärkstes Interesse am Fortschritt der Therapie haben. Freud: „Das ist eine so sonderbare Tatsache, daß wir nicht viel Glauben für sie erwarten dürfen". In der Tat ist der anhaltende Widerstand innerhalb einer analytischen Psychotherapie eines der beeindruckendsten und im Verlauf der Therapie oft am schwierigsten zu handhabenden Dinge. „Widerstandsanalyse" heißt, dem Patienten immer wieder zu zeigen, wie seine unbewußten Persönlichkeitsanteile ständig den Erfolg der Behandlung zu sabotieren suchen. Man versucht also, innerhalb der Therapie das voranzutreiben, was man eine „therapeutische Ich-Spaltung" nennt: Es geht um die Spaltung des Ichs in einen *erlebenden* und einen *beobachtenden Teil*. In geduldiger Arbeit muß ständig dem Patienten – oft sehr zu dessen Unbehagen – gezeigt werden, daß seine Müdigkeit in der Stunde, sein Schweigen, sein Redefluß ohne Punkt und Komma, daß diese und andere Phänomene plötzlich sinnvoll verstehbar werden, wenn man sie unter dem Gesichtspunkt sieht, daß es in ihm Kräfte gibt, die den Erfolg der Behandlung verhindern wollen.

Hier wird zuerst gezeigt, daß es einen Widerstand im Patienten gibt, dann, wie er beschaffen ist und erst zuletzt, was der Widerstand eigentlich abwehrt. Die eigentliche Deutung des Unbewußten erfolgt somit eher später als früher in der Psychoanalyse.

Eine der bekanntesten Widerstandsformen ist das sogenannte „Agieren". Agieren heißt ursprünglich: Handeln aus unbewußter Motivation. In der Analyse, wo das Instrument der Therapie das Wort, das Verbalisieren ist, muß jedes Handeln des Patienten als ein erheblicher Störfaktor, als Widerstand, wirken. Wenn der Patient darauf besteht, seinen Konflikt auszuagieren (Freud: wiederholen) und nicht zu verbalisieren (Freud: erinnern), dann rührt das an den Nerv der Therapie, an die Möglichkeiten und Grenzen der Methode überhaupt. Störungen, bei welchen die Patienten überwiegend ihre Probleme ausagieren müssen und nicht in der Lage sind, sie zu verbalisieren, sind letztlich für die psychoanalytische Therapie kontraindiziert. (Für sie wäre z. B. die Gestalttherapie oder das Psychodrama geeigneter; siehe unten.) Die Tatsache, daß sich praktisch in jedem Patienten die Tendenz findet, Vergangenes eher zu wiederholen (agieren) als zu erinnern, ließ Freud den Begriff des „Wiederholungszwangs" einführen. In der Entwicklung der Psychoanalyse wurde schon früh sichtbar, daß die Deutung des Widerstandes, überhaupt des Unbewußten nicht ausreicht, sondern daß ein unermüdliches „Durcharbeiten" des Therapeuten notwendig ist, indem er den Patienten immer wieder auf seine unbewußte Problematik zurückführt. Daß ein unbewußtes Problem durch eine einmalige Deutung schlagartig gelöst wird, ist eine ausgesprochene Seltenheit.

Als stärksten Widerstand gegen die Behandlung hatte Freud die sogenannte „Übertragung" bezeichnet. In der Praxis ist Übertragungsanalyse oft kaum von Widerstandsanalyse zu trennen, weil sich diese beiden Faktoren häufig untrennbar verbinden.

Zur Übertragung waren bereits oben (Kap. 1.2. Allgemeine Tiefenpsychologie) einige Ausführungen gemacht worden.

Freud war schon in den 90er Jahren, als er seine ersten Therapien durchführte und Vorformen des analytischen Verfahrens entwickelte, aufgefallen, daß seine Patienten während der Behandlung sehr intensive Gefühle (starke Verliebtheit, Aggressionen und andere) auf ihn richteten, die sich nicht einfach aus der Hier-und-jetzt-Situation der Therapie erklären ließen. So entwickelte er die Hypothese, daß diese ganze Gefühlsbereitschaft anderswoher stammt, in den Patienten vorbereitet war und bei der Gelegenheit der analytischen Behandlung auf die Person des Arztes übertragen wird. Er bezeichnete das Phänomen als Übertragung und sprach, je nach Zuneigung oder Ablehnung, von positiver oder negativer Übertragung. Man sollte sich klarmachen, daß die positive Übertragung, die Etablierung einer „guten" und verläßlichen Gefühlseinstellung dem Arzt gegenüber, das eigentliche *Vehikel der Therapie* ist. Diese positive Basis läßt den Patienten letztlich die Belastungen der Theapie „aushalten". Die Übertragung stellt also einerseits die unerläßliche basale Beziehung zwischen Patient und Therapeut sicher, andererseits führt sie – eben weil sie etwas überträgt – in massive Konflikte. Als Beispiel solcher Übertragung als Widerstand sei angeführt, daß ein Patient etwa ein starkes Mißtrauen, welches eigentlich seinem Bruder gilt, bzw. diesem früher galt, auf den Therapeuten überträgt. Er fühlt sich dann ständig von diesem bedroht, kann seinen Assoziationen nicht folgen, weil er immer auf der Hut sein muß, daß seine Äußerungen nicht mißbraucht werden. Es ist die Kunst des Therapeuten, die Ursache dieser Übertragung zu verstehen, sie dem Patienten zu deuten, ihm bewußt zu machen und durch ständiges Durcharbeiten so weit abzubauen, daß das Hindernis des Mißtrauens, das sich in der Analyse als erheblicher Widerstand darstellt, zurückgeht und die Fortführung der eigentlichen Behandlung möglich wird. Bei einer stärkeren paranoiden Struktur etwa kann der Erfolg der Psychoanalyse auf diese Weise vollends vereitelt werden. Auch von hier aus ergeben sich Kontraindikationen für diese Methode. Für die Psychoneurosen („Übertragungsneurosen") gilt, daß durch die Übertragung auf den Therapeuten dieser und die Psychoanalyse während der Behandlung das Zentrum der emotionalen Konflikte des Patienten werden. Das ist therapeutisch angestrebt und erwünscht. Aus dem ubiquitären Phänomen der Übertragung wird hier das angestrebte therapeutische Artefakt der „Übertragungsneurose". Hier wird also die analytische Grundforderung, nicht über pathogene Zustände aufzuklären, sondern den Patienten diese erleben zu lassen, optimal erfüllt. Freud hatte schon am Beginn seiner therapeutischen Arbeit verstanden, daß das bloße (emotionslose) Erinnern und Verstehen zu keiner therapeutischen Veränderung führt. (Zur näheren Bestimmung des Begriffs der Übertragungsneurose sei noch einmal auf die Ausführungen zur allgemeinen Tiefenpsychologie hingewiesen.)

Aus dieser Handhabung der Übertragung als dem eigentlichen Medium der psychoanalytischen Technik leiten sich zwei Forderungen für den Analytiker ab:

1. Er muß eine ausführliche persönliche Analyse absolviert haben, um sicher zu sein, daß seine eigenen Reaktionen nicht mit den Konflikten des Patienten interferieren. Das heißt vor allem: Er muß seine eigenen Reaktionen wahrnehmen und kontrollieren können, und er darf auf die Reaktionen des Patienten, seien sie aggressiv oder libidinös, keine stärkeren Ängste entwickeln. Die eigenen Reaktionen des Therapeuten in der Analyse werden als „Gegenübertragung" bezeichnet. Sie können nie isoliert von den Übertragungsreaktionen des Patienten gesehen werden, sondern bilden mit diesen eine funktionelle Einheit. Sie haben große diagnostische und therapeutische Bedeutung.

2. Die andere sich ergebende Forderung ist eine strikte Zurückhaltung des Therapeuten gegenüber allen Angeboten, Provokationen, Versuchungen, Aggressionen usw. des Patienten. Das ist mit der sogenannten „Abstinenzregel" gemeint. Was der Patient während der Behandlung verbalisiert, wird mit ihm besprochen, aber es wird nicht darauf eingegangen. Damit hat die Abstinenz des Therapeuten für den Patienten eine Schutzfunktion, weil er so sicher sein kann, daß er jede noch so pathologische Empfindung äußern darf, ohne daß eine Gefahr des Mißbrauchs durch den Therapeuten besteht. Man kann auch sagen, daß das Agieren in der Analyse ein Vorrecht des Patienten ist. Dem Therapeuten ist es untersagt. Das schließt nicht aus, daß die Abstinenz des Therapeuten vom Patienten oft als Härte, Unmenschlichkeit oder ähnliches erlebt wird, insbesondere da, wo der Therapeut nicht bereit ist, auf Zuwendungs- und Anlehnungsbedürfnisse des Patienten einzugehen.

Dieses klassische Verfahren wurde deshalb ausführlicher beschrieben, weil in der Quintessenz alle heute häufiger angewandten abgeleiteten psychoanalytischen Verfahren auf ihm basieren. Es sind dies vor allem die *psychoanalytisch orientierte Psychotherapie im Sitzen* (synonym oder als sehr ähnliche Verfahren bezeichnend werden auch die Namen „analytische Psychotherapie", „psychoanalytische Psychotherapie" – und „dynamische Psychotherapie" verwandt) und die *psychoanalytische Kurzpsy-*

chotherapie. Beides sind Verfahren, bei denen es erhebliche Unterschiede zur „Standardmethode" gibt. Diese Unterschiede beziehen sich in erster Linie auf das äußere Arrangement: Die Sitzungen finden nur noch 1- oder 2mal in der Woche statt oder werden überhaupt limitiert (auf 15–30 Sitzungen) wie bei der analytischen Kurztherapie. Bei diesen modifizierten Verfahren sitzen sich auch Patient und Therapeut gegenüber. Es gibt eine Reihe von Unterschieden in der Behandlungstechnik, auf die hier nicht eingegangen werden soll. Das wichtigste Merkmal ist jedoch, daß man versucht, die beim klassischen Verfahren angestrebte Regression eher gering zu halten. Die niederfrequente analytische Psychotherapie im Sitzen war anfangs deutlich aus der Not geboren, daß man nicht genügend Behandlungsplätze für die große Anzahl der Hilfesuchenden hatte. Heute ist diese Methode jedoch bereits selbst in ihrer Vorgehensweise standardisiert und durchstrukturiert. Die Indikation erfolgt positiv und nicht mehr durch Ausschluß. Für eine niederfrequente analytische Psychotherapie kommen zum einen Patienten in Frage, die nur leichtere Probleme haben, diese aber auf eine analytische Weise angehen wollen. Zum anderen ist das Verfahren die Standardmethode für alle Störungen, denen eine weitergehende Regression nicht zuträglich wäre. Es gilt dies insbesondere für die sogenannten „frühen Störungen" (s. o.), für die schizoiden und narzißtischen Neurosen, für Patienten mit psychotischen Episoden und für eine Reihe von klassischen Neurosen, bei denen der Therapeut den Eindruck hat, daß mit weniger Aufwand auch ein ausreichender Erfolg zu erzielen ist. (O. Fenichel: „Wenn ein therapeutischer Erfolg mit geringerem Aufwand erreichbar scheint, sollte man auf keinen Fall eine Psychoanalyse beginnen.")

Die psychoanalytische Kurztherapie, auch „*Fokaltherapie*" genannt (weil sie auf einen bestimmten Konfliktfokus abzielt), wurde vor etwa 30 Jahren von D. Malan und M. Balint entwickelt. Sie versucht, nur einen bestimmten, vorher definierten Konflikt des Patienten anzugehen und verzichtet auf alle weitergehenden Interpretationen.

6.2.2. Die Gesprächstherapie

Die in den 40er Jahren von C. Rogers entwickelte „client center-ed therapy" (Klient-zentrierte Therapie) wurde in Deutschland vom Ehepaar Tausch unter der Bezeichnung klientzentrierte Gesprächspsychotherapie (kurz: Gesprächstherapie) eingeführt. Diese ursprünglich als nicht-direktive Therapie bezeichnete Behandlungsform hat mehrere auffallende Eigenarten. Zum einen fehlt ihr eine spezielle Neurosentheorie, was sie von der Psychoanalyse und den lerntheoretischen Verfahren deutlich unterscheidet. Zum anderen wurde das Verfahren von Anfang an unter ständiger experimenteller und empirischer Kontrolle entwickelt, wodurch es sich insbesondere von der Psychoanalyse abhebt, die sich – auch vielerorts heute noch – in der Verschwiegenheit der privaten Kabinette beheimatet fühlt. Genaugenommen läßt sich die Gesprächstherapie besonders schlecht in die rubrizierenden Oberbegriffe, unter denen hier die Psychotherapieformen abgehandelt werden, einordnen. Sie ist eine Mischform zwischen den konfliktzentrierten, übenden und erlebnisorientierten Verfahren. Konfliktzentriert ist sie insoweit, als sie sich für die bewußten Konflikte des Klienten interessiert, mit denen dieser den Therapeuten aufsucht. Bei der Konfliktbearbeitung dominiert das Hier-und-Jetzt, wie es auch bei den jüngeren psychoanalytischen Verfahren praktiziert wird. In der Betonung des emotionalen Erlebnisses des Patienten erinnert das Verfahren an die Gestalttherapie (s. u.) oder an die „korrektive emotionale Erfahrung", wie sie F. Alexander für eine bestimmte Variante der Psychoanalyse postulierte. Übendes Verfahren ist die Gesprächstherapie insofern, als sie sich bemüht, die kognitiven Möglichkeiten des Patienten bewußt zu erweitern, mit ihm Strategien zur Lösung seiner Probleme zu entwickeln und ihn auffordert, sich etwa angstmachende Situationen vorzustellen und darüber zu berichten. Hier erinnert die Vorgehensweise an bestimmte lerntheoretische Verfahren, insbesondere die Desensibilisierung. Dabei klingt an, daß die ursprünglich einzige Interventionsform, die Rogers beschrieb, das sogenannte „Spiegeln", eine bedeutende Ausweitung erfahren hat. Beim Spiegeln ging es darum, dem Klienten nichts als sein Verhalten bzw. sein Erleben konfrontierend gegenüberzustellen. Wie bei anderen Psychotherapieformen auch zeichnet sich jedoch die Bildung von Richtungskämpfen

ab, die eine stärkere Orientierung mehr zur Tiefenpsychologie
oder mehr in Richtung zu den kognitiven Theorien oder schließlich mehr in Richtung zu den Lerntheorien befürwortet.

Die Gesprächstherapie ist die einzige Psychotherapieform, die
eine intensive Forschungsarbeit über die Qualitäten des Psychotherapeuten selbst geleistet hat. Mit hohem Erfolg in der Therapie korrelieren folgende Eigenschaften des Behandlers: 1. eine
intensive Anteilnahme, Achtung, Wärme gegenüber dem Patienten, 2. Fähigkeit zur Verbalisierung der vom Patienten geäußer-
ten emotionalen Erlebnisinhalte und 3. Echtheit in der Selbstdarstellung sowie Fähigkeit zur Selbstöffnung. Im Setting erinnert
die Gesprächstherapie in manchem an die analytische Fokaltherapie. Die durchschnittliche Behandlung umfaßt etwa 20 Sitzungen. Angestrebtes Therapieziel ist ein erhöhtes Ausmaß seelischer Funktionsfähigkeit im emotionalen und sozialen Bereich,
entsprechend den eigenen Wünschen nach größerer Selbstachtung, größerer Selbstannahme und Selbstaktualisierung. Ähnlich
der Psychoanalyse hat sich die Gesprächstherapie in erster Linie
nicht für die Beseitigung von Symptomen interessiert, was bei der
Verhaltenstherapie im Vordergrund steht. Die Psychoanalyse
ihrerseits hatte mit einer Symptomorientierung begonnen und
sich zunehmend einer Veränderung der Persönlichkeits- und
Charakterstruktur des Menschen als Therapieziel zugewandt.

6.3. Suggestive Verfahren

Wenn man die von der Psychoanalyse kommenden Verfahren
mit einem gewissen Recht als „aufdeckende" bezeichnet (bezogen auf den unbewußten Konflikt), so werden die suggestiven
Verfahren gelegentlich auch als „zudeckende" bezeichnet. Die
Anzahl der nicht wissenschaftlich untersuchten oder praktizier-
ten suggestiven Verfahren, insbesondere in der Hand von Heil-
praktikern, Wunderheilern und ähnlichen Personen, ist Legion.
Eine nennenswerte ärztliche Praxis, die allerdings stark zurückgegangen ist, hat von all diesen Verfahren nur die Hypnose.

Als *Hypnose* wird die aktive Herbeiführung eines Schlaf-ähnli-
chen Zustandes bezeichnet, in welchem aber eine verbale Kommunikation mit dem Patienten möglich ist („Rapport"). Der Pati-

ent wird meist auf einer Couch in Rückenlage gelagert, oft wird durch einen Gegenstand eine Fixierung der Augen nach hinten oben bewirkt, und der Therapeut leitet mit der Feststellung: „Sie schlafen jetzt!" die Hypnose ein. Innerhalb dieses Zustandes ist es möglich, dem Patienten eine Reihe von beruhigenden, entspannenden und stabilisierenden Verhaltensanweisungen und -versicherungen zu geben, die nach Beendigung der Hypnose („Wachen Sie jetzt auf!") dem Patienten nicht nur eine größere innere Ruhe, sondern auch das Unterlassen neurotischer Handlungen bzw. das Unterdrücken neurotischer Symptome ermöglichen. Die Vorgehensweise ist meist so, daß der mit der Hypnose arbeitende Therapeut während der Sitzung mit dem Patienten z. B. die angstmachende Situation durchgeht und ihm etwa versichert: „Wenn Sie jetzt nach der Sitzung aus der Haustür kommen, werden Sie keine Angst mehr haben und die Straße ohne jede Hemmung überschreiten können." Diese posthypnotische Wirkung kann zeitlich begrenzt sein, sie führt aber bei geeigneten Patienten auch zur bleibenden Symptomlosigkeit.

Die praktisch bedeutsamste Form der Hypnose in ärztlicher Anwendung ist die *gestufte Aktivhypnose*. Diese Form der Autohypnose leitet sich vom autogenen Training ab, aus welchem sie von E. Kretschmer entwickelt wurde. Beide Verfahren sind konzeptuell verwandt. Aus den Formeln des autogenen Trainings wurden die „wandspruchartigen Leitsätze" (Langen) der gestuften Aktivhypnose, die der Patient im hypnotischen Zustand wiederholen soll. Eingesetzt wurde die Aktivhypnose vor allem bei sexuellen Deviationen, Süchten, Schlafstörungen und Schmerzen (s. Langen). Ihre Dauererfolge müssen weiterhin als nicht gut angesehen werden.

Die Eignung der Patienten stellt eine gewisse Auswahl für das Verfahren dar: Nur ein Teil aller Menschen ist überhaupt hypnotisierbar. Die Hypnose, wie die anderen suggestiven Verfahren, kommt jedoch dem starken Wunsch eines jeden Menschen, sich *nicht* mit seinen Konflikten auseinanderzusetzen bzw. sein Unbewußtes unbewußt zu lassen, entgegen. Die Massenwirksamkeit der außerwissenschaftlichen Suggestionspraktiken läßt sich anders kaum erklären.

6.4. Übende Psychotherapieverfahren

Hier geht es in erster Linie um das Verfahren des autogenen
Trainings und die verschiedenen lerntheoretischen Methoden.

6.4.1. Das autogene Training

Das autogene Training wurde von J. H. Schulz eingeführt. Es
handelt sich um ein aktives Einüben von vegetativen Abläufen,
deren ausgeprägtestes psychisches Ergebnis allgemeine Entspannung und Ruhe darstellt. Das Verfahren hat in der Praxis eine
starke Verbreitung gefunden und wird von vielen niedergelassenen Nervenärzten meist in der Form von Gruppen praktiziert.
Während der 10 oder 15 Sitzungen, die ein Kurs dauert, nimmt
der Patient eine entspannte Haltung ein („Droschkenkutscher-
Haltung") und konzentriert sich auf vegetative Abläufe. Die
Übungen beginnen mit der Vorstellung von Schweregefühl in
den Armen und Beinen, es folgen Wärmegefühle, dann wird gewöhnlich zur Wärmevorstellung in der Magengegend übergegan-
gen. Es folgt die Konzentration auf das ruhig schlagende Herz,
auf die entspannte Atmung, und die Übungen enden meist mit
der Vorstellung von angenehmer Kühle im Kopf. Anfangs müssen diese Übungen über verbale Formeln („Meine Arme und
Beine sind schwer, meine Arme und Beine sind warm, mein Herz
schlägt ruhig und regelmäßig, meine Stirn ist kühl usw.") hervorgerufen werden. Nach intensivem Training jedoch genügt eine
kurze Konzentration auf die bestimmte Übung, um fast schlagartig die gewünschte Reaktion hervorzurufen. Es handelt sich hier
ganz offensichtlich um konditionierte Lernvorgänge. Der Vorteil
des Verfahrens ist, daß es leicht zu lernen ist und ein wirksames
Mittel zur raschen Entspannung und Ruhefindung darstellt. Der
Nachteil des Verfahrens ist, daß gerade die neurotisch gespann-
ten Patienten, die des Effektes am dringendsten bedürften, in der
Praxis die Übungen am schlechtesten trainieren. Während in der
Theorie das autogene Training z. B. für Asthmatiker besonders
geeignet sein müßte, ist es in der Praxis nur begrenzt möglich,
bei Asthmatikern damit einen anhaltenden Therapieerfolg zu erzielen. – Da das autogene Training ein *autosuggestives Verfahren*
ist, läßt es sich mit gewisser Berechtigung als Sonderform einer
Autohypnose auffassen. Eine umfassende Übersicht und Anleitung zum autogenen Training gibt B. Hoffmann (1982).

6.4.2. Die lerntheoretischen Verfahren (Verhaltenstherapie)

Den lerntheoretischen Verfahren ist gemeinsam, daß sie auf der experimentellen Lernpsychologie basieren. Heute werden diese Verfahren meist einheitlich als *Verhaltenstherapie* benannt, was aber darüber hinwegtäuscht, daß es sich um eine große Zahl teilweise sehr unterschiedlicher Methoden mit divergierendem theoretischen Hintergrund handelt. Im Gegensatz zu den Ansätzen, die auf der psychodynamischen Basis Freuds beruhen, sieht die Lerntheorie in der Neurose keine Folgen von unbewußten Konflikten, sondern *erlernte* Fehlverhaltensweisen, die durch neue, therapeutisch induzierte Lernprozesse korrigiert werden können. Die Vorstellung, daß Neurosen Folge von lerntheoretisch beschreibbaren Variablen sind, wurde zuerst von I. Pawlow und seinen Schülern entwickelt. In ihrem Petersburger Laboratorium zeigten sie in den 20er Jahren, daß sich durch bestimmte Arrangements bei Hunden den menschlichen Neurosen ähnliche Zustände hervorrufen lassen, die sie „experimentelle Neurosen" nannten. Eine klassische Anordnung sah so aus: Ein Hund hat gelernt, bei Exposition eines kreisförmigen Reizes einen Hebel zu drücken, um einen gleichzeitig auftretenden schmerzhaften Stromreiz zu vermeiden. Bei Exposition einer Ellipse, so hat er gelernt, braucht der Hebel nicht betätigt zu werden, weil dann der Stromreiz nicht auftritt. Wenn man nun Zwischenformen zwischen Ellipse und Kreis anbietet, die für das Tier immer schwieriger unterscheidbar werden und ihm damit die Möglichkeit nehmen, die schmerzenden Stromreize abzustellen, dann entwickelt der Hund ein extrem gestörtes Verhalten. Es kommt zu Schlaflosigkeit, massiver Unruhe, Angstzuständen u. a. m.

Eine systematische Übertragung lerntheoretischer Prinzipien auf die Neurosen des Menschen erfolgte in größerem Maßstab jedoch erst in den 50er Jahren. Dabei waren es vor allem zwei Methoden, die besondere Beachtung fanden: das operante Konditionieren (B. F. Skinner) und die Desensibilisierung (J. Wolpe). Trotz der guten methodischen Beschreibbarkeit des Arrangements besteht letztlich noch keine Sicherheit darüber, welches die eigentlich wirksamen Faktoren der Verfahren sind. Man wird hier die weitere Klärung abwarten müssen. Das praktische Vorgehen in der Verhaltenstherapie verfügt über einige bewährte Elemente. Am Beginn eines Behandlungsplanes steht die möglichst exakte Analyse der einzelnen Störung bzw. des gestörten Verhaltens. Die Aufstellung einer funktionalen Analyse der Verhaltensstörung dient der Suche nach den pathogenen Reizen, von denen man annimmt, daß sie das Verhalten beeinflussen. Die eigentliche Therapie besteht dann in einer Manipulation dieser Reize, so daß es zu einer Verringerung von Fehlverhalten kommt.

Zentrum des therapeutischen Vorgehens bei der Verhaltenstherapie sind die einzelnen Techniken. Man kann zwei große Gruppen unterscheiden: die *Aneignungs-* und die *Beseitigungstechniken* (Bergold und Selg). Aneignungstechniken sind solche, die eingesetzt werden, um dem Behandelten neue Verhaltensweisen zu vermitteln; Beseitigungstechniken dienen dem Abbau unerwünschten Verhaltens. Die klassische Beseitigungstechnik, mit der auch Pawlow seine Hunde behandelte, ist die *Extinktion.* Extinktion tritt dann auf, wenn der bedingte Reiz nicht mehr mit dem unbedingten Reiz zusammen erfolgt, d.h. wenn eine gelernte Verhaltensweise nicht mehr „verstärkt" wird. In der Praxis ist dieses Verfahren nicht so oft angewandt worden, wie es von der theoretischen Bedeutung her zu erwarten gewesen wäre. Erst seit den späten 70er Jahren ist ein starkes Anwachsen von Therapieformen zu beobachten, denen eine ausgeprägte *Reizkonfrontation* gemeinsam ist. Stampfel hatte bei seiner Implosions-Therapie noch die Übersteigerung des Reizes in der Vorstellung empfohlen; die *Reizüberflutung* (flooding) exponiert den Patienten rasch den stärksten angstauslösenden Reizen in der Realität. Beim *Habituationstraining* wird die Reizkonfrontation in einer abgestuften Hierarchie versucht. In der Praxis erwiesen sich die Verfahren mit rascher realer Reizexposition als besonders wirksam. Die Ängste steigen hier – gewollt bzw. antizipiert – auf ein Maximum, fallen dann aber bei anwesendem Angstauslöser ab, weil kein Angstanfall unbegrenzt zu verlängern ist. Dieses Erlebnis der nach kurzer Zeit abnehmenden Angst erscheint für die kognitive Umstrukturierung wesentlich. Eingesetzt wird die Reizkonfrontation besonders bei den sonst schlecht zugänglichen Zwangsneurosen und vor allem bei diffusen Angstneurosen. Auch bei Phobien, die eine Domäne der Desensibilisierung darstellten, werden sie wegen der rasch einsetzenden Wirkung zunehmend eingesetzt, scheinen dieser aber nicht überlegen zu sein.

Die wichtigste Beseitigungstechnik, die insbesondere an Phobien erprobt wurde, ist dagegen das *systematische Desensitivieren (systematische Desensibilisierung)*. Die Erfolge mit der Desensitivierung sind um so größer, je gerichteter und umschriebener die Angst ist. Wolpe begann seine Behandlung, indem er zuerst den Patienten auf einem bequemen Sessel sich entspannen ließ. Diese Entspannungsübungen erinnern stark an das autogene Training. Danach wurde mit dem Patienten zusammen eine hierarchisch geordnete Reihe von Vorstellungen über das angstmachende Objekt entwickelt, d. h. der Patient legt eine Reihenfolge fest, in der er einen Gegenstand oder eine Situation als mehr oder weniger angstmachend als andere erlebt. Während des therapeutischen Ablaufs werden dem Patienten nun, ausgehend von einem Zustand guter Entspannung, anfangend mit den am wenigsten angstmachenden Reizen, nach und nach die immer stärker belastenden Situationen in seine Vorstellung eingeführt. Das heißt, die ganze Therapie findet im Bereich der Imagination statt. Der Patient stellt sich die Situation vor, und der Therapeut bestimmt Dauer und Ende der Vorstellung, beobachtet das Ausmaß der entstehenden Angst und entscheidet, ob auf einen weniger angstmachenden Reiz zurückgeschritten oder mit einem stärker angstmachenden Reiz fortgefahren wird. – Therapeutische Arrangements, die mit dem realen angstmachenden Objekt arbeiten (z. B. bei Tierphobien), werden als „in vivo"-Therapie bezeichnet und stellen damit eine Form der direkten Reizkonfrontations-Behandlung dar.

Als letzte der in diese Reihe gehörenden Techniken ist die *Aversionstherapie* zu besprechen. Das Grundprinzip ist hier, daß das zu vermeidende Verhalten mit einem unangenehmen, aversiven Reiz gekoppelt wird, d. h., daß ein unerwünschtes Verhalten quasi bestraft wird. So wird etwa die Enuresis mit einem Weckreiz gekoppelt, der sofort erfolgt, wenn der Patient ins Bett gemacht hat. Sexuelle Deviationen sind mit dosierbaren Stromstößen aversiv behandelt worden, und auch die Nikotin- und Alkoholabhängigkeit wurde auf diese Weise beeinflußt. Gegenüber der Technik des Desensitivierens tritt die Aversionsbehandlung jedoch deutlich in den Hintergrund.

Von den *Aneignungstechniken,* als zweiter großer Gruppe von Techniken, ist das *operante Konditionieren,* bei dem ein er-

wünschtes Verhalten eine positive Bekräftigung („Verstärkung")
erfährt, das verbreitetste. Das Prinzip ist, daß erwünschtes Verhalten verstärkt und unerwünschtes Verhalten nicht beachtet
wird. Man kann sagen, daß operantes Konditionieren die Basis
jeder Belohnung ist. Man verstärkt ein erwünschtes Verhalten
und fördert seine Wiederholung. Eine bekanntgewordene Anwendung hat das operante Konditionieren in der Technik des
„token economy" gefunden. Antriebsarme Schizophrene bekamen
für spontan durchgeführte Leistungen Spielmarken (tokens), die
sie in direkte Vorzüge innerhalb der Anstalt (Essen und anderes)
umsetzen konnten. Das erwünschte Verhalten im Sinne einer Zunahme der spontanen Aktivität trat rasch ein. In der verhaltenstherapeutischen Praxis von Bedeutung ist die gleichzeitige
Verstärkung erwünschter und Auslöschung unerwünschter Verhaltensweisen, was auch als „differentielle Verstärkung" bezeichnet wird.

Zunehmende Bedeutung schließlich hat auch die Aneignungs-
technik des „Lernens am Modell" (incidental learning, Bandura)
gefunden. Ohne daß der Patient selbst eine direkte Lernhand-
lung durchführt, kann er Lernschritte vornehmen, indem er sieht,
wie Modelle das für ihn problematische Verhalten mühelos
durchführen. Dies geschieht meist über Filme (man zeigt etwa
tierphobischen Kindern Filme, in denen Kinder mit Tieren
angstfrei spielen), oder der Therapeut selbst wird zum Modell,
welches die angstbesetzten Inhalte mit ruhiger Stimme furchtfrei
verbalisiert. Spätestens hier wird wieder deutlich, wie sehr sich
die einzelnen Techniken überschneiden: In der klassischen Psychoanalyse spielt der ruhige Umgang des Therapeuten mit dem
konflikthaften Material eine entscheidende Rolle. Der Prozeß
wird dort als Identifizierung des Patienten mit dem Analytiker
bezeichnet. Auch in der Gesprächstherapie wird das Lernen am
Modell gezielt angestrebt.

Diese Darstellung folgt bisher den klassischen Methoden der
Verhaltenstherapie. Seit der Mitte der 70er Jahre kam jedoch
ein Prozeß in Gang, der als „kognitive Revolution" oder „Wen-
de" (je nach Geschmack) bezeichnet wird. War im klassisch be-
haviouristischen Sinne das äußere Lernarrangement alles und
der intrapsychische Prozeß ohne Interesse (der Mensch als
„black box"), so verließ nun die Mehrzahl der Verhaltensthera-

peuten in rascher Folge diese Position und wandte sich den Prozessen von Wahrnehmung und Kognition, teilweise sogar unter Berücksichtigung von Emotionen und inneren Konflikten zu. Es waren jetzt vor allem die Aneignungstechniken, die gezielt zur Veränderung von Einstellungen, Erwartungen, Befürchtungen, Haltungen usw. eingesetzt wurden. Rollenspiel, Techniken zur Selbstkontrolle und -steuerung, Selbstverbalisationstraining, kognitive Therapie, Problemlösungstraining und weitere sind es, die nun als *„kognitive Verhaltensmodifikation"* zusammengefaßt werden. Wenn wir auch den Autoren eher zustimmen, die keine grundsätzlich neuen Prinzipien wirksam sehen, so ist der Wandel der Verhaltenstherapie von einem Dressurverfahren zu einer Psychotherapie im weiteren Sinne deutlich. Es ist zu hoffen, daß dadurch auch die Möglichkeit der besseren Verständigung mit den anderen therapeutischen Richtungen ansteigt.

6.4.3. Exkurs: Verhaltenstherapie und Psychoanalyse

Ein Problem, für dessen Erörterung in diesem Bändchen kaum Platz ist, soll am Rande angesprochen werden. Nachdem die sichere Wirkung von Verhaltenstherapie in bezug auf das Symptom feststeht, taucht natürlich die herausfordernde Frage an den psychoanalytisch orientierten Therapeuten auf, wie es nun um seine Theorie der Symptombildung stehe. Einiges ist dazu oben (Kap. 1.6.) schon gesagt worden. So glauben wir, daß häufig Symptome zwar über die unbewußte Konfliktdynamik entstehen, daß sie sich dann aber verselbständigen, etablieren und von ihren sie ursprünglich hervorbringenden Bedingungen unabhängig werden können. Dieser Prozeß ist über Vorgänge des sozialen Lernens oft besser zu erklären als über triebdynamische Überlegungen oder den Rückgriff auf verinnerlichte (psychische Struktur gewordene) Objektbeziehungen. Wenn man von dieser Prämisse ausgeht, dann braucht das Schwinden des Symptoms durch einen Lernprozeß kein erklärerisches Problem darzustellen. Weitere Vorstellungen sind möglich.

Das Schwinden eines Symptoms, das ja ökonomisch für das Ich eine erhebliche Belastung darstellt, kann auch im dynamischen Sinne zur Mobilisierung einer kognitiven Umstrukturierung beitragen (die „korrektive emotionale Erfahrung" Alexanders ist ja ein altes psychoanalytisches Konzept zur Erklärung therapeutischer Veränderung). Dadurch würde weder eine Wiederkehr noch eine Verschiebung des Symptoms erforderlich. Nur für psychoanalytische Theoretiker, die am klassischen („hydraulischen") Triebmodell festhalten, was uns fernliegt, wäre dieses Verständnis nicht akzeptabel. Aus unserer Sicht erhält das Ich in seinen plastischen Möglichkeiten durch die Entlastung vom Symptom auch die Chance einer stabilisierenden Umorientierung. Das gilt in gleicher Weise, wenn ein akutes Symptom – etwa eine starke Schlaflosigkeit – medikamentös durchbrochen wird. Die Entlastung für den Patienten ist dann überdeutlich und nach unserer Erfahrung per se keineswegs im Sinne der Psychotherapie antitherapeutisch. Daß natürlich jeder Patient auch diese Entlastung als Widerstand einsetzen kann, ist eine ganz andere Frage. Eine akute und massive Symptomatik mit starkem Leidensdruck fördert zwar den Wunsch nach einer Psychotherapie, verbessert die Motivation, behindert oft aber wegen ihrer Stärke den therapeutischen Prozeß nicht unerheblich.

Schließlich ist bei der Einschätzung der verhaltenstherapeutischen Therapieerfolge ihre Definition über Symptombeseitigung zu beachten. Die Fahndung nach Symptomwandel und Symptomverschiebung war bei den Nachuntersuchungen bis in die jüngste Zeit mehr als oberflächlich (weil für das Konzept ohne Bedeutung) und die Umsetzung des pathogenen Symptompotentials in psychische Einstellungen, Haltungen und Charakterzüge wird von Verhaltenstherapeuten auch heute noch wenig beachtet.

Zum Abschluß eine persönliche Feststellung der Autoren: Es besteht aus unserer Sicht als psychoanalytisch orientierte Therapeuten, denen die Arbeit am Unbewußten, am verinnerlichten Konflikt und an der Wiederbelebung emotionaler Prozesse in der Therapie (Übertragung) ein Anliegen ist, keine Frage, daß die Verhaltenstherapie heute unter allen mit der Psychoanalyse konkurrierenden Verfahren das wichtigste, wissenschaftlich fundierteste, und in seiner Wirksamkeit belegteste ist. Hierin stellt die Verhaltenstherapie für die Psychoanalyse und die von ihr abgeleiteten Verfahren eine produktive Herausforderung dar. Die Psychotherapieforschung gibt jedoch zunehmend Hinweise, daß allgemeine Gesetze zur Veränderung menschlichen Erlebens und Verhaltens auch hinter so verschiedenen Verfahren stehen wie den beiden genannten. Es erscheint uns eine Aufgabe der Zukunft, diese gemeinsamen Elemente herauszuarbeiten und zu verdeutlichen, damit die differenten Aspekte besser sichtbar werden. Der Fortschritt läge in der besseren Information des Patienten über die einzelnen Verfahren und ihre Wirkweisen und damit der Verbesserung seiner Entscheidungsmöglichkeit für die eine oder andere Therapieform – im Sinne einer mündigen Partnerschaft zwischen Arzt und Patient.

6.5. Erlebnisorientierte Verfahren

Gerade im Bereich dieser Therapieform war die Flut neuer Verfahren seit etwa 1970 besonders stark. Einige Publizität hat z. B. die Primärtherapie („Urschrei", Janov) gefunden. Basis aller erlebnisorientierten Verfahren ist ein intensives emotionales Erlebnis, dem eine korrigierende Potenz zugeschrieben wird. Dazu gehören die gesamten Encounter-Gruppen, das sogenannte „Sensitivity-Training" und viele andere Verfahren, denen keine eigentliche therapeutische Bedeutung zukommt.

Eine gewisse Differenzierung ihrer Techniken und eine Verbreitung ihres Ansatzes hat die *Gestaltpsychotherapie* (F. Perls) gefunden. Auch die Gestalttherapie leitet sich her aus einer komplexen Erbschaft von Konzepten und Methoden (Psychoanalyse, Gestaltpsychologie, Behaviourismus, Psychodrama u. a.). Wie auch andere Therapieformen ist sie eine echte Mischform sowohl in ihrer Genese wie in ihrer Technik. In der Therapie wird weniger ein Aufarbeiten historischer Familienbeziehungen angestrebt, sondern im Zentrum steht die Schaffung des Bewußtseins für aktuell ablaufende Prozesse. Betont wird die unmittelbare Erfahrung im Hier-und-Jetzt. Übertragungsphänomene werden im Gegensatz zur Psychoanalyse nicht gefördert, sondern möglichst in die Eigenverantwortlichkeit des Patienten „zurückgegeben". Wie im Psychodrama, so spiegelt auch die Gestalttherapie die lebendige Verbundenheit ihres Schöpfers zum Theater. In der Gestalttherapie wird z. B. der Patient aufgefordert, Eindrücke, Gefühle, Traumteile usw. darzustellen, zu verkörpern, zu personifizieren. Dabei kommt es aber in der Regel nicht zu einem Spiel der ganzen Gruppe wie beim Psychodrama. Große Aufmerksamkeit schenkt der Therapeut dem nicht-verbalen Verhalten. Er versucht, dem Patienten zu helfen, seine Erlebnisse zu intensivieren, um sein von ihm nicht akzeptiertes Verhalten annehmen zu können: Nur wenn er sich im Hier-und-Jetzt voll akzeptieren kann, so ist eine Grundannahme, ist überhaupt eine Veränderung möglich. Das Verhalten des Patienten wird durch die Therapeuten nicht interpretiert.

6.6. Psychotherapie in Gruppen

Die psychotherapeutischen Gruppenverfahren haben eine erstaunliche Entwicklung und Aufwertung erfahren, die oft in keinem Verhältnis zu ihrer Wirksamkeit steht. Prinzipiell ist es so, daß jedes einzelne der bisher beschriebenen Verfahren auch im Rahmen von Gruppen angewandt werden kann. Das heißt, eine bestimmte Therapieform wird mit einem Patienten innerhalb einer Gruppe von etwa 10 Menschen durchgeführt. Die anderen, nicht von der Therapie direkt Betroffenen, partizipieren emotional und profitieren durch das Prinzip des „Lernens am Modell". In diesem Sinne gibt es *verhaltenstherapeutische Gruppen, gestalttherapeutische Gruppen* und andere. Die Gruppengrößen schwanken. *Individualpsychologische Gruppen* (Adler), die sich durch eine stark pädagogische Note auszeichnen, werden von manchen Autoren mit mehreren hundert Teilnehmern durchgeführt. Hier ist hinter die postulierte Wirksamkeit bereits ein großes Fragezeichen zu setzen. Natürlich treten auch didaktische Prozesse auf, wenn 500 Menschen einen entsprechenden Film sehen, aber diese Verfahren unterscheiden sich doch sehr weitgehend von dem, was eigentlich als Gruppenpsychotherapie bezeichnet wird.

In der *Psychoanalyse* war es besonders R. Foulkes, der vor vier Jahrzehnten das Verfahren gezielt auf Gruppenprozesse anwandte. Im Gegensatz zu den bisher geschilderten Vorgängen geht es bei der analytischen Gruppenpsychotherapie nicht um eine „psychotherapy *in* the group", sondern um eine „psychotherapy *of* the group". Das heißt, daß der Prozeß der Gesamtgruppe, die Interaktion der einzelnen Teilnehmer, die Entwicklung der kollektiven bewußten und unbewußten Phantasien und das kollektive Abwehrverhalten immer als eine Einheit gesehen und interpretiert werden. Der Therapeut, der diesen Typ analytischer Gruppentherapie praktiziert, gibt keine Interventionen, die sich auf Konflikte oder biographische Momente einzelner Gruppenmitglieder richten, sondern er gibt seine Deutungen für den Gesamtvorgang in der Gruppe. *Er behandelt und therapiert die Gruppe als Ganzes.* Dabei kommt es zu hochinteressanten dynamischen Konstellationen. Triebfunktionen, Gewissensfunktionen, Ich-Funktionen und andere voneinander abgrenzbare psychische Wirkbereiche verteilen sich jetzt auf einzelne Gruppenmitglieder. Ein Mitglied verkörpert z. B. die Moral der Gruppe und versucht, den übrigen Schuldgefühle zu machen. Ein anderes Gruppenmitglied bringt plötzlich massive Triebimpulse zur Sprache, es verkörpert jetzt innerhalb der Gruppe das, was die Psychoanalyse innerhalb der Persönlichkeit das Es nennt. Stärker Ich-gesteuerte Gruppenmitglieder verkörpern die Prinzipien der Vernunft und Rationalität, bringen dadurch die Gruppe einerseits voran und können ihrerseits wiederum das Erleben von Konflikten wegen ihrer auch rationalen Abwehr stark verhindern. So orientierte dynamische Gruppen haben in der Regel 7 (± 2) Mitglieder. Mit größeren Zahlen ist ein dynamisches Arbeiten nach diesem Konzept nicht möglich. In der Praxis wird das Prinzip der Psychotherapie *der* Gruppe mit dem Prinzip der Psychotherapie *in der* Gruppe allerdings oft vermischt. Hier wurden der Deutlichkeit wegen die extremen Konzeptionen dargestellt. Wahrscheinlich ist es von den analytischen Gruppenpsychotherapeuten nur eine Minderheit, die ausschließlich mit der Gruppe als Ganzes arbeitet und nicht im Einzelfalle auch persönliche Interventionen macht.

Während die therapeutischen Gruppen der geschilderten Art, die häufig auch als Selbsterfahrungsgruppen geführt werden, sich ein- oder zweimal in der Woche zu Sitzungen von 90 Minuten treffen, haben andere Experimentalgruppen angefangen, mit Frequenz und zeitlicher Ausdehnung Versuche anzustellen. Bekannt geworden sind Gruppenmarathons mit mehrstündigen, ja mehrtägigen Sitzungen. Hier wird das Feld zunehmend unübersichtlich. In der Regel sind die Gruppentrainer um so unausgebildeter, je mehr sie solchen Extremformen zuneigen, und die Anzahl der Komplikationen (schwerste emotionale Zusammenbrüche, Suizidversuche) nimmt bei solchen von Unerfahrenen geleiteten Gruppen erheblich zu.

Eine klassische Form der Gruppenpsychotherapie ist seit einigen Jahrzehnten das von Moreno eingeführte *Psychodrama.* Hier wird in einer Kombination von Verbalisation und Aktion, vorzugsweise aber mit dem Mittel der Aktion, eine szenische Darstellung der Konfliktsituation des einzelnen angestrebt. Wenn ein Mitglied der Gruppe z. B. über ein bestimmtes Phänomen, das ihn belastet, spricht, dann wird er vom Leiter aufgefordert, dies spielerisch darzustellen. Andere Gruppenmitglieder schalten sich ein und spielen die Gegenparts, so daß es im Idealfall zur Ausbildung eines szenischen Ganzen kommt, das die Mitglieder im Verstehen und Erleben weiterbringt. Dieses Verfahren ist, wie schon erwähnt, besonders geeignet für Patienten, die stärkere Schwierigkeiten mit der Verbalisierung ihrer emotionalen Inhalte haben. Es steht dem Theater, von dem es seinen Namen ableitet, durchaus nahe. Seine wichtigsten Bestandteile sind der Hauptdarsteller, die „Hilfs-Ichs", der Spielleiter, die Bühne, das Publikum. Moreno hat betont, daß es sich um eine Psychotherapie der Gruppe und nicht von Einzelpersonen handelt. Eine eigentliche Theorie der Therapie fehlt, was dazu geführt hat, daß verschiedene theoretische Positionen das Psychodrama aufgegriffen haben. Die Praxis dieser Therapieform unterscheidet sich daher je nach Interpretationsart. Deutung des Geschehens – wie die Psychoanalyse es tut – war von Moreno explizit verworfen worden.

Die Wirksamkeit der Gruppentherapie in bezug auf ihre Fähigkeiten zur Symptombeseitigung ist noch nicht befriedigend gesichert. Gesichert scheint hingegen die Besserung der Fähigkeiten zum sozialen Miteinander und zum Verstehen und Empfinden sozialer Prozesse. Hierin kann eine qualifiziert durchgeführte Gruppentherapie jeder Form von Einzeltherapie überlegen sein. Daraus ergibt sich auch die Indikation: Patienten mit Störungen vorwiegend im sozialen Verhalten und solche, bei denen die Einzeltherapie die Furcht vor emotionaler Anklammerung an den Therapeuten zu sehr verstärken würde, sind besonders für Gruppentherapie indiziert. Aus ökonomischen Gründen neigt man heute zunehmend dazu, auch symptomorientierte Gruppen zu bilden, d. h. man faßt Patienten zusammen, die alle unter dem gleichen Symptom leiden. Diese Praxis ist zwar zunehmend häufiger zu beobachten, sie ist aber in gewissem Sinne ein Anachronismus. In dem Maß wie man heute begreift, daß spezifische Symptome nur sehr bedingt mit spezifischen Konflikten korrelieren, daß vielmehr jeder Konflikt zu praktisch jedem Symptom führen kann, muß die Zusammenstellung symptomorientierter Gruppen als nicht sehr sinnvoll erscheinen. Man könnte allerdings dagegenhalten, daß vielleicht über die gemeinsame Abwehrstruktur, die ja erheblich am Zustandekommen des entsprechenden Symptoms beteiligt ist, eine gemeinsame, dem Bedürfnis des einzelnen gerecht werdende therapeutische Gruppensprache zu finden sei. Auch die soziale Entlastung („ich bin mit meinem speziellen Problem nicht allein") spielt wohl eine Rolle.

6.7. Stationäre Psychotherapie

Abteilungen für stationäre Psychotherapie gibt es in Deutschland seit den 60er Jahren. Obwohl insbesondere die analytische Psychotherapie auf eine jahrzehntelange Praxis zurückblickt, ist die Verlagerung des psychotherapeutischen Ansatzes in den stationären Bereich nur sehr zögernd und langsam erfolgt. Die gegenwärtig arbeitenden Abteilungen praktizieren meist eine psychotherapeutische Mischform, wobei im Kern Gruppen- und Einzelgespräche stehen. Hinzu kommen Beschäftigungstherapie, Gestaltungstherapie, Psychodrama und andere nicht verbale Verfahren. Unter den Psychoanalytikern ist es eine weiterhin umstrittene Frage, ob stationäre Psychotherapie überhaupt sinnvoll ist. Immer wieder wird die Neigung des Neurotikers zur Regression, die bei der stationären Therapie Vorschub erfahre, als wichtiges Gegenargument herausgestellt. Auch ist es praktisch niemals möglich, innerhalb eines begrenzten, wenn auch sogar mehrmonatigen Klinikaufenthaltes, ein Stück abgeschlossene Therapie, die den Ergebnissen ambulanter Therapie vergleichbar wäre, zu leisten. Gegen diese Position sind durchaus Einwände möglich. Die Kritik hat ihre Berechtigung, solange die stationäre Therapie nur von der ambulanten Therapie übertragene Verfahren, sozusagen im stationären Setting, praktiziert. Zunehmend hat aber an verschiedenen Orten eine Besinnung auf die besonderen Möglichkeiten gerade des stationären Arrangements stattgefunden. *In den meisten Fällen wird man die stationäre Psychotherapie als eine Einleitung und einen Übergang zu ambulanter Psychotherapie ansehen müssen.* In weiten Bereichen Deutschlands jedoch, wo insbesondere für die Landbevölkerung kaum die Möglichkeit zu ambulanter Psychotherapie besteht, ist die stationäre Psychotherapie für die Patienten oft die einzige realisierbare Chance, überhaupt eine Psychotherapie zu bekommen. – Die Zahl psychotherapeutischer Spezialabteilungen ist in Deutschland noch viel zu gering. Man sollte damit nicht die ständig stärker, insbesondere in privater Hand, wachsende Anzahl von Sanatorien verwechseln, die unter dem Etikett „psychosomatisch" firmieren. Zur Zeit wird man auf kaum mehr als 2 Dutzend gut qualifizierter Fachkliniken in der BRD kommen (davon einige der besten auch in privater Hand!), wenn man von den Psychosomatischen Universitätskliniken einmal absieht.

Im Rahmen der Psychiatrischen Klinik wurde von T. Main in England und später von M. Jones in den USA vor 40 Jahren ein Prinzip eingeführt, das seither eine weitgehende Verbreitung, Anerkennung und mancherorts Überschätzung erfahren hat: die *therapeutische Gemeinschaft* (therapeutic community). Jones wollte seinerzeit die starre Struktur der Psychiatrischen Krankenhäuser in den Vereinigten Staaten auflockern und den psychiatrischen Patienten aktiv am therapeutischen Prozeß teilnehmen lassen. Statt einer Dekreditierung der Entscheidung von „oben", das ist von seiten des Arztes und von seiten der Klinikleitung, bezog Jones alle Patienten, unabhängig vom Grad der Schwere ihrer Erkrankung, in die Verantwortlichkeit ein. In täglich stattfindenden Stationsgruppen wurde die Organisation der Station, Verlegungen auf andere Stationen, Disziplinarvorgänge, Neuaufnahmen und Fragen der Entlassung mit den Patienten gemeinsam erörtert und besprochen. Auch die Arbeitstherapie als Faktor der ökonomischen Basis vieler Großkrankenhäuser wurde in diese Überlegungen mit einbezogen. Dieser überaus erfreuliche und progressive Ansatz verlangt eine Änderung des Rollenselbstverständnisses von Arzt, Schwestern, Patienten und allen am therapeutischen Prozeß Beteiligten. Dieser kann wiederum nur in dauernder Selbstreflexion des Personals erreicht werden. Hier zeichnen sich bereits die immanenten Probleme dieser Therapieform ab. Es gab und gibt nach dem Prinzip der therapeutischen Gemeinschaft organisierte Einheiten, wo offenbar das Personal so nachhaltig und ausdauernd mit seinen eigenen Problemen beschäftigt ist, daß der Freiraum zum Verständnis der Konflikte des Patienten zunehmend kleiner wird. Neue und progressive Verfahren werden in der Regel am leichtesten von den jüngsten und unerfahrensten Mitarbeitern rezipiert, weil die Bedenken der älteren und erfahrenen Mitarbeiter größer sind und ihre Möglichkeiten zur Änderung der eigenen Rollenauffassung begrenzter. So kann es im Extremfalle zu einer starken Verunsicherung der Patienten kommen, weil Ärzte und Schwestern sich für alle Fragen inkompetent erklären und den Patienten auf die gemeinschaftlichen Entscheidungen hinweisen. Auch die persönlichen Verbindungen des Personals untereinander, wenn sie nicht ausreichend selbstdiszipliniert gehandhabt werden, können für den Patienten in der therapeutischen Gemeinschaft zu Problemen neuer Art werden, wie sie auf der traditionellen psychiatrischen Station fehlten. – Diese distanzierenden Bemerkungen sollen ausschließlich auf die euphemistische und unkritische Überschätzung der Möglichkeiten dieses Therapiekonzepts hinweisen. In ihrer tatsächlichen Bedeutung ist die therapeutische Gemeinschaft kaum zu überschätzen. Vielleicht handelt es sich um die nachhaltigste Umstrukturierung Psychiatrischer Großkrankenhäuser, die seit deren Gründung überhaupt in Gang gekommen ist.

Literatur

Einführende Werke aus dem Bereich der Neurosenlehre und der Psychosomatischen Medizin

A. Neurosenlehre

Bräutigam, W.: Reaktionen, Neurosen, abnorme Persönlichkeiten, Thieme, Stuttgart 1985.

Fenichel, O.: Psychoanalytische Neurosenlehre, Bd. I – III. Walter, Olten/Freiburg 1974.

Kuiper, P. C.: Die seelischen Krankheiten des Menschen, Klett, Stuttgart 1968.

Loch, W.: Die Krankheitslehre der Psychoanalyse. S. Hirzel, Stuttgart 1989.

Mentzos, S.: Neurotische Konfliktverarbeitung. Fischer, Frankfurt/M., 1990.

Mester, H., R. Tölle (Hrsg.): Neurosen. Springer, Berlin/Heidelberg/New York/Tokyo 1981.

Schultz-Hencke, H.: Lehrbuch der analytischen Psychotherapie. Thieme, Stuttgart 1965.

Schwidder, W.: Klinik der Neurosen. In: Kisker, K. P. et al. (Hrsg.): Psychiatrie der Gegenwart (Bd. II). 351 – 476, 2. Aufl., Springer, Berlin/Heidelberg/New York 1972.

B. Psychosomatische Medizin

Alexander, F.: Psychosomatische Medizin. Walter de Gruyter, Berlin/New York 1977.

Bräutigam, W., P. Christian: Psychosomatische Medizin. Georg Thieme, Stuttgart 1986.

Freyberger, H.: Psychosomatik des Kindesalters und des erwachsenen Patienten. Klinik der Gegenwart, Bd. XI. Urban & Schwarzenberg, München/Wien/Baltimore 1977.

Hahn, P.: Psychosomatik (2 Bde.). Beltz, Weinheim/Basel 1983.

Hau, T. F.: Psychosomatische Medizin. Verl. f. angewandte Wissenschaften, München 1986.

Heim, E., J. Willi: Psychosoziale Medizin. Springer, Berlin/Heidelberg/New York/Tokyo 1986.

Jores, A.: Praktische Psychosomatik. Hans Huber, Bern/Stuttgart/Wien 1981.

Köhler, T.: Psychosomatische Krankheiten. Kohlhammer, Stuttgart/Berlin/Köln 1989.

Loch, W.: Die Krankheitslehre der Psychoanalyse. S. Hirzel, Stuttgart 1983.

Miltner, W., N. Birbaumer, W.-D. Gerber: Verhaltensmedizin. Springer, Berlin/Heidelberg/New York/Tokyo 1986.

Petzold, E. und A. Reindell: Klinische Psychosomatik. Quelle und Meyer, Heidelberg 1980.

Uexküll, Th. von und Wesiack, W.: Theorie der Humanmedizin. Urban & Schwarzenberg, München/Wien/Baltimore 1988.

Uexküll, Th. von (Hrsg.): Psychosomatische Medizin. Urban & Schwarzenberg, München/Wien/Berlin 1990.

Zander, W.: Neurotische Körpersymptomatik. Springer, Berlin/Heidelberg/New York/Tokyo 1989.

C. Dynamische Psychiatrie

Redlich F. C., D. Freedman: Theorie und Praxis der Psychiatrie. Suhrkamp, Frankfurt/Main 1970.

Schilder, P.: Entwurf zu einer Psychiatrie auf psychoanalytischer Grundlage. Suhrkamp, Frankfurt 1973.

D. Psychoanalyse

Bally, G.: Einführung in die Psychoanalyse Sigmund Freuds. Rowohlt, Reinbek 1961.

Brenner, Ch.: Grundzüge der Psychoanalyse. Fischer, Frankfurt 1955.

Freud, S.: Vorlesungen zur Einführung in die Psychoanalyse (1916/17). Neue Folge der Vorlesungen zur Einführung in die Psychoanalyse (1933). Freud Studienausgabe, Reihe Conditio humana, Bd. I. Fischer, Frankfurt 1969.

Laplanche, J., J. B. Pontalis: Das Vokabular der Psychoanalyse. Wissenschaft 7, Bd. 1 + 2. Suhrkamp, Frankfurt 1973.

Nagera, H.: Psychoanalytische Grundbegriffe. Fischer, Frankfurt 1986.

Waelder, R.: Die Grundlagen der Psychoanalyse. Huber/Klett, Bern/Stuttgart 1963.

E. Erstgespräch und Anamnese

Adler, R., W. Hemmeler: Praxis und Theorie der Anamnese. Fischer, Stuttgart/New York 1989.

Argelander, H.: Das Erstinterview in der Psychotherapie. Wiss. Buchgesellsch., Darmstadt 1970.

Dührssen, A.: Die biographische Anamnese unter tiefenpsychologischem Aspekt. Vandenhoeck & Ruprecht, Göttingen/Zürich 1981.

Morgan, W. L., G. L. Engel: Der klinische Zugang zum Patienten. Anamnese und Körperuntersuchung. Huber, Bern 1977.

F. Psychotherapeutische Verfahren

Bellak, L., L. Small: Kurzpsychotherapie und Notfallpsychotherapie. Suhrkamp, Frankfurt 1972.

Corsini, R. J. C. (Hrsg.): Handbuch der Psychotherapie (2 Bde.). Hrsg. dt. Ausg.: G. Wenninger. Beltz, Weinheim/Basel 1983.

Dührssen, A.: Analytische Psychotherapie in Theorie, Praxis und Ergebnissen. Verlag f. Med. Psychol., Göttingen 1973.

Fliegel, S., W. M. Groeger, R. Künzel, D. Schulte, H. Sorgatz: Verhaltenstherapeutische Standardmethoden. Urban & Schwarzenberg, München/Wien/Baltimore 1981.

Greenson, R. R.: Technik und Praxis der Psychoanalyse. Klett, Stuttgart 1973.

Heyden, T., O. Schulte, H. Sorgatz: Verhaltenstherapie. DGVT, Tübingen 1986.

Hoffmann, B.: Handbuch des autogenen Trainings. DTV, München 1983.

Luborsky, L.: Einführung in die analytische Psychotherapie. Springer, Berlin 1988.

Ploeger, A.: Tiefenpsychologisch fundierte Psychodramatherapie. Kohlhammer, Stuttgart/Berlin/Köln/Mainz 1983.

Thomä, H., H. Kächele: Lehrbuch der psychoanalytischen Therapie. Springer, Berlin/Heidelberg/New York/Tokyo Bd. 1, 1986; Bd. 2, 1988.

Weiterführende Werke

Abraham, K.: Psychoanalytische Studien zur Charakterbildung und andere Schriften. Fischer, Frankfurt 1971.

Alexander, F.: Neurose und Gesamtpersönlichkeit. Int. Z. Psa. *12*: 334–347 (1926).

Alexander, F., Th. M. French: Psychoanalytic Therapy. Principles and Application. Ronald Press, New York 1946.

Akiskal, H. S., W. T. McKinney jr.: Overview of Recent Research in Depression. Archs. Gen. Psychiat. *32*: 285–305 (1975).

Anderson, K. A., L. A. Bradley, L. D. Young, L. K. McDaniel, C. M. Wise: Rheumatoid arthritis – Review of psychological factors related to etiology, effects, and treatment. Psychol. Bull. *98*: 358–387 (1985).

Balint, M.: Der Arzt, sein Patient und die Krankheit. Fischer, Frankfurt 1970.

Balint, E., J. S. Norell: Fünf Minuten pro Patient. Suhrkamp, Frankfurt 1975.

Bandura, A.: Principles of behavior modification. New York 1966.

Beck, D.: Psychosomatische Aspekte des chronischen Gelenkrheumatismus. Wiss. Dienst, Roche, Basel 1971.

Becker, H.: Psychoonkologie. Springer, Berlin/Heidelberg/New York/Tokyo 1986.

Beckmann, D., H.-E. Richter: Herzneurose. Thieme, Stuttgart 1973.

Benedetti, G.: Psychopathologie und Psychotherapie der Grenzpsychose. Prax. Psychother. *12*: 1–15 (1967).

Benedetti, G.: Zwangserscheinungen bei neurotischen Entwicklungen. In: Hahn/Stolze (Hrsg.): Zwangssyndrome und Zwangskrankheit. S. 28 – 39. Lehmann, München 1974.

Benedetti, G.: Psychodynamik der Zwangsneurose. Wiss. Buchgesellsch., Darmstadt 1978.

Berblinger, K. W.: Hysterical Crisis and the Question of Hysterical Character, Psychosomatics *1*: 270 – 279 (1960).

Berger, M.: Zum Stand der Bulimie-Forschung. Fundamenta Psychiatrica *3*: 12 – 18 (1989).

Bergold, J., H. Selg: Verhaltenstherapie. In: W.J. Schraml (Hrsg.): Klinische Psychologie I, Huber, Bern/Stuttgart, S. 335 – 377 (1975).

Bibring, E.: Das Problem der Depression. Psyche *6*: 81 – 101 (1952).

Blumer, D., M. Heilbronn: ChronicPain as a Variant of Depressiv Disease. The Pain-Prone Disorder. J. Nerv. Ment. Dis. *170*: 381 – 406 (1982).

Boor, C. de: Die Colitis ulcerosa als psychosomatisches Syndrom. Psyche *18*: 107 (1964/65).

Boor, C. de: Zur Psychosomatik der Allergie insbesondere des Asthma bronchiale. Klett, Stuttgart 1965.

Bowlby, J.: Mütterliche Zuwendung und geistige Gesundheit (Maternal Care and Mental Health. WHO). Kindler, München 1973.

Bowlby, J.: Trennung. Psychische Schäden als Folge der Trennung von Mutter und Kind. Kindler, München 1976.

Braun, B. G.: Towards a Theory of Multiple Personality and Other Dissociative Phenomena. Psychiat. Clin. N. Amer. *7*: 171 – 193 (1984).

Brede, K.: Einführung in die Psychosomatische Medizin, Klinische und theoretische Beiträge. Athenäum Fischer, Frankfurt 1974.

Bruch, H.: Eating Disorders, Obesity, Anorexia nervosa and the Person within. Routledge u. Kegan Paul, London 1974.

Chediak, Ch.: The so called Anorexia nervosa. Bull. Menninger Clin. *41*: 5 (1977).

Chesser, E. S., V. Meyer: Behavior therapy and psychosomatic illness. In: O. W. Hill (Ed.): Modern trends in psychosomatic medicine, London 1970.

Chodoff, P., H. Lyons: Hysteria, the hysterical personality and hysterical conversion. Amer. J. Psychiat. *114*: 734 – 740 (1958).

Cremerius, J.: Die Prognose funktioneller Syndrome. Ferdinand Enke, Stuttgart 1968.

Cremerius, J.: Zur Theorie und Praxis der Psychosomatischen Medizin. Suhrkamp, Frankfurt 1978.

Cremerius, J.: Zur Prognose der Anorexia nervosa. Z. psycho-som. Med. 24, *1*: 56 – 69 (1978).

Dannecker, M., R. Reiche: Der gewöhnliche Homosexuelle. Fischer, Frankfurt 1974.

Delius, L.: Psychosomat. Krankheit im weiteren Sinne, insbesondere psychovegetative Syndrome. Internist *13*: 414 (1972).

334 Literatur

Deter, H.-C.: Psychosomatische Behandlung des Asthma bronchiale. Springer, Berlin/Heidelberg/New York/Tokyo 1986.

Dilling, H., S. Weyerer, R. Castel: Psychische Erkrankungen in der Bevölkerung. Enke, Stuttgart 1984.

Dührssen, A.: Zum Problem der psychogenen Eßstörung. Z. psycho-som. Med. *4*: 56 (1958).

Dührssen, A., E. Jorswieck: Eine empirisch-statistische Untersuchung zur Leistungsfähigkeit psychoanalytischer Behandlung. Nervenarzt *36*: 166 – 169 (1965).

Eiff, A. W. von: Zentralnvervöse und psychosomatische Aspekte der Hypertonie. Med. Welt *25*: (N. F.): 2077 (1974).

Engel, G. L.: „psychogenic" Pain and the Pain-Prone Patient. Amer. J. Med. *26*: 899 – 918 (1959).

Engel, G. L.: Psychisches Verhalten in Gesundheit und Krankheit. Huber, Bern/Stuttgart/Wien 1970.

Engel, G. L.: Untersuchungen über psychische Prozesse bei Patienten mit Colitis ulcerosa. In: Einführung in die Psychosom. Medizin, K. Brede (Hrsg.). Fischer, Athenäum 1974.

Engel, G. L., A. H. Schmale: Eine psychoanalytische Theorie der somatischen Störung. Psyche *23*: 241 – 261 (1969).

Erikson, E. H.: Kindheit und Gesellschaft. Klett, Stuttgart 1965.

Ermann, M.: Die Persönlichkeit bei psychovegetativen Störungen. Springer, Berlin 1987.

Ernst, K.: Verlaufstendenzen der „Neurosen". In: G. W. Schimmelpenning (Hrsg.): Psychiatrische Verlaufsforschung. Huber, Bern/Stuttgart/Wien, 230 – 251 (1980).

Eysenck, H.-J., S. Rachman: Neurosen – Ursachen und Heilmethoden. Dt. Verlag d. Wissenschaften, Berlin 1970.

Fahrenberg, J.: Psychophysiological Individuality: A Pattern Analytic Approach to Personality Research and Psychosomatic Medicine. Advanc. Behav. Res. Ther. *8*: 43 – 100 (1986).

Feiereis, H.: Colitis ulcerosa und Morbus Crohn. In: Th. v. Uexkuell (Hrsg.): Psychosomatische Medizin. Urban & Schwarzenberg, München/Wien/Baltimore 1986, S. 783 – 797 und 798 – 814.

Feiereis, H.: Diagnostik und Therapie der Magersucht und Bulimie. Marseille, München 1989.

Foulkes, S. H., E. J. Anthony: Group Psychotherapie. Penguin Books, Harmondsworth 1965.

Frahm, H.: Ergebnisse einer systematisch durchgeführten somatisch orientierten Behandlungsform bei Kranken mit Anorexia nervosa. In: J. E. Meyer: Anorexia nervosa. Georg Thieme, Stuttgart 1965.

Freud, A.: Das Ich und die Abwehrmechanismen. Kindler, München 1959.

Freud, A.:Wege und Irrwege in der Kinderentwicklung. Huber/Klett, Bern/Stuttgart 1971.

Freud, S.: Die Traumdeutung, G. W. *II/III*: 1 (1900).

Freud, S.: Zur Psychopathologie des Alltagslebens. G. W. *IV*: 1 (1901).

Freud, S.: Drei Abhandlungen zur Sexualtheorie. G. W. *V*: 27 (1905).

Freud, S.: Trauer und Melancholie, G. W. *X*: 428 (1917).

Freyberger, H.: Die Psychosomatik des Kranken mit Fettsucht. Praktische Psychosomatik, S. 268. Huber, Bern/Stuttgart/Wien 1976.

Freyberger, H., B. Kark: Gruppentherapie bei Fettsuchtkranken. Münch. med. Wschr. *1958*: 268.

Frosch, J.: The Psychotic Character: Clinical Psychiatric Considerations. Psychiat. Quart. *38*: 81 − 96 (1964).

Fürstenau, P.: Die beiden Dimensionen des psychoanalytischen Umgangs mit strukturell ich-gestörten Patienten. Ein Beitrag zur Erweiterung der psychoanalytischen Praxeologie. Psyche *31*: 197 − 207 (1977).

Garfinkel, P. E., D. M. Garner, G. Rodin: Anorexia Nervosa, Bulimie. In: Kisker, K. P. et al. (Hrsg.): Psychiatrie der Gegenwart (Bd. I), 3. Aufl. Springer, Berlin/Heidelberg/New York/Tokyo 1986.

Groddeck, G.: Das Buch vom Es. Geist und Psyche. Kindler, München 1975.

Groen, I.: Psychosomatic aspects of ulcerative colitis. Gastroenterologia (Basel) *86*: 591 (1956).

Groen, J. J.: Das Syndrom des sogenannten „unbehandelbaren Schmerzes". Psychotherapie und Psychologie *34*: 27 − 32 (1984).

Guze, S. B.: The validity and significance of the clinical diagnosis of hysteria. Amer. J. Psychiat. *132*: 138 − 141 (1975).

Halmi, K. A.: Classification of the eating disorders. J. Psychiat. Res. *19*: 113 − 119 (1985).

Harlow, H.: The nature of love. Am. Psychologist *13*: 673 − 685 (1958).

Hartmann, H.: Ich-Psychologie. Studien zur psychoanalytischen Theorie. Klett, Stuttgart 1972.

Hartmann, H.: Psychologische Diagnostik. Kohlhammer, München 1973.

Hoch, P. H., P. Polatin: Pseudoneurotic Forms of Schizophrenia. Psychiat. *23*: 246 − 248 (1949).

Hoffmann, S. O.: Charakter und Neurose. Suhrkamp, Frankfurt 1979, 1984.

Hoffmann, S. O. und W. T. Egle: Der psychogen und psychosomatisch Schmerzkranke. Psychoth. u. med. Psychol. *39*: 193 − 201 (1989a).

Hoffmann, S. O.: Psychoneurosen und Charakterneurosen. In: Kisker, K. P. et al. (Hrsg.): Psychiatrie der Gegenwart (Bd. I) 3. Aufl. Springer, Berlin/Heidelberg/New York/Tokyo 1986.

Hoffmann S. O. und W. T. Egle: Psychosomatische Untersuchungen und Überlegungen zum Schmerz- und Rheumakranken. In: Klußmann und Schattenkirchner (Hrsg.): Der Schmerz- und Rheumakranke. Springer, Berlin 1989 (b), 3 − 14.

Horney, K.: Neue Wege in der Psychoanalyse. Kindler, München 1939.

ICD der WHO: Diagnosenschlüssel und Glossar psychiatrischer Krankheiten. Springer, Berlin/Heidelberg/New York/Tokyo 1975.

Jacobson, E.: Das Selbst und die Welt der Objekte. Suhrkamp, Frankfurt 1973.

Jones, M.: Prinzipien der therapeutischen Gemeinschaft, soziales Lernen und Sozialpsychiatrie. Huber, Bern 1976.

Jores, A., M. v. Kerekjarto: Der Asthmatiker, Ätiologie und Therapie des Asthma bronchiale aus psychologischer Sicht. Huber, Bern 1967.

Kächele, H., W. Steffens (Hrsg.): Bewältigung und Abwehr. Beiträge zur Psychologie und Psychotherapie schwerer körperlicher Krankheiten. Springer, Berlin/Heidelberg/New York/Tokyo 1988.

Karush, A., G. E. Daniels, J. F. O'Connor, L. O. Stern: The response to psychotherapy in chronic ulcerative colitis. Psychosom. Med. *30*: 255 (1968).

Kenyon, F. E.: Review Article: Hypochondriacal states. Brit. J. Psychiat. *129*: 1 – 14 (1976).

Kerekjarto, M. v.: Zur Persönlichkeitsstruktur des Rheumatikers, Rheuma und Nervensystem. Wiss. Dienst, Roche, Basel 1970.

Kernberg, O.: Borderline-Störungen und pathologischer Narzißmus. Suhrkamp, Frankfurty 1978.

Klerman, G. L., J. Endicott, R. Spitzer, R. M. A. Hirschfeld: Neurotic depressions − systematic analysis of multiple criteria and meanings. Amer. J. Psychiat. *136*: 57 – 61 (1979).

Köhle, K., D. Böck, A. Grauhan: Die internistisch-psychosomatische Krankenstation. F. Hoffman-La Roche & Co. AG, Basel 1977.

Köhle, K., C. Simons: Anorexia nervosa. In: Th.v. Uexküll (Hrsg.): Psychosomatische Medizin. Urban & Schwarzenberg, München 1981.

Kohut, H.: Die Heilung des Selbst. Suhrkamp, Frankfurt 1979.

Koster, M., A. Musaph, P. Wisser: Psychosomatics in essential hypertension. Karger, Basel 1970.

Krichhauf, G.: Bemerkungen zu genetischen und neurostrukturellen Faktoren bei endogenen Ekzemen. Z. psycho-som. Med. *II*, 3: 184 (1956).

Langen, D.: Anleitung zur gestuften Aktivhypnose. Thieme, Stuttgart 1961.

Langs, R. J.: The Technique of Psychoanalytic Therapy. 2 Bde. J Aronson, New York 1973/74.

Lazare, A., G. L. Klerman: Hysteria and Depression: The Frequency and Significance of Hysterical Personality Features in Hospitalized Depressed Women. Amer. J. Psychiat. *124*: 48 – 56 (1968).

Leonhard, K.: Instinkte und Urinstinkte in der menschlichen Sexualität. Enke, Stuttgart 1964.

Lichtenberg, P. A., C. H. Swensen, M. W. Skehan: Further investigation of the role of personality, lifestyle and arthritic severity in predicting pain. J. Psychosom. Res. *30*: 327 – 337 (1986).

Lidz, T.: Das menschliche Leben. Die Persönlichkeitsentwicklung im Lebenszyklus. Suhrkamp, Frankfurt 1970.

Maass, G.: Schwindel als psychosomatisches Symptom. Diagnostik, *9*: 342 – 345 (1976).

Magnusson, P. A., A. Nilsson, N. G. Heinriksson: Psychogenic vertigo whithin one anxiety of reference: an experimental study. Brit. J. Psychiat. *50*: 187 – 201 (1977).

Mahler, M. S., F. Pine, A. Bergman: Die psychische Geburt des Menschen. Symbiose und Individuation. Fischer, Frankfurt 1978.

Main, T. F.: The Hospital as a therapeutic Institution. In: E. Barnes (Hrsg.): Psychosocial Nursing. S. 5 – 10. Tavistock Publ., London/New York/ Sydney/Toronto/Wellington 1968.

Malan, D.: Psychoanalytische Kurztherapie. Rowohlt, Reinbek 1972.

Marrazzi, M. A., E. D. Luby: An auto-addiction opioid model of chronic anorexia nervosa. Int. J. Eating Dis. *5*: 191 – 208 (1986).

Marty, P., M. de M'Uzan, Ch. David: L'investigation psychosomatique. Presses Universitaires, Paris 1957.

Marty, P., M. de M'Uzan: Das operative Denken. Psyche *32*: 974 – 984 (1978).

Matussek, P., M. L. Söldner, D. Nagel: Neurotic Depression. Results of the Cluster Analyses. J. Nerv. Ment. Dis. *170*: 588 – 597 (1982).

Mayer, H.: Das Streßmodell als Erklärungsprinzip. In: Hahn, P. (Hrsg.): Psychosomatik, Bd. 1. Beltz. Weinheim und Basel 1983, 227 – 264.

Meerwein, F. (Hrsg.): Einführung in die Psycho-Onkologie. Huber, Bern/ Stuttgart 1981.

Meili, R., H.-J. Steingrüber: Lehrbuch der psychologischen Diagnostik. Huber, Basel 1978.

Mentzos, S.: Hysterie. Kindler, München 1980.

Mentzos, S.: Interpersonale und institutionalisierte Abwehr. Suhrkamp 1988.

Mester, H.: Hysterie. Klinische Phänomene aus psychiatrischer Sicht. Prax. Psychother. *19*: 207 – 217 (1974).

Meyer, H. E.: Anorexia nervosa. Thieme, Stuttgart 1965.

Meynig, H.: Colitis ulcerosa. In: Hau, T. F. (Hrsg.): Psychosomatische Medizin. Verlag für angewandte Wissenschaft, München 1986, 670 – 678.

Mitscherlich, A.: Zur psychoanalytischen Auffassung psychosomatischer Krankheitsentstehung. Psyche 7: 561 (1953/54).

Mitscherlich, A.: Die Chronifizierung psychosomatischen Geschehens. Psyche *15*: 1 (1961/62).

Mitscherlich, A.: Krankheit als Konflikt. Studien zur psychosomatischen Medizin, Band 1 und 2. Suhrkamp, Frankfurt 1975.

Modestin, J.: Schwindel als psychosomatisches Phänomen. Psychother. Psychosom. Med. Psychol. *33*: 77 – 86 (1983).

Moreno, J. L.: Gruppenpsychotherapie und Psychodrama. Thieme, Stuttgart 1973.

Neill, A. S.: Theorie und Praxis der antiautoritären Erziehung. Rowohlt, Reinbek 1969.

Nemiah, J. C.: Anxiety State. In: Kaplan, Freeman, Sadock (Eds.) Comprehensive Textbook of Psychiatry (Vol. 2). 1483 – 1493, Williams & Wilkins, Baltimore/London 1980a.

Nemiah, J. C.: Dissociative Disorders. In: Kaplan, Freeman, Sadock (Eds.) Comprehensive Textbook of Psychiatry (Vol. 2). 1544 – 1561, Williams & Wilkins, Baltimore/London 1980b.

Nemiah, J. C., H. Freyberger, P. Sifneos: Alexithymia – A view of the psychosomatic process. In: O. W. Hill (Ed.) Modern trends in psychosomatic medicine, Bd. 3. Publ. Butterworths, 430 – 439, 1976.

O'Connor, J. F., G. Daniels, A. Karush, L. Moses, C. Flood, O. Stern: The effects of psychotherapy on the course of ulcerative colitis. Amer. J. Psychiat. 120: 738 (1964).

Paar, G. H.: Psychosomatische Aspekte bei Patienten mit Morbus Crohn – Versuch einer Standortbestimmung. Psychother. Psychosom. Med. Psychol. 38: 376 – 389 (1988).

Pasamanik, S. B., R. Filion, S. Fox, A. J. Stunkard: Behavior modification in the treatment of obesity. Psychosom. Med. 33: 49 (1971).

Perls, F.: Grundlagen der Gestalt-Therapie, Einführung und Sitzungsprotokolle. Pfeiffer, München 1977.

Pflanz, M.: Den Hypertoniker auffinden und betreuen. Med. Klin. 70: 1159 (1975).

Pilowsky, I., D. L. Basset: Pain and Drepession. Brit. J. Psychiat. 141: 30 – 36 (1982).

Quint, H.: Die Hypertoniker in psychodynamischer Sicht. In: Eiff, A. W.: Essent. Hypertonie, Thieme, Stuttgart 1967.

Quint, H.: Einige Probleme der Zwangssyndrome und des Zwangscharakters in der Sicht der Psychoanalyse. In: P. Hahn u. H. Stolze (Hrsg.): Zwangssyndrome und Zwangskrankheit. S. 73 – 83. Lehmanns, München, 1974.

Quint, H.: Die Zwangsneurose aus psychoanalytischer Sicht. Springer, Berlin u.a.O. 1988.

Rado, S.: Das Problem der Melancholie. Int. Z. Psa. 13: 439 – 455 (1927).

Rahe, R. H. und R. J. Arthur: Life change and illness studies – past history and future directions. J. Human Stress 4: 3 – 15 (1978).

Reich, W.: Der triebhafte Charakter. Int. Psa. Verl., Wien 1925.

Reiser, M.: Theoretical considerations of the role of psychological factors in pathogenesis and etiology of essential hypertension. In: Koster et al.: Psychosomatics in essential hypertension. Karger, Basel 1970.

Richter, H.-E.: Eltern, Kind und Neurose. Psychoanalyse der kindlichen Rolle. Rowohlt, Reinbek 1967.

Rimon, R.: A Psychosomatic Approach to Rheumatoid Arthritis. Acta rheumatolog. scand. Suppl 13 (1969).

Roger, C. R.: Die klientzentrierte Gesprächspsychotherapie. Kindler, München 1972.

Rossier, P. H.: Die Fettsucht als psychosomatisches Geschehen. Psyche (Heidelberg) 3: 18 (1949).

Roth, H. P.: The peptic ulcer personality. Arch. intern. Med. 96: 32 (1955).

Russell, G.: Bulimia nervosa: an ominous variant of anorexia nervosa. Psychol. Med. *9*: 429 – 448 (1979).

Schellack, D.: Psychische Faktoren bei Muskel- und Gelenkerkrankungen. Z. psycho-som. Med. *1*: 161 (1954/55).

Schepank, H.: Epidemiologie psychogener Störungen. In: Kisker, K. P. et al. (Hrsg.): Psychiatrie der Gegenwart (Bd. I). 1 – 27, 3. Aufl. Springer, Berlin/ Heidelberg/New York/Tokyo 1986.

Schepank, H: Psychogene Erkrankungen der Stadtbevölkerung. Springer, Berlin 1987.

Schilder, P.: The Image and Appearance of the Human Body. IUP, New York 1950.

Schmideberg, M.: Borderline Patients. The Treatment of Psychopaths. Amer. J. Psychother. *1*: 45 – 70 (1947).

Schnabl, S.: Der Einfluß von Lebensalter, Geschlecht und Beruf auf die Symptomatik funktioneller Erkrankungen. Psychiat. Neurol. Med. Psychol. *18*: 158 (1966).

Schneider, H.: Beitrag zur Psychosomatik der Fettsucht. Schweiz. med. Wschr. *1956*: 675.

Schneider, K.: Klinische Psychopathologie. Thieme, Stuttgart 1973.

Schultz, J. H.: Grundformen der Neurosenlehre. Thieme, Stuttgart 1955.

Schultz, J. H.: Das autogene Training. Thieme, Stuttgart 1973.

Schur, M.: Comments on the metapsychology of Somatization. In: The psychoanalytic study of the child *10*: 119 – 164 (1955).

Selvini Palazzoli, M.: Magersucht. Klett-Cotta, Stuttgart 1982.

Shapiro, D.: Neurotic Styles. Basis Books, New York/London 1965.

Small, G. W., A. M. Nicholi: Mass hysteria among schoolchildren – early loss as a predisposing factor. Archs. gen. Psychiat. *39*: 721 – 724 (1982).

Smirnoff, N. v.: Kritische Bemerkungen zum Problem der Anorexia mentalis. Psyche *12*: 430 (1958).

Socarides, C. W.: Der offen Homosexuelle. Suhrkamp, Frankfurt 1971.

Sommer, B.: Die Pubertätsmagersucht als Leib-seelische Störung einer Reifungskrise. Psyche *9*: 307 (1955/56).

Sommers-Flanagan, J., R. P. Greenberg: Psychosocial variables and hypertension – a new look at an old controversy. J. Nerv. Ment. Dis. *177*: 15 – 24 (1989).

Sours, I. A.: The Anorexia nervosa Syndrome. Int. J. Psycho-Anal. *55*: 567 (1974).

Sperling, E., A. Massing: Der familiäre Hintergrund der Anorexia nervosa und die sich daraus ergebenden therapeutischen Schwierigkeiten. Z. psychosom. Med. *16*: 130 (1970).

Spitz, R.: Vom Säugling zum Kleinkind. Klett, Stuttgart 1967.

Stephanos, S.: Analytisch-psychosomatische Therapie. Huber, Bern/Stuttgart/Wien 1973.

Stierlin, H.: Von der Psychoanalyse zur Familientherapie. Klett, Stuttgart 1975.

Stoller, R. J.: Sex and Gender. Science House, New York 1968.

Studt, H. H., H. G. Arnds: Psychische Faktoren bei Asthma bronchiale. Z. psycho-som. Med. u. Psychoanalyse. *XIV*: 157 (1968).

Studt, H. H., P. Bernhard, T. F. Eith, M. Günzel, A. Riehl: Zur Ätiopathogenese der Herzneurose. In: H. H. Studt (Hrsg.): Psychosomatik in Forschung und Praxis. S. 258 – 275. Urban & Schwarzenberg, München 1982.

Studt, H. H.: Zur Ätiopathogenese der Angstneurose und Phobie. In: Rüger, U. (Hrsg.): Neurotische und reale Angst. 124 – 135. Vandenhoeck & Ruprecht, Göttingen (1984).

Suchanek-Fröhlich, H.: Psychosomatische Aspekte zur Genese der Fettsucht. Z. psycho-som. Med. *3*: 190 – 194 (1957).

Szasz, Th. S.: Physiologic and psychodynamic mechanisms in constipation and diarrhea. Psychosom. Med. *13*: 112 (1950).

Szondi, L.: Experimentelle Triebdiagnostik (Textband). Huber, Bern 1947.

Tellenbach, H.: Melancholie. Zur Problemgeschichte, Typologie, Pathogenese und Klinik. Springer, Heidelberg/Berlin/New York 1961.

Thomä, H.: Anorexia nervosa. Huber, Bern; Klett, Stuttgart 1961.

Uexküll, Th. von: Funktionelle Syndrome in der Praxis. Psyche *9*: 481 (1958).

Uexküll, Th. von: Funktionelle Syndrome in der inneren Medizin. In: Uexküll, Th. v. (Hrsg.): Psychosomatische Medizin. 489 – 502. Urban & Schwarzenberg, München/Wien/Baltimore 1986.

Völkel, H.: Psychische Faktoren bei Erkrankungen der Atmungsorgane. Z. psycho-som. Med. *II*: 81 (1955/56).

Weiner, H., M. Thaler, M. F. Reiser, I. A. Mirsky: Etiology of duodenal ulcer. Psychosom. Med. *19*: 1 (1957).

Weiner, H.: Observations in man with remarks on pathogenesis. In: H. Weiner (Hrsg.): Duodenal ulcer. Advanc. psychosom. Med. (Basel) *6*: 40 (1971).

Weiner, H.: Psychobiology and human disease. Elsevier, Amsterdam/New York 1977.

Weiner, H.: The Physiology of Eating Disorders. Int. J. Eating Dis. *4*: 347 – 388 (1985).

Willenberg, H.: Das willkürliche Erbrechen – wie behandeln? Psycho *10*: 264 – 280 (1984).

Winnicott, D. W.: Vom Spiel zur Kreativität. Klett, Stuttgart 1973.

Woodruff, R., F. N. Pitts: Monozygotic Twins with obessional Illness. Amer. J. Psychiat. *120*: 1075 – 1080 (1964).

Zepf, S.: Klinik der psychosomatischen Erkrankungen. In: Kisker, K. P. et al. (Hrsg.): Psychiatrie der Gegenwart (Bd. I). 63 – 102, 3. Aufl. Springer, Berlin/Heidelberg/New York/Tokyo 1986.

Ziegler, G.: Psychosomatische Aspekte der Onkologie. Enke, Stuttgart 1982.

Sachverzeichnis

Abasie 178

Abgrenzung zwischen innen und außen 38

Abhängigkeitsbedürfnisse, Abhängigkeitskonflikt 29, 30, 32, 153

Abhängigkeitsbeziehung bei Depression 118

Abnorme Erlebnisreaktion 12

– Persönlichkeit 11, 145

– Verlustreaktion 12

Abwehr 53

–, gelungene 58

–, interpersonale 53

–, psychosoziale 53, 54

Abwehrmechanismen 56

–, relative Dominanz bei verschiedenen Neurosen 59

Abstinenzregel 311

Adipositas 275 ff

Affektäquivalent 203 f

Affekt der Angst 51

Aggression gegen die eigene Person 120

Aggressive Bedürfnisse 29, 41

– –, Entstehung 41

– –, Stuhlentleerung 41

Agieren 58, 188, 309

Agoraphobie 92, 93, 99 ff, 224

Akrophobie 93

Aktivhypnose, gestufte 315

Aktualneurose 155

Alarmreaktion 158

Alexithymie-Modell 156

Allgemeines Anpassungs-Syndrom 158

Allgemeines Erschöpfungssyndrom 224

Allgemeines psychosomatisches Syndrom 10, 194, 201

Ambivalenz, Ambivalenzkonflikt 27

Amnesie, hysterische 183

Anaklitische Bedürfnisse 29

Anale Phase 29, 40 ff

Analytische Psychologie 13

– Psychotherapie 305

Anamnese, tiefenpsychologische 292

Anamneseerhebung in der Psychosomatischen Medizin 299

Aneignungstechniken 318

Angst, Ängste 84 ff, 87

– als Basis der Neurose 51, 87

–, frei flottierende 88

–, (vier) Grundformen 52

–, neurotische 51

–, Pfählungsangst 46

–, Realangst 51

–, Schutzfiguren 112

–, Therapie von Neurosen mit Angstsymptomatik 111

–, Trennungsangst 52

– vor Bedrohung der körperlichen Integrität 46

– – Kastration 52

– – Liebesverlust 52

– – Strafe 52

– – Verlassenheit 39

– – Verlust 30

Angstanfall 85 f, 88

Angstäquivalente 166

Angstbewältigung 52

Angsthysterie 172

Angstkorrelat 203

Angstneurose 87 ff, 155, 224

Angstsymptomatik 88

Angstvermeidung 52

Anhedonie 116

Anklammerungsverhalten 39

Anorektische Reaktion 260

Anorexia nervosa 260 ff

– – , aktiver Typ 261

– – , passiv-restriktiver Typ 261

Anorgasmie 184, 227

Antisoziale Persönlichkeit 144
Antrieb 28
Appellative Wirkung 248
Arbeitslosigkeit 83
Arbeitsplatzverlust, Drohung des 83
Arc de cercle 175
Art der Diagnostik 292
Artefaktkrankheit 126
Arthritis, rheumatische 254
Arzt-Patient-Beziehung (s. a. Über-
    tragung/Gegenübertragung)
– bei Adipositas 279
– – Angstsymptomatik 104, 105
– – Anorexia nervosa 267
– – Asthma bronchiale 249
– – atopischer Neurodermi-
      tis 260
– – Colitis ulcerosa 242
– – essentieller Hypertonie 253
– – funktionelle Syndrome 210
– – Herzneurose 105
– – hysterischer Neurose 192
– – psychischem Masochis-
      mus 127
– – psychogenem Schmerzsyn-
      drom 220
– – rheumatischer Arthritis 257
– – Störungen mit autoaggressiver
      Psychodynamik 127
– – Ulkuskranken 237
Ärztliches Gespräch 304
Astasie 178
Asthenische Persönlichkeit 144
Asthma bronchiale 246 ff
Atopisches Ekzem 258 ff
Ausdruckskrankheiten 165, 169
–, sekundäre 283
Auslösende Ereignisse, Situationen
– – bei Adipositas 277
– – – Anorexia nervosa 263
– – – Colitis ulcerosa 238
– – – essentieller Hyper-
        tonie 250
– – – Herzneurose 106

Autoaggression 122
Autogenes Training 316
Autoimmunkrankheit 254
Autonomie 42, 43
– bei Anorexia nervosa 266
– gegen Scham und Zweifel 43
Autonomiebedürfnisse 29
Aversionstherapie 319

Balint-Gruppe 305
Bedürfnisse
–, aggressive 29, 41
– der Abhängigkeit 29 f, 32, 153
– – Autonomie 29
–, narzißtische 29
–, orale 234
–, sexuelle 29
–, Zärtlichkeitsbedürfnisse 29
Befriedigungserlebnisse, infantile 37
Befriedigungsimpotenz 227
Behavioristische Wissenschaftsauf-
    fassung 6
Belle indifférence 178
Beratendes Gespräch 304
Bereitstellungskrankheiten 9, 152,
    165, 232 ff
Beseitigungstechniken 318
Bewußtsein 17
Bewußtseinsstörungen 182
–, hysterische 182
Binden als Modus der psychosozialen
    Abwehr 54
Borderline-Syndrom 138 ff
–, Spaltung 141
–, Therapieorganisator 142
Briquet-Syndrom 173
Bulimia nervosa 272 ff

Charakter s. Persönlichkeit
–, neurotischer 144
Charakterbegriff 142
Charakterneurose 7, 10 ff, 142 ff, 145
– im engeren Sinne 146
Charakterstörung 10 ff
Clavus-Gefühl 182

Colitis ulcerosa 237 ff
– Ätiologie-Modell 240
contact comfort 34
Coping 281
Crohnsche Krankheit 243

Dämmerzustände, hysterische 182
Daueresser 276
Defekt 66
– als Entwicklungsausgang 66
Delegieren als Modus der psychosozialen Abwehr 54
Delinquenz 7, 11
Depersonalisation 72, 136
–, Fallbeispiel 72
Depersonalisations-Syndrom 10, 136 ff, 182
Depressionen 112 ff
–, Differentialdiagnose 114
–, psychodynamische Elemente 116
–, psychogene 113
–, psychotische 115
–, reaktive 113
–, Symptomatik 114
–, Vorkommen 113
Depressive Persönlichkeit 116 ff
– Neurose 112
– Psychodynamik 116 ff
– Reaktion 113
– Verstimmungen bei hysterischer Neurose 173
Derealisation 10, 137, 182
Desensibilisierung 317, 319
De- und Resomatisierung, Theorie 155
Deutung 307
Diagnose, dynamisch-strukturelle 80
–, klinisch-symptomatische 80
–, soziale 80
Diagnostik 292
Dissoziale Persönlichkeit 144
Dissozialität 65

Dissoziation 190
Dissoziationsmodell 182
Dissoziative Störung 173
Don-Juanismus 228
double-bind 54
DSM-III 4
Duodenalulzera, Modell der Entstehung 236
Dyade 50
Dynamisches Neurosenverständnis 76
Dysbasie 178
Dysfunktionen der Motorik 178
– des Sensoriums 179
Dysmorphophobie 94
Dyspareunie 184, 227
Dysstreß 158
Dysthyme Störung 113
Dystonie, vegetative 193

Einteilung der Psychosomatik 164
– von funktionellen Störungen 198
– – Konflikten 26
Ejaculatio praecox 227
Elementar-Psychologie 13
Emotionale Faktoren bei somatischen Störungen 153
– Grundbedürfnisse 26
Encounter-Gruppe 323
Endogene Depression 113
Entstehung von Grundbedürfnissen 28
Entwicklung 28
–, neurotische 13
–, psychische 13, 28
–, ungestörte 34
–, Zusammenfassung 49
Entwicklungsanamnese 301
Entwicklungskonflikt, reaktualisierter 62
Entwicklungsphasen, Beziehung zur Neurose (Übersicht) 61
–, psychosexuelle 29

Entwicklungsschaden, Modell des
    erhaltenen 65
Epidemiologie 81
Erfahrung, korrektive emotio-
    nale 321
Erlebnisorientierte Verfahren 323
Erlebnisreaktion, abnorme 12
Erlebnisreaktive Störung 12
Erotomanie 184, 228
Erschöpfungsreaktion 12
Erstinterview, psychoanalyti-
    sches 292 ff
–, situative Information 295
–, subjektive Information 295
–, szenische Information 295
Erythrophobie 93
Erziehung, restriktive 42
–, überprotektive 42
Es 14
Essentielle Hypertonie 250 ff
– –, Modell der Entstehung 252
Eustreß 158
Exhibitionismus 185, 229
Extinktion 69, 318

Familienanamnese 301
Fehlerwartungen 40
Fehlleistung 16
Festhalten und Loslassen 41
Fetischismus 229
Fixierung 49
flooding 318
Fokaltherapie 312
Freie Assoziation 306
Fremdneurose 79
Frigidität 184, 227
Frühe Störung 10, 11, 65
Frustration 39, 49
Fugue 182
Funktionelle Störungen 4, 5
Funktionelles Syndrom 7, 9, 165,
    166, 173, 193 ff
Funktionsstörungsmodell 202

Galgenhumor 53
Gebärneid 48
Geborgenheitsverlust 234
Gedächtnisstörungen 183
Gegenübertragung (s. a. Arzt-
    Patient-Beziehung) 19
Generalisierung 69
Genetischer Aspekt bei Symptom-
    wahl 70
Gesprächstherapie 313
Gestaltpsychotherapie 323
Gewissen 14, 27
Globus hystericus 182
Größenphantasie bei Depressio-
    nen 119
–, unbewußte 119
grossesse nerveuse 182
Grundbedürfnisse, emotionale 28
–, –, Entstehung 29
Grundformen der Angst 52
Grundpersönlichkeit 143
–, allgemein 143
Gruppentherapie 324

Habituationstraining 318
Haftneurose 79
Handlungsstörung bei Zwän-
    gen 130
Hemikranie 180
Herzangstneurose 103 ff
Herzhypochonder 104
Herzneurose 103
Herzphobie 103
Herzphobiker 104
Herztodhypochonder 104
Histrionische Persönlichkeit 173
Höhenangst 93
Homöostase 152, 155, 158
Homosexualität 229
Horrortrip 90
Hypästhesie 179
Hyperemotionalität als Ab-
    wehr 188
Hyperorexie 262
Hypersexualität 228

Hyperthyreose 233
Hyperventilationstetanie 86
Hypnose 314
Hypnosepraxis 314
Hypochondrische Krankheitsbe-
    fürchtungen
– – Übersicht 108
Hypochondrisches Syndrom 106 ff
Hysterie 169
Hysterische Amnesie 183
– Dysphorie 173
– Hemianästhesie 179
– Neurose 172 ff
– –, Untertypen 186
Hysterischer Anfall 175
– Charakter 185

Ich 14 ff
Ich-Defekt 66
Ich-Ideal 14
Ich-Schwäche 38, 65
Ich-Spaltung, therapeutische 268
Ich-Stärke 24
Ich-Störungen 157
– , strukturelle 205
Ichsynton 145
Ich-Verzerrung 55
Identifizierung 23, 31
– , Bedeutung 23
– bei hysterischer Neurose 188
– mit dem Aggressor 57
– – – gleichgeschlechtlichen El-
    ternteil 46
Identität 15, 16, 23
– , Entstehung 31
Identitätsdiffusion 142
Ileitis terminalis 243
Immunität 160
Immunsystem und Psyche 160 ff
Impotenz 184, 227
Impulse, triebhafte 26
Individualpsychologische Grup-
    pen 324
Individuation 43

Infantile Befriedigungserleb-
    nisse 37
– Konflikte, Reaktivierung 60
Initiative gegen Schuldgefühle 48
Inkorporation 36
Instanzen 14
Intellektualisierung 56
Interaktionsmuster 293
Internalisierung 20 ff, 23
– , Folgerungen für die Neurosen-
    psychologie 25
Internalisierungsvorgänge 24, 25
Interventionsformen des Psychoana-
    lytikers 307
Introjektion 36, 57
In-vivo-Therapie 319
Isolierte Phobie 92
Isolierung 57
– vom Affekt 57
– von Inhalten 57

Jammerdepression 116

Kaptativ 41
Kardiovaskuläres Syndrom 104
Karzinophobie 95
Kastrationsangst 46, 52
Kernneurose 79
Klassifikation psychogener Körper-
    erkrankungen, Problem 164
Klaustrophobie 94
Klient-zentrierte Therapie 313
Körperbild 37
– bei Adipositas 278
– – Hypochondrien 109
Körpergrenze 43
Körperschema 37
Kognitive Strukturierung 35
– Verhaltensmodifikation 321
Kollusion 186
Komplementaritätshypothese 163
Komplex 21
Kompromiß 63
Kompromißbildung im Sym-
    ptom 63

Konditionieren, operantes 317, 319
Konditionierung 317
Konflikte 20 ff, 51 ff
–, Abhängigkeitskonflikt 29, 30, 32, 153
– als Basis der Symptombildung 62
–, Ambivalenzkonflikt 27
–, äußere 26
–, Einteilung 26
–, innere 27
–, konfliktzentrierte Verfahren 305 ff
–, pathogene 21
–, Reaktion 12
–, Situation 153
–, ubiquitäre 21
–, unlösbare 21
–, verinnerlichte 27
Konfrontation 307
Konstitution 25
Kontraphobiker 99
Kontrollzwang 130
Konversion
– ins Körperliche 169, 190
Konversionsmechanismus 167, 170
Konversionsmodell 154
Konversionsneurose 9, 165
Konversionsneurotische Erkrankungen 169 ff
Konversionsstörung 173
Konversionssymptome 9, 152, 154, 175, 222
–, Bildung 154
Kopfschmerzen 180
Korrektive emotionale Erfahrung 321
Krankheitsfurcht 106
Krankheitsgewinn 64
–, primärer 64
–, sekundärer 64
Krankheitsphobie 92
Krankheitsverarbeitung 281

Kriminalität 65
Kurzpsychotherapie 312

Labilität, vegetative 193
Lähmungen 178
Latenz 29
Leib-Seele-Problem 151
Lernen am Modell 320
Lerngeschichte 69
Lerntheoretisches Konzept in der Psychosomatik 157
– Verfahren 317 ff
Lernvorgänge, Modell der verfehlten 157
Liaison-Psychiatrie 151
Lustprinzip 18

Magische Allmacht 129
– Rituale 130
Masochismus 125, 229
–, moralischer 125
–, psychischer 125, 229
Masochistische Reaktion 125
Masochistischer Charakter 126
Migräne 180
Monosymptomatische Konversionshysterien 165
Motorische Dysfunktionen, psychogene 178
Multiple Persönlichkeit 182
Mutter-Kind-Beziehung, (s. a. Entwicklung, psychische) 29
Mutter-Kind-Dyade 50

Nachtesser 276
Narzißmus, primärer 16, 30
–, sekundärer 38
Narzißtische Bedürfnisse 29
– Kränkung 148
– Neurose 16, 147 ff
– Persönlichkeitsstörung 149
Negative therapeutische Reaktion 125
Neo-Psychoanalyse 13, 45

Neurasthenisches Syndrom   106 ff,
   111
Neurodermitis, atopische   258 ff
Neurosen, allgemein   1 ff
–, Angstneurose   87
–, Begriff, Definitionsansätze   1 ff
–, Beziehungen zu anderen klini-
   schen Bildern (Übersicht)   84
–, Charakterneurose   7
–, depressive, Entstehung   49
–, ekklesiogene   79
–, Epidemiologie   81 ff
–, experimentelle   317
–, Fremdneurose   79
–, Haftneurose   79
–, Herzneurose   103
–, hysterische   172
–, Klassifikationsansätze   79
–, Kernneurose   79
–, mit ausgeprägter Angstentwick-
   lung   84 ff
– mit Autoaggression   112
–, Modell, psychoanalytische Auf-
   fassung   5, 6
–, –, lerntheoretische Auffas-
   sung   5, 6
– Modelle zur Aufgliederung   8
–, narzißtische   147
–, phobische   92
–, Prophylaxe   50
–, Psychologie, psychoanalyti-
   sche   5
–, Psychoneurose   7
–, Randneurose   79
–, Rentenneurose   79
–, Schichtneurose   79
–, schizoide   39
–, Symptome bei   2
–, Symptomneurose   7
–, traumatische   79
–, Trennungskonflikt   106
–, Typen der Abwehr bei   53 ff
–, Übertragungsneurose   10, 19,
   20, 310

Neurosen, Unfallneurose   79
–, Zwangsneurose   127
Neurosenlehre, medizinische Auffas-
   sung   6
Neurosenpsychologie, psychoanaly-
   tische   5, 6, 27
Neurosentheorie, psychoanalytische   2
Neurotische Angst   51
– Depression   112 ff
– Entwicklung   13
– Störung   4
– Symptome, Entstehung   60
Neurotischer Charakter   11, 145
Neuro-vegetative Dysregulation   4
Normalität   1
Notfallreaktion   158
Nymphomanie   184, 228

Objekte   26
Ödipale Konflikte   45, 48
– Phase   29, 44
Ödipuskomplex   44, 45, 48
–, Bedeutung für die Neurosen-
   theorie   46
Ohnmachten   176
Omnipotenzphantasien   39
Operantes Konditionieren   317, 319
Operationales Denken   157
Orale Phase   29, 39 ff
– Sexualität   35
Oralerotik   35
Oralität   35
Oral-rezeptive Bestrebungen   234
Ordnungszwang   130
Organdestruktiver Befund bei Psy-
   chosomatosen   165
Organe primitiver Wahrneh-
   mung   36
Organneurose   152, 165, 205, 233

Pädophilie   229
Panangst   139

Panikattacke 85, 86
Paniksyndrom 85
Panneurose 139
Pansexualität 139, 184
Paranoide Persönlichkeit 143
Parästhesie 179
Parentifizierung 55
Partialtrieb 230
Partnerbeziehung bei hysterischer
    Persönlichkeit 185
Pathogene Konflikte 21
Pathologische Trauer 12
Patientenzentrierte Medizin 299
Penisneid 47
Persönliche Anamnese 300
Persönlichkeit, abnorme 11, 145
−, antisoziale 147
−, asthenische 144
− bei Neurosen 2
−, depressive 144
−, dissoziale 144
−, hysterische 144
−, masochistische 126
−, paranoide 143
−, phobische 95
−, schizoide 143
−, Theorie der menschlichen 14
−, zwanghafte 144
−, zyklothyme 143
Persönlichkeitsbegriff 142
Persönlichkeitsbild
− bei Anorexia nervosa 267
Persönlichkeitsmodell, strukturel-
    les 14
Persönlichkeitsstörung 142 ff
−, narzistische 39
Persönlichkeitsstruktur
− bei Asthma bronchiale 248
− − atopischer Neurodermi-
    tis 260
− − Colitis ulcerosa 239
− − essentieller Hypertonie 253
− − rheumatischer Arthritis 254
− − Ulcus pepticum 235

Perversionen 7, 11
Phallische Phase 29, 44 ff
Phantasie, unbewußte 6
Phobie und Zwang 131
Phobien 92 ff, 184
−, dynamisches Grundmuster 98
−, Grunddynamik und Genese 95
−, Klassifikation 92
−, Persönlichkeitsstruktur 95
−, Symptomatik 94
−, Vorkommen 93
Platzangst 99
Plombenfunktion 67
Posttraumatisches Streßsyn-
    drom 12
Primärer Krankheitsgewinn 64
Primärprozeß, Vorgang 17
Primärtherapie 323
Primärvorgang 17
Primitive Wahrnehmung, Organe
    der 36
Probedeutung 294
Prognose der funktionellen Störun-
    gen 210
Projektion 56
Projektive Verdoppelung 157
Prophylaxe bei Neurosen 50
Pseudophobie 100
Pseudo-Transsexualität 231
Psychische Auslösungssituation bei
    Ulcus pepticum 234
Psychischer Masochismus 125 ff
−, Entwicklung 28 ff
−, Symptomatik 10
Psychoanalyse 13, 305
−, klassische 13, 305, 306
Psychoanalytische Neurosenpsycho-
    logie 13
− Neurosentheorie 3
− Therapie 304
Psychoanalytisches Erstinter-
    view 292
Psychodrama 323, 325
Psychogene Anfälle 176

Psychogene Aphonie 178
− Blindheit 179
− Dysphonie 178
− Schmerzzustände 214
− Schwindel 221, 226
− Synkope 176
− Taubheit 179
Psychogenes Schmerzsyndrom 214
Psychoimmunologie 160 ff
Psychoimmunologische Wechselwirkung, Übersicht 161
Psychologie, analytische 13
Psychomotorischer Anfall 176
Psychoneurose 7, 10, 20, 78 ff
Psychoonkologie 286 ff
Psychopathie 11, 145
−, Begriff 145
Psycho-Physiologie 13
Psychosen 65
Psychosomatik
−, Anamneseerhebung 299
−, Definition 150
−, Einteilung 164
− und Neurosen 4
Psychosomatische Krankheitsbilder 232
− −, Einteilung 164
− Medizin, allgemeine 150
− −, Definition 150
− −, lerntheoretisches Konzept 157
− −, Modelle 151
− −, spezielle 169
− Regression 157
− Schule, französische 156
Psychosomatosen 11, 156, 165
−, klassische 7 ff
Psychosoziale Abwehr 54
Psychosozialer Streß 159
Psychotherapie
−, aufdeckende 314
−, zudeckende 314
Psychotherapie im Sitzen 311
− − −, psychoanalytische Kurzpsychotherapie 312

− − −, Psychotherapie in Gruppen 324 ff
− − −, Standardmethode 306
− − −, stationäre 327
− − −, suggestive Verfahren 314
− − − , übende Verfahren 316
Psychotherapeutische Behandlungsmethoden 304 ff
− −, analytische Psychotherapie 305
− −, erlebnisorientierte Verfahren 323
− −, Fokaltherapie 312
− −, Gesprächstherapie 313 ff
− −, Klient-zentrierte Therapie 313
− −, psychoanalytisch orientierte 305
Psychotische Depression 113, 115
Psychovegetative Störungen, Syndrome 10, 166, 173, 193 ff, 207
− Symptome, Modell der Entstehung 204
Pubertät 29

Randneurose 79
Rapport 314
Rapprochement 44
Rationalisierung 57
Rauschesser 276
Reaktionsbildung 56
Reaktivierung von infantilen Konflikten 60
Realangst 51
Realitätsprinzip 18
Realitätswahrnehmung, allgemein 43
− bei Neurosen 2
Regression 17, 57, 63, 306
Regressives Syndrom 224
Reizkonfrontation 318
Reizüberflutung 318
Rentenneurose 79

Restriktive Erziehung 42
Retentiv 41
Rheumatische Arthritis 254 ff
Rigides Gewissen 120
Rivalität 50

Sadismus 229
Sado-masochistische Kampf-
  ehe 185
Scheinschwangerschaft 182
Schichtneurose 79
Schizoide Neurose 39
– Persönlichkeit 143
Schizoider Grundmechanismus 57
Schmerzen 215
Schmerzpatient, chronischer 219
Schmerzsyndrom, psychoge-
  nes 214 ff
Schmerzzustände, psychogene 180,
  214
Schuldgefühle, Initiative gegen
  unbewußte 55
Schutzfiguren 90, 112
Schwindel, psychogener 221 ff
Sekundär psychosomatische Krank-
  heiten 166, 281 ff
Sekundär Ausdruckskrankheit 283
Sekundärer Krankheitsgewinn 64
– Narzißmus 38
Sekundärprozeß, Vorgang 17, 18
Selbst 15
–, Wendung gegen das 57
Selbstbeobachtung 106
Selbstbild 37
Selbstgefühl, Krise des 147
Selbsthilfegruppe 291
Selbstwertgefühl 117
Selbstwertmotive 29
Sensitivity-Training 323
Separation 43
Setting, psychotherapeutisches 306
Sexualität, anale 40
–, orale 29
–, zweizeitiger Ansatz der 44
Sexuelle Bedürfnisse 29

Sexuelle Deviationen 226 ff
– Funktionsstörung 226 ff
– Störungen bei hysterischen Neu-
  rosen 184
Situative Information im Erstinter-
  view 295
Sodomie 229
Somatisierungsstörung 173, 193
Somatisierungssyndrom 201
Somatoforme Störung 193
– Schmerzstörung 214
Somato-Psychosomatosen 165,
  166, 233
Sozialanamnese 301
Soziale Phobie 92, 93
Soziopathie 7, 11
Spaltung beim Borderline-Syn-
  drom 141
Stationäre Psychotherapie 327 ff
Störung, frühe 10, 11, 65
Störungen, funktionelle 4, 5, 193
Strain 159
Streßmodell 158 ff
Strukturelle Ich-Störung 66
Strukturelles Persönlichkeitsmo-
  dell 14
Strukturierung, kognitive 35
Subdepressives Syndrom, chroni-
  sches 12
Sublimierung 58
Sucht 11, 65
–, Fallbeispiel 32
Suggestibilität 185
Suggestive Verfahren 314
Symbolisierung 169, 171, 190
Symptom als unzureichende Kon-
  fliktlösung 63
–, Begriff 7
–, körperliches 7
–, psychisches 10
–, spezifisches 79
–, unspezifisches 79
Symptombildung 7, 62
–, Mechanismus, Fallbeispiel 72

Symptombildung, Neurose 7
Symptomchronifizierung 70
Symptomentstehung, Modell 62
–, lerntheoretisch 67
Symptomhierarchie 69
Symptomorientierte Synopsis neuro-
    tischer Bilder 82
Symptomwahl 70
Syndrom, funktionelles 193
Synkope 176
Systematisches Desensitivieren 319
Systemübersicht 301

Therapeutische Gemeinschaft 328
Tiefenpsychologie 13
Tiefenpsychologische Anamne-
    se 292
token economy 320
Torticollis spasticus, Fallbeispiel für
    psychogene Form 179
Transsexualität 231
Transvestismus 229
Trauer, pathologische 12
Trauerreaktion 12
Traumatische Neurose 13, 79
Träume 307
Trennungsangst 52
Triade, emotionales Bezugsfeld 50
Triebbedürfnis 28
Triebimpulse 26, 28
Trotz 42

Über-Ich 14
Über-Ich-Bildung 46
Über-Ich-Defekt 66
Über-Ich-Schwäche 66
Überprotektive Eltern 42
Übertragung 18 ff, 309
Übertragungsneurose 10, 19, 20,
    310
Ulcus pepticum 233
Ulkustyp, aktiver 235
–, passiver 235
Unbewußt 17

Unfallneurose 79
Ungeschehenmachen 58
Urinstinkt 230
Urmißtrauen 31
Urschrei 323
Urvertrauen 31

Vaginismus 227
Vagotonie 193
Vegetative Dystonie 4, 9, 193
– Labilität 193
– Neurosen 152, 165
Verdrängung 55, 56
–, zweiphasige 156
Verfolgungssyndrome 12
Verhaltenstherapie 317 ff
– und Psychoanalyse 321
Verinnerlichung 27
Verlassenheitsängste 39
Verletzbarkeit 121
Verleugnung 55, 56
Verlustangst 30
Verlust-Depressions-Hypothe-
    se 162
Verlustreaktion, abnorme 12
Vermeidung 96
Versagung 49
Verschiebung 57
Verstärkung, positive 68, 320
–, soziale 68
Vertreiben als Modus der psychoso-
    zialen Abwehr 54
Verwöhnung 38
Vorbewußt 17
Vorschulalter 44

Wahrnehmungsfunktion, zentrale
    (Unterscheidung von innen und
    außen) 40, 43
Waschzwang 130
Weibliche Identität, Ablehnung bei
    Anorexia nervosa 264
Wendung gegen das Selbst 57
Widerstand 308

Wiederannäherungsphase 44
Wiederholungszwang 63, 309

Zärtlichkeitsbedürfnisse 33
Zephalgien 180
Zoophobie 93
Zwang, Phänomene 130
−, Psychodynamik 131
− und Phobie 131
Zwanghafte Charakterstruktur bei
    Phobien 131
− Persönlichkeit 134
Zwangsantriebe 129
Zwangscharakter 134
− dynamischer Struktur 135
Zwangseinfälle 129
Zwangsgefühle 130
Zwangshandlungen 130
−, Kontrollzwang 130

Zwangshandlungen, Ordnungs-
    zwang 130
−, Waschzwang 130
Zwangsideen 130
Zwangsimpulse 129
Zwangskrankheit 127, 128
−, Entstehung der Symptoma-
    tik 133
−, Psychogenese 131
Zwangsneurose 127 ff
−, Persönlichkeitsbasis 134
−, Symptomatik 129
−, Therapie 136
−, Verlauf 128
−, Vorkommen 128
Zwangsphobie 92, 131
Zwangsvorstellung 132
Zweifel 129
Zweiphasige Verdrängung 156
Zyklothyme Persönlich-
    keit 143